2018 개정판

해부·병태생리로 이해하는

SN 성인간호학

STEPS TO ADULT HEALTHY NURSING

의학 편저 연세대학교 의과대학 교수 **최 일 생**　　간호 감수 경희대학교병원 간호팀장 **박 희 라**

10 Neurology 신경

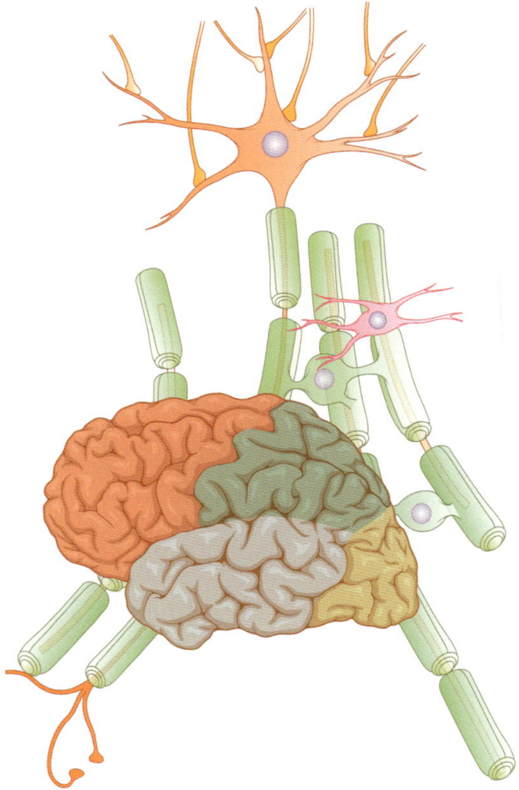

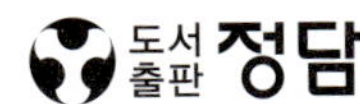

해부·병태생리로 이해하는

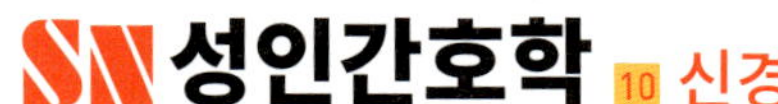

1판 발행 / 2009년 9월 9일
2판 발행 / 2018년 1월 30일

발행인 김정찬
편집기획 손지현
편집디자인 최민수

발행처 도서출판 정담
주소 서울특별시 송파구 송이로17길 50-27
(가락동 13-10) 2층
전화 02-443-2791
팩스 02-430-7370
홈페이지 www.jdb.co.kr
등록 제 22-135호

정가 32,000원
ISBN 978-89-8085-845-3
978-89-8085-835-4(set)

의학편저자 머리글

의학이라는 험산준령에서도 그 본령을 이루는 것이 내과학이라고 할 수 있다.

내과학은 거대한 퍼즐이다. 양적으로나 내용적으로도 결코 만만치 않은 분야이다. 여러분들이 그동안 배워온 해부학, 조직학, 생리학, 생화학, 약리학, 병리학 등의 각종 기초학 지식들을 머릿속에서 퍼즐처럼 맞추어 임상현장에서 적용하기 위해서는 암기보다 질환에 대한 이해가 우선시되어야 한다.

결국 임상현장에서의 적용은 단순한 암기만으로 도달할 수 있는 경지가 아니다. 인체와 질병에 대한 기초의학에서 배웠던 모든 지식을 임상적인 지식에 접목시키고 그것을 다시 환자에 적용시킬 수 있는 수준으로 끌어올리기 위해서는 질병을 종합적으로 이해해야만 한다.

의과대학 본과생들 가운데는 참고서의 모든 것을 달달 외우려 했던 학생들도 더러 있었다. 그러나 아무리 기억력이 우수하다고 해도 암기만으로는 모든 내용을 기억할 수도 없으며, 아무런 연관성도 없는 의학용어의 나열만 암기한다고 해서 그 노력만큼 성적이 따라주지도 않았다.

이렇게 된 가장 큰 원인은 그들이 기초의학을 제대로 이해하지 못하였고 이를 임상의학과도 융합시키지 못했기 때문이다. 정상적인 인체의 구조, 생리, 병리에 대해서 잘 알지 못하면 각종 질환이 어떻게 초래되는지도 이해하기 힘들기 때문에 결국에는 책 속의 모든 내용을 외우려고 하는 악순환에 빠져버리는 것이다.

그렇다면 어떻게 해야 할까?

현실적으로 학교에서 임상의학을 공부하면서 다시 기초의학을 처음부터 공부한다는 것은 너무 어려운 일이다. 그렇기 때문에 기본으로 돌아가 그동안 공부했던 기초의학인 해부생리와 병태생리를 질환과 연계하여 다시 정리할 수 있도록 공부해야 한다.

이 책은 그동안 공부해왔던 인체의 해부학, 조직학, 생리학, 병리학 등의 각종 지식들을 리뷰할 수 있도록 간결하면서도 꼼꼼하게 서술하고 있다.

인체의 어떤 부위에서 어떠한 원인과 기전에 의해 질환이 발생하는지 이해하기 쉽도록, 또한 다양한 질환의 진단·증상·검사·치료 등에 대한 각각의 핵심내용을 명확하게 파악할 수 있도록 그림과 사진을 적절하게 활용하여 요점을 간결하게 서술하였다.

그렇기 때문에 이 책으로 공부하면 질환에 따른 병태생리와 증상, 치료 및 간호 모든 부분이 저절로 퍼즐이 맞춰지듯이 이해될 것이며, 따라서 자연스레 암기할 내용도 확연히 줄어들 것이다. 그리고 당연히 임상실습과 국시에도 반드시 필요한 지침서가 될 것이다.

2018년 편저자 일동

간호감수자 머리글

병원간호사회는 미래의 간호사인 학생들의 학습에 도움을 주기 위하여 정담 출판사에서 요청한 <성인간호학>의 간호관리와 포인트 리뷰 부분을 감수하기로 결정하였다. 감수과정에서 간호 파트 내용의 오류를 정정하였고 또한 간호 과정에서 누락된 핵심내용을 보충하여 감수하였다.

간호 과정(Nursing Process)의 목적은 환자의 질병을 올바르게 이해하고 질병의 치유 및 회복 과정에 따라 환자의 신체적·정신적·사회적 문제를 해결하는 과정에 초점을 맞추는 것이다.

학생들이 교재를 통해 학습된 간호 과정을 임상 현장에서 실제로 어떻게 적용하면 좋을지 판단하는 것은 매우 어려운 일이다. 이 교재에서는 학생들이 체계적으로 간호과정을 적용하기 위하여 간호 과정의 흐름을 한눈에 파악할 수 있도록 간호문제, 간호진단, 간호목표, 간호수행 항목을 일목요연하게 정리하여 실었다.

또한 포인트 리뷰의 '셀프 복습문제'를 통해 스스로 리뷰할 수 있도록 하였고, 이 리뷰가 끝난 뒤 '핵심 정리 문제'를 풀면서 향후 국시를 위한 확실한 길라잡이가 될 수 있도록 하였다. 뿐만 아니라 임상실습에서도 학생들은 환자 개개인의 간호문제에 따른 간호과정을 쉽게 적용할 수 있게 되어 학습효과를 더욱 실감할 수 있을 것이다.

이 교재가 성인간호학의 주요 참고도서로 폭넓게 사용할 수 있을 것으로 생각하며 감수 글을 마감한다.

2018년 감수자 일동

편저·감수 명단 (가나다순)

의학편저

김 세 규
연세대학교 의과대학 호흡기내과

김 준 명
연세대학교 의과대학 감염내과

문 영 명
연세대학교 의과대학 소화기내과

이 꽃 실
관동대학교 의과대학 감염내과

이 수 곤
연세대학교 의과대학 결합조직내과

정 남 식
연세대학교 의과대학 심장내과

고 윤 웅
연세대학교 의과대학 혈액내과

차 봉 수
연세대학교 의과대학 내분비내과

최 규 헌
연세대학교 의과대학 신장내과

최 일 생
연세대학교 의과대학 신경내과

홍 천 수
연세대학교 의과대학 면역·알레르기내과

간호감수

김 연 희
서울아산병원 간호부원장

박 희 라
경희대병원 간호팀장

오 경 환
세브란스병원 간호수석부장

이 명 해
경희대병원 간호본부장

이 순 행
서울아산병원 간호팀장

이 창 숙
단국대병원 UM

장 창 섭
서울대병원 수간호사

조 문 숙
분당서울대병원

최 경 옥
서울성모병원 간호부장

일러두기

공부를 시작하기 전에 우선 이 책이 어떤 방식으로 구성되어 있는지 알아보도록 하자.

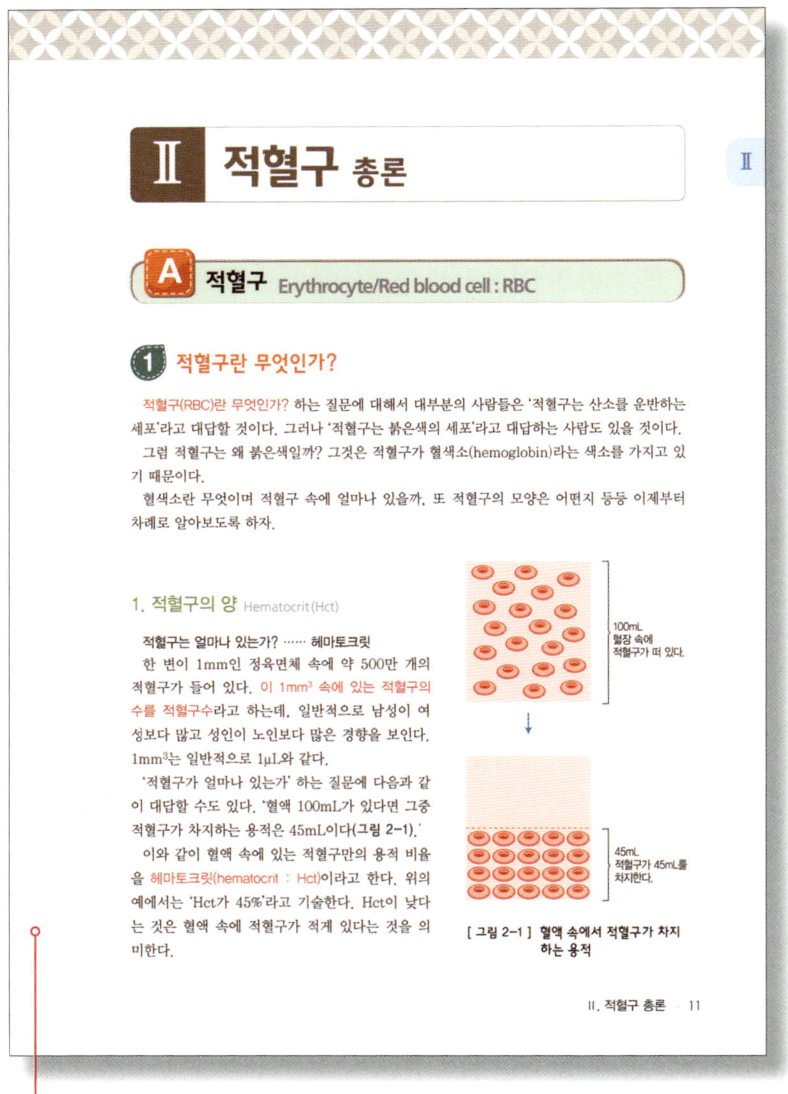

Ⅱ 적혈구 총론

A 적혈구 Erythrocyte/Red blood cell : RBC

1 적혈구란 무엇인가?

적혈구(RBC)란 무엇인가? 하는 질문에 대해서 대부분의 사람들은 '적혈구는 산소를 운반하는 세포'라고 대답할 것이다. 그러나 '적혈구는 붉은색의 세포'라고 대답하는 사람도 있을 것이다.

그럼 적혈구는 왜 붉은색일까? 그것은 적혈구가 혈색소(hemoglobin)라는 색소를 가지고 있기 때문이다.

혈색소란 무엇이며 적혈구 속에 얼마나 있을까, 또 적혈구의 모양은 어떤지 등등 이제부터 차례로 알아보도록 하자.

1. 적혈구의 양 Hematocrit(Hct)

적혈구는 얼마나 있는가? …… 헤마토크릿

한 변이 1mm인 정육면체 속에 약 500만 개의 적혈구가 들어 있다. 이 $1mm^3$ 속에 있는 적혈구의 수를 적혈구수라고 하는데, 일반적으로 남성이 여성보다 많고 성인이 노인보다 많은 경향을 보인다. $1mm^3$는 일반적으로 1μL와 같다.

'적혈구가 얼마나 있는가' 하는 질문에 다음과 같이 대답할 수도 있다. '혈액 100mL가 있다면 그중 적혈구가 차지하는 용적은 45mL이다(그림 2-1).'

이와 같이 혈액 속에 있는 적혈구만의 용적 비율을 헤마토크릿(hematocrit : Hct)이라고 한다. 위의 예에서는 'Hct가 45%'라고 기술한다. Hct이 낮다는 것은 혈액 속에 적혈구가 적게 있다는 것을 의미한다.

[그림 2-1] 혈액 속에서 적혈구가 차지하는 용적

Ⅱ. 적혈구 총론 11

총론

각론에서 질환을 배우기 전에 그동안 기초학에서 공부했던 해부, 생리, 병리를 리뷰할 수 있도록 그림과 함께 간결하게 서술하였다. 이를 통해 각 질환의 이해가 더욱 빨라질 수 있다.

각론

총론의 해부, 생리, 병리를 토대로 각 질환의 병태생리에 대해 자세히 설명하고 있다.
질환에 대한 이해를 돕기 위해 그림과 표를 추가하여 쉽고 자세하게 설명함으로써
더욱 이해하기 쉽도록 하였다.

B 빈혈의 형태적 분류

1 철결핍빈혈 Iron deficiency anemia : IDA

소적혈구성저색소성빈혈의 대표적인 IDA는 임상에서 가장 많이 접하는 빈혈이다.

1. 철결핍의 원인

IDA의 2가지 중요한 원인은 ①체내에 들어오는 철이 감소하거나 또는 ②체내에서 밖으로 나가는 철이 증가하는 것이다. 또 정상적으로 일정량이 흡수되고 있어도 체내에서 수요가 증가하는 경우에는 상대적으로 철부족 상태가 되어 버린다. 좀 더 구체적으로 체내의 철이 결핍되는 원인을 살펴보자(표 3-2).

① 철의 섭취부족	
• 과도한 다이어트	• 위, 소장 절제
• 무산증(anacidity)	• 소화불량증후군
② 철의 수요증가	
• 성장기	• 임신
③ 철의 배설증가	
• 생리과다	• 위장관의 출혈(암이나 궤양)
• 구충병(hookworm disease)	

[표 3-2] 철결핍의 원인

1) 몸에 들어오는 철이 감소하는 경우

급격한 다이어트 등으로 인해 철의 섭취량이 감소하는 경우를 생각해 볼 수 있다. 그러나 철의 섭취량이 정상이었다고 하더라도 철의 흡수에 문제가 있어 철이 부족해지는 경우가 있다. 예를 들면, 수술로 위를 절제한 경우와 소장을 절제한 경우이다.

• 위가 없다.
→ 위산이 없다.
→ Fe^{3+}를 유리형으로 바꿀 수 없다.
→ 철을 환원할 수 없다.
→ 흡수할 수 없다.
(특히 전체위절제술(total gastrectomy) 후에 발생한다. 위부분절제술(subtotal gast-rectomy)에서는 잘 발생하지 않는다)
• 소장을 너무 많이 잘라냈다.
→ 철은 소장(십이지장~공장 상부)에서 흡수되기 때문에 흡수가 불가능해진다.

2) 철의 수요증가

성장기에는 골격근이 빠르게 발달함에 따라, 근육내의 미오글로빈(myoglobin)도 증가한다.

22 적혈구

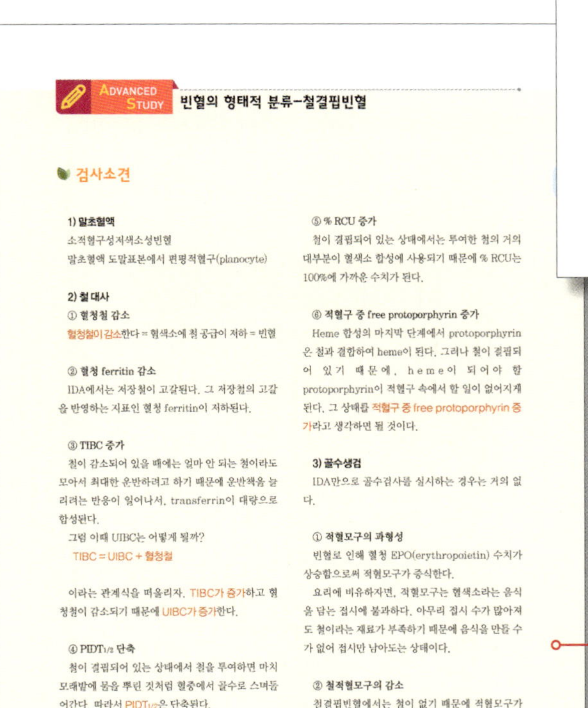

ADVANCED STUDY 빈혈의 형태적 분류–철결핍빈혈

검사소견

1) 말초혈액
소적혈구성저색소성빈혈
말초혈액 도말표본에서 편평적혈구(planocyte)

2) 철 대사
① 혈청철 감소
혈청철이 감소한다 = 혈색소에 철 공급이 저하 = 빈혈

② 혈청 ferritin 감소
IDA에서는 저장철이 고갈된다. 그 저장철의 고갈을 반영하는 지표인 혈청 ferritin이 저하된다.

③ TIBC 증가
철이 감소되어 있을 때에는 얼마 안 되는 철이라도 모아서 최대한 운반하려고 하기 때문에 운반책을 늘리려는 반응이 일어나서, transferrin이 대량으로 합성된다.
그럼 이때 UIBC는 어떻게 될까?
TIBC = UIBC + 혈청철
이라는 관계식을 떠올리자. TIBC가 증가하고 혈청철이 감소되기 때문에 UIBC가 증가한다.

④ $PIDT_{1/2}$ 단축
철이 결핍되어 있는 상태에서 철을 투여하면 마치 모래밭에 물을 뿌린 것처럼 혈중에서 골수로 스며들어간다. 따라서 $PIDT_{1/2}$은 단축된다.

⑤ % RCU 증가
철이 결핍되어 있는 상태에서는 투여한 철의 거의 대부분이 혈색소 합성에 사용되기 때문에 % RCU는 100%에 가까운 수치가 된다.

⑥ 적혈구 중 free protoporphyrin 증가
Heme 합성의 마지막 단계에서 protoporphyrin은 철과 결합하여 heme이 된다. 그러나 철이 결핍되어 있기 때문에, heme이 되어야 할 protoporphyrin이 적혈구 속에서 할 일이 없어지게 된다. 그 상태를 적혈구 중 free protoporphyrin 증가라고 생각하면 될 것이다.

3) 골수생검
IDA만으로 골수검사를 실시하는 경우는 거의 없다.

① 적혈모구의 과형성
빈혈로 인해 혈청 EPO(erythropoietin) 수치가 상승함으로써 적혈모구가 증식한다.
요리에 비유하자면, 적혈모구는 혈색소라는 음식을 담는 접시에 불과하다. 아무리 접시 수가 많아져도 철이라는 재료가 부족하기 때문에 음식을 만들 수가 없어 접시만 남아도는 상태이다.

② 철적혈모구의 감소
철결핍빈혈에서는 철이 없기 때문에 적혈모구가 흡수할 철도 감소하여 철적혈모구가 감소하게 된다.

Ⅲ. 적혈구 각론 25

Advanced Study

질환에 대한 기본적인 설명 이외에도 전문 간호사로서의 깊은 지식을 쌓을 수 있는 Advanced study 코너를 만들었다. 이를 통해 질환별 병태생리와 검사 및 치료법에 대해 더욱 깊게 알 수 있는 심화내용을 보충하였다.

플러스 코너와 Tip

총론 및 각론의 본문 내용과 연계되면서도 흥미롭게 읽을 수 있는 배경지식들을 선별하여 별도로 편집하였다.

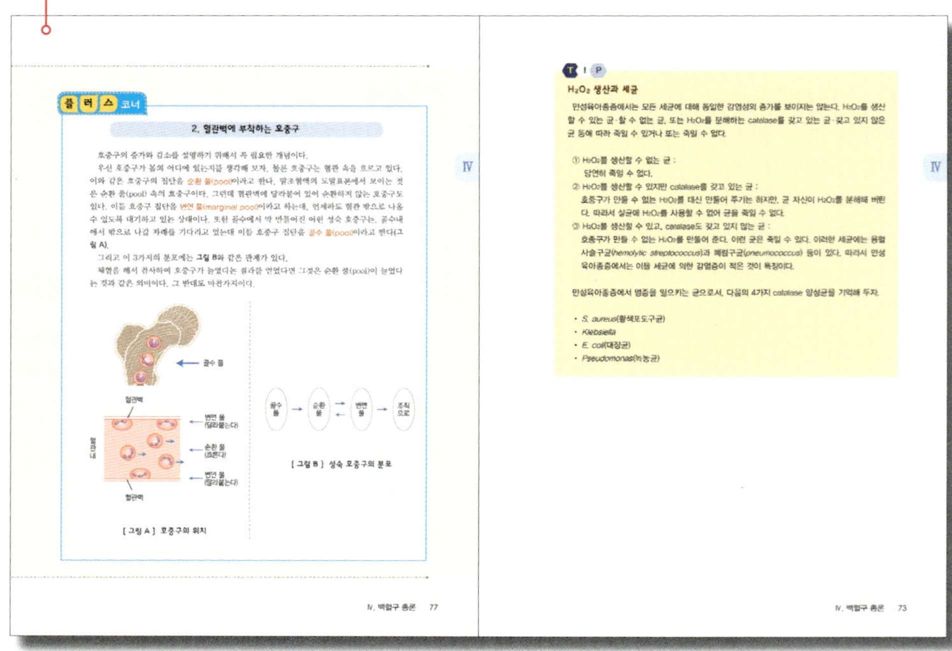

플러스 코너

2. 혈관벽에 부착하는 호중구

호중구의 증가와 감소를 설명하기 위해서 꼭 필요한 개념이다.
우선 호중구가 몸의 어디에 있는지를 생각해 보자. 물론 호중구는 혈관 속을 흐르고 있다. 이와 같은 호중구의 집단을 순환 풀(pool)이라고 한다. 말초혈액의 도말표본에서 보이는 것은 순환 풀(pool) 속의 호중구이다. 그런데 혈관벽에 달라붙어 있어 순환하지 않는 호중구도 있다. 이들 호중구 집단을 변연 풀(marginal pool)이라고 하는데, 언제라도 혈관 밖으로 나올 수 있도록 대기하고 있는 상태이다. 또한 골수에서 막 만들어진 어린 성숙 호중구는, 골수내에서 밖으로 나갈 차례를 기다리고 있는데 이들 호중구 집단을 골수 풀(pool)이라고 한다(그림 A).
그리고 이 3가지의 분포에는 그림 B와 같은 관계가 있다.
채혈을 해서 검사하여 호중구가 늘었다는 결과를 얻었다면 그것은 순환 풀(pool)이 늘었다는 것과 같은 의미이다. 그 반대도 마찬가지이다.

[그림 A] 호중구의 위치

[그림 B] 성숙 호중구의 분포

Ⅳ. 백혈구 총론 77

TIP

H_2O_2 생산과 세균

만성육아종증에서는 모든 세균에 대해 동일한 감염성의 증가를 보이지는 않는다. H_2O_2를 생산할 수 있는 균·할 수 없는 균, 또는 H_2O_2를 분해하는 catalase를 갖고 있는 균·갖고 있지 않은 균 등에 따라 죽일 수 있거나 또는 죽일 수 없다.

① H_2O_2를 생산할 수 없는 균 :
당연히 죽일 수 없다.
② H_2O_2를 생산할 수 있지만 catalase를 갖고 있는 균 :
호중구가 만들 수 없는 H_2O_2를 대신 만들어 주기는 하지만, 균 자신이 H_2O_2를 분해해 버린다. 따라서 살균에 H_2O_2를 사용할 수 없어 균을 죽일 수 없다.
③ H_2O_2를 생산할 수 있고, catalase도 갖고 있지 않는 균 :
호중구가 만들 수 없는 H_2O_2를 만들어 준다. 이런 균은 죽일 수 있다. 이러한 세균에는 용혈사슬구균(*hemolytic streptococcus*)과 폐렴구균(*pneumococcus*) 등이 있다. 따라서 만성육아종증에서는 이들 세균에 의한 감염증이 적은 것이 특징이다.

만성육아종증에서 염증을 일으키는 균으로서, 다음의 4가지 catalase 양성균을 기억해 두자.

- *S. aureus*(황색포도구균)
- *Klebsiella*
- *E. coli*(대장균)
- *Pseudomonas*(녹농균)

Ⅳ. 백혈구 총론 73

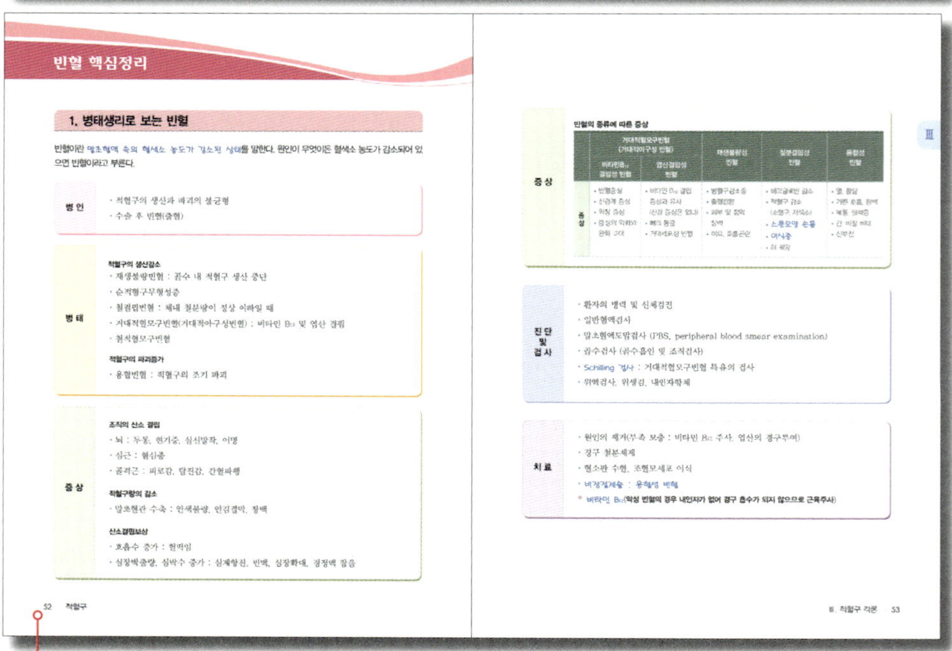

빈혈 핵심정리

1. 병태생리로 보는 빈혈

빈혈이란 말초혈액 속의 혈색소 농도가 감소된 상태를 말한다. 원인이 무엇이든 혈색소 농도가 감소되어 있으면 빈혈이라고 부른다.

병인
- 적혈구의 생산과 파괴의 불균형
- 수술 후 빈혈(출혈)

병태

적혈구의 생산감소
- 재생불량빈혈 : 골수 내 적혈구 생산 중단
- 순적혈구무형성증
- 철결핍빈혈 : 체내 철분량이 정상 이하일 때
- 거대적혈모구빈혈(거대적아구성빈혈) : 비타민 B_{12} 및 엽산 결핍
- 철적혈모구빈혈

적혈구의 파괴증가
- 용혈빈혈 : 적혈구의 조기 파괴

증상

조직의 산소 결핍
- 뇌 : 두통, 현기증, 실신발작, 이명
- 심근 : 협심증
- 골격근 : 피로감, 탈진감, 간헐파행

적혈구량의 감소
- 말초혈관 수축 : 안색불량, 안검결막, 창백

산소결핍보상
- 호흡수 증가 : 헐떡임
- 심장박출량, 심박수 증가 : 심계항진, 빈맥, 심장확대, 경정맥 잡음

52 적혈구

증상

빈혈의 종류에 따른 증상

	거대적혈모구빈혈(거대적아구성 빈혈) 비타민B_{12} 결핍성 빈혈	거대적혈모구빈혈(거대적아구성 빈혈) 엽산결핍성 빈혈	재생불량성 빈혈	철분결핍성 빈혈	용혈성 빈혈
증상	· 빈혈증상 · 신경계 증상 · 위장 증상 · 증상의 악화와 완화 교대	· 비타민 B_{12} 결핍 증상과 유사 (신경 증상은 없다) · 혀의 통증 · 거대세포성 빈혈	· 범혈구감소증 · 출혈경향 · 피부 및 점막 창백 · 피로, 호흡곤란	· 헤모글로빈 감소 · 적혈구 감소 (소혈구, 저색소) · 스푼모양 손톱 · 이식증 · [illegible]	· 열, 황달 · 가쁜 호흡, 빈맥 · [illegible] · 간 비장 비대 · 신부전

진단 및 검사
- 환자의 병력 및 신체검진
- 일반혈액검사
- 말초혈액도말검사 (PBS, peripheral blood smear examination)
- 골수검사 (골수흡인 및 조직검사)
- Schilling 검사 : 거대적혈모구빈혈 특유의 검사
- 위액검사, 위생검, 내인자항체

치료
- 원인의 제거(부족 보충 : 비타민 B_{12} 주사, 엽산의 경구투여)
- 경구 철분제제
- 혈소판 수혈, 조혈모세포 이식
- 비장절제술 : 용혈성 빈혈
- 비타민 B_{12}(악성 빈혈의 경우 내인자가 없어 경구 흡수가 되지 않으므로 근육주사)

Ⅲ. 적혈구 각론 53

질환별 핵심정리

앞서 공부했던 질환의 핵심내용을 정리하여 한눈에 살펴볼 수 있도록 간결하게 서술하였다.

차례 신경

총론

각론

Ⅶ. 뇌혈관질환

Ⅷ. 뇌종양

Ⅸ. 신경변성질환

XVI. 모반증

총론

I 신경이란?

"신경"이라고 하면 대부분의 학생들은 복잡하고 어렵다는 생각을 할 것이다. 예를 들어 "뇌신경이 말초신경인가 중추신경인가?"라는 질문에 망설이는 학생도 많을 것이다. 그 이유는 양쪽 모두 정답이기 때문이다.

그러나 신경은 잘 이해하기만 하면 전혀 어렵지 않은 분야이다.

모든 물체는 구조(structure)와 기능(function)이라는 두 가지 면을 가지고 있다. 신경계도 이와 같이 크게 두 가지로 나누어 생각해 볼 수 있다.

신경은 다양한 정보를 중추(뇌, 척수)나 말초(신체의 각 기관)에 전달하는 기능을 가지고 있다.

이 가운데 대표적인 것은 대뇌에서 온 운동명령을 골격근/뼈대근육에 전하는 운동신경, 감각수용기에서 받은 정보를 대뇌에 전달하는 감각신경, 무의식적으로 작용해 호흡 · 순환 · 체온 · 소화 등의 항상성 유지에 관여하는 자율신경이다[주1)].

중추로부터 말초에 정보를 전달하는 경로를 원심로, 말초로부터 중추에 정보를 전달하는 경로를 구심로라고 한다.

운동신경은 원심로, 감각신경은 구심로이다. 자율신경은 정의에 따라 다른데, 좁은 의미에서는 주로 내장의 움직임을 관장하는 원심로를 가리킨다.

주1) 임상적인 시점에서 신경계를 이와 같이 셋으로 나누었지만, 엄밀하게는 신경해부학적으로 운동신경 · 감각신경과 자율신경은 같은 수준의 개념이 아니다. 이 책에서 '운동신경'이라고 한 경우는 주로 '체성 원심성 섬유'*를 가리키며, '감각신경'이라고 한 경우는 주로 '체성 구심성 섬유'**를 가리킨다. 또 '자율신경'이라는 말을 특별한 설명 없이 썼을 경우는 협의의 자율신경으로서 '일반 내장성 원심성 섬유'를 가리키는 것이며, 광의의 자율신경으로 쓴 경우에는 '일반 내장성 구심성 섬유'까지를 포함한다.

*중추에서 말초로

**중추로 전달

1 신경의 구조와 기능

1. 신경의 구조

신경계는 중추신경계(CNS)와 말초신경계(PNS)로 나뉘어 있으며, 중추신경계는 다시 뇌(brain)와 척수(spinal cord)로 나뉘고, 이 뇌와 척수에서 각각 뇌신경(12쌍)과 척수신경(31쌍)의 말초신경이 나오고 있다.

뇌는 두개골/머리뼈에 둘러싸인 조직으로, 그 무게는 체중의 약 2%인, 1,300g 전후이다. 척수는 뇌에서 이어지는 조직으로, 대후두공/큰구멍(foramen magnum)이라는 커다란 구멍을 나온 지점에서 시작하여 척추에 의해 형성된 척주관(vertebral canal)이라는 터널을 내려와 제1~3 요추의 높이에서 끝난다. 뇌신경과 척수신경은 각각 뇌와 척수로부터 "끈"처럼 매달려 나와 있다. 신경계는 이들 43쌍의 말초신경과 뇌와 척수의 중추신경으로 이루어져 있다 **(그림 1-1)**.

2. 신경의 기능

신경을, "신호"를 전달하는 전화선과 같은 것으로 비유하면 신호의 전달방향에는 두 가지가 있다**(그림 1-2)**. 한 가지는 뇌와 척수 등의 중추신경에서 말초신경으로 전달하는 방향이고 또 한 가지는 그 반대로 말초에서 중추로 전달하는 방향이다. 전자를 원심성(efferent) 방향이라 하고 후자를 구심성(afferent) 방향이라고 한다. 전화선의 경우는 한 가닥의 전화선을 통해 양방향으로 신호가 전달되지만 신경의 경우는 다르다.

원심성 신경(efferent n.)과 구심성 신경(afferent n.)은 그 역할이 명확하게 분담되어 있다.

즉 중추로부터 말초까지 원심성으로 신호를 전달하는 신경은 오로지 그 기능만 가지고 있으며 구심성 기능은 담당하지 않는다. 따라서 기능적으로는 크게 원심성 신경과 구심성 신경으로 나뉜다.

이러한 신경의 기능적 차이는 신경의 주행 방법, 즉, 구조적인 차이에도 반영된다. 요컨대 원심성 신경과 구심성 신경은 순수한 기능면의 차이뿐만 아니라 해부학적인 구조로서도 구별할 수 있다.

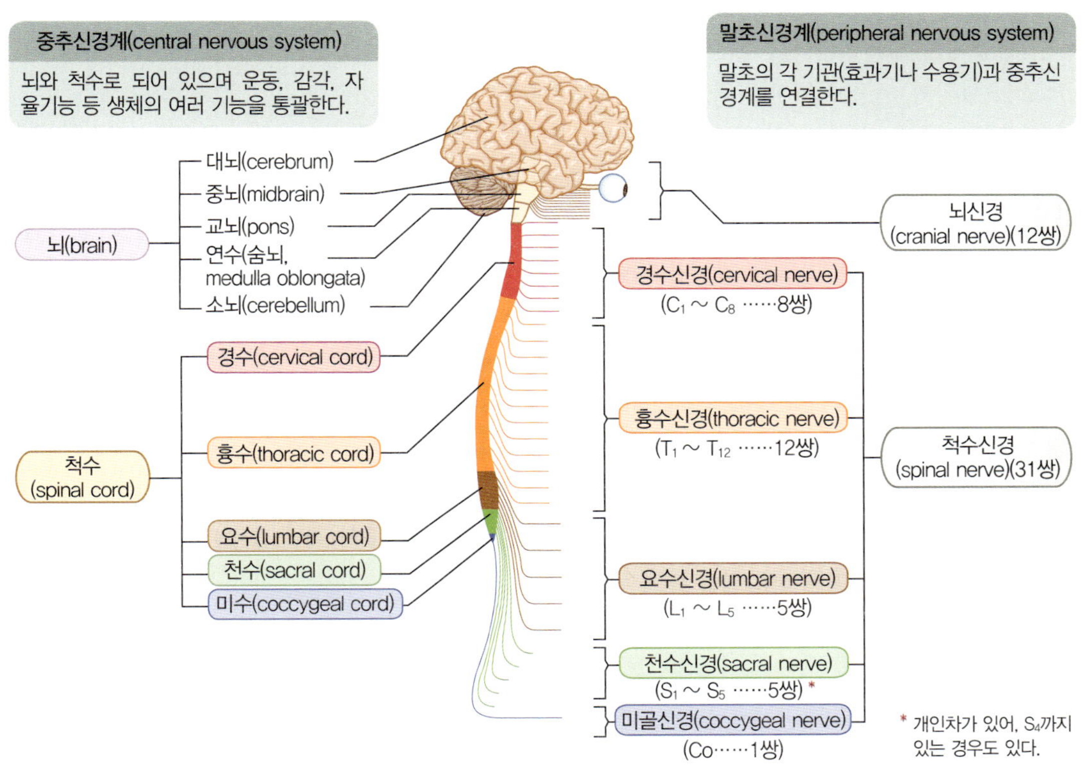

중추신경계	말초신경계	
뇌	뇌신경 12쌍	후각신경**, 시각신경**, 동안/눈돌림신경, 활차/도르래신경, 삼차신경, 외전/갓돌림신경, 안면신경, 전정와우/속귀신경, 설인/혀인두신경, 미주신경, 부신경/더부신경, 설하/혀밑신경
척수	척수신경 31쌍	경수신경 $C_1 \sim C_8$ 흉수신경 $T_1 \sim T_2$ 요수신경 $L_1 \sim L_5$ 천수신경 $S_1 \sim S_5$ 미수신경 C_o

**뇌신경의 후각신경과 시각신경을 중추신경으로 간주하는 경우도 있다.

[그림 1-1] 신경계의 구조

3. 신경세포의 구조

1) 신경원

신경원/신경세포(neuron)이란 신경계의 가장 기본적인 단위로, 세포체(cell body), 수상돌기/가지돌기(dendrite), 축삭(axon)으로 구성된다.

신경원에는 세포핵을 포함하는 세포체(cell body)라는 부분이 있다. 세포체는 세포형질과 핵으로 구성되며, 신경원의 성장과 대사에 기여한다**(그림 1-2)**.

세포체로부터 1줄 이상의 가는 줄기가 나오는데, 이 줄기를 신경돌기라고 하며, 신경돌기 속에 있는 눈에 띄게 긴 섬유를 축삭(axon)이라고 한다. 축삭은 세포체에서 다른 신경원으로 전기적 활동전위를 전달하고 활성화한다. 실제의 생체조직 안에서는 이 축삭의 주위를 말이집(myelin)이라 불리는 별도의 세포가 휘감고 있다. 말이집에 휘감긴 축삭은 가늘고 긴 실과 같기 때문에 신경섬유(nerve fiber)라고 한다.

세포체로부터 나온 신경돌기 중에서 축삭보다도 짧고 일반적으로 여러 개가 존재하고 있는 신경돌기를 수상돌기/나뭇가지돌기(dendrite)라고 한다. 수상돌기는 다른 세포체와 함께 연접하며 다른 축삭에서 들어온 정보를 세포체로 전달하는 역할을 한다.

신경원이 별도의 신경원과 접하여 활동전위를 전달하는 부분을 연접(synapse)이라고 한다. 신경과 신경이 연접을 만드는 장소에서는 활동전위는 마치 1줄의 축삭 위를 따라서 옮겨가듯이 신경원으로부터 다른 신경원으로 보내진다.

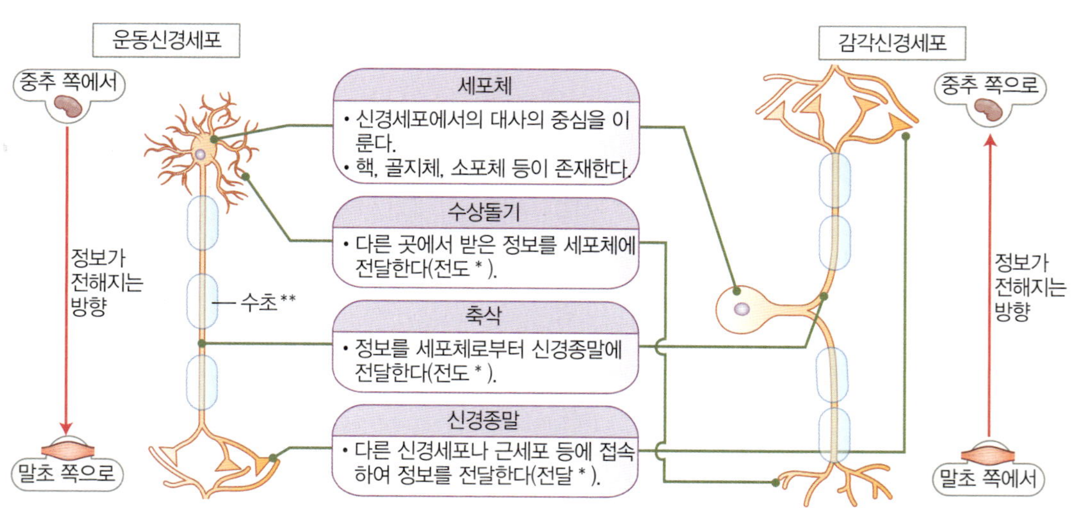

* 한 개의 신경세포 내에서 정보가 전해지는 것을 전도, 어느 한 신경세포에서 다른 신경세포, 근육세포로 정보가 전해지는 것을 전달이라고 한다.
** 수초는 신경세포 유래가 아니다.

[그림 1-2] 신경세포의 구조

2) 신경교세포(신경아교세포, neuroglia)

신경계에는 '신경세포가 아닌 세포'가 상당히 많이 존재한다. 이를 아교세포(glia cell) 또는 신경교세포라고 한다(**그림 1-3**).

성인의 대뇌피질에는 약 150억 개의 신경세포가 존재하는데, 신경교세포 수는 그것의 5배 이상이다.

신경교세포의 크기와 모양은 다양하며, 신경세포의 대사 작용과 영양 공급, 보호 등 여러 가지 작용을 하고 있다.

신경교세포를 형태로 분류하면 성상교세포/별아교세포(astrocyte), 미세아교세포(microglia), 희돌기교세포/희소돌기아교세포(oligodendrocyte), 신경초세포/슈반 세포(Schwann cell)로 나눌 수 있다(**그림 1-4**).

신경교세포가 존재하는 위치

- 성상교세포, 미세아교세포, 희돌기교세포 – 중추신경계에 존재
- 신경초세포 – 말초신경계에 존재

신경교세포의 형태별 분류와 기능

- 성상교세포/별아교세포(astrocyte) : 충격을 흡수할 수 있도록 신경의 주위를 감싸고 있어서 신경세포의 형태가 일정하게 되도록 지탱하거나 또는 신경에 영양을 공급하는 역할을 한다. 최근에 알려진 바로는 신경세포들의 연접을 바깥쪽으로부터 감싸서 강화함으로써 기억에도 관계한다고 한다.

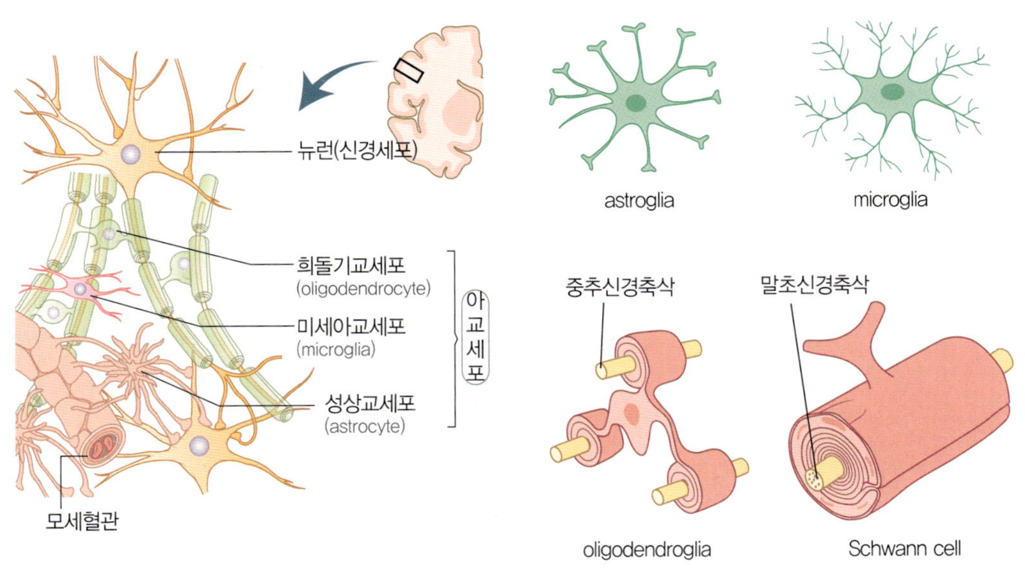

[그림 1-3] 아교세포

[그림 1-4] 신경교세포

• 미세아교세포(microglia)

: 신경세포나 다른 신경아교세포가 모두 외배엽에서 유래된 것에 비해 미세아교세포는 중배엽에서 유래되었다. 세포의 사체를 탐식하면서 자유롭게 이동한다.

• 희돌기교세포/희소돌기아교세포(oligodendrocyte) : 이것은 중추신경계 신경세포의 축삭에 감겨서 말이집(myelin)을 만든다. 하나의 희돌기교세포는 여러 개의 신경세포 축삭에 감겨 있다. 여기저기에 손을 뻗고 있지만 그 손의 수는 대개 4~5개 정도이다. 올리고(oligo)라는 것은 "모노(mono)"보다는 많지만 폴리(poly)보다는 적은 수를 말한다. 즉, 4~5개의 돌기가 튀어나온 세포로 보이기 때문에 oligodendro라는 이름이 붙여진 것이다.

• 신경초세포/슈반 세포(Schwann cell) : 이 세포는 말초신경계 신경세포의 축삭에 감겨서 말이집(myelin)을 만든다. 하나의 신경초세포는 하나의 신경세포의 축삭에 감겨서 말이집을 형성하고 있다.

3) 말이집(myelin)

말이집은 희돌기교세포와 신경초세포(Schwann cell)의 세포막이 여러 겹으로 감겨 형성된 피막(capsule)과 같은 것으로, 신경세포의 축삭과 긴 수상돌기 주위를 여러 겹으로 에워싸고 있다.

하나의 말이집과 말이집 사이에는 아주 좁지만 비어있는 틈이 있다. 그 틈을 랑비에르 결절(Ranvier's node)이라고 한다. 이 틈을 통해 활동전위가 발생한다. 이 활동전위의 공간적인 확장은 말이집이 감겨 있는 부분의 축삭이 절연되어 있기 때문에 그 앞의 랑비에르 결절까지 미친다.

따라서 활동전위가 랑비에르 결절만을 건너뛰듯이 진행해 가는 것이다. 이러한 전도를 도약전도(jumping conduction)라고 한다. 도약전도 덕분에 신경의 전도속도가 비약적으로 빨라진다.

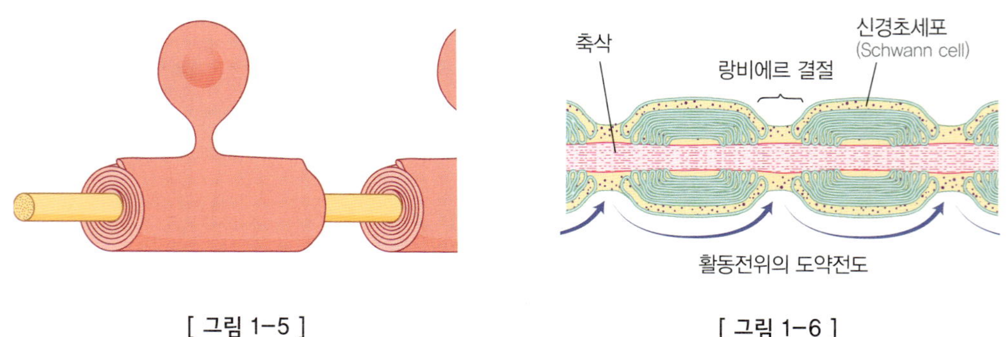

[그림 1-5]　　[그림 1-6]

ADVANCED STUDY

신경의 구조와 기능

원심성 신경과 구심성 신경

원심성 신경은 뇌에서 발생한 신호를 말초신경을 통해 근육으로 전달하는 기능을 가지고 있다. 한편 구심성 신경은 말초의 조직과 기관에서 얻은 신호를 뇌로 전달하는 기능을 가지고 있다.

이 두 가지의 차이를 좀 더 자세히 살펴보자.

원심성 신경(efferent n.)은 근육을 움직이게 하기 위하여 신호를 전달하는데, 신호를 전달할 근육에는 다시 두 종류가 있다.

하나는 골격근/뼈대근육(skeletal m.)이고 또 하나는 평활근/민무늬근육(smooth m.)이다. 골격근은 일반적으로 뼈에 결합되어 있어 자신의 의지로 자유롭게 움직일 수 있는 수의근(voluntary m.)이다. 이 수의근의 운동을 담당하는 원심성 신경을 운동신경/몸신경원심로(motor n.)이라고 한다. 한편, 평활근은 주로 내장의 운동을 담당하는 근육으로서, 자신의 뜻대로 움직일 수 없는 근육이다. 예를 들어, 지금 "위의 유문(pylorus)을 열어라", "닫아라" 하는 신호를 보낸다 해도 위는 뜻대로 움직이지 않는다.

이것은 위의 유문(날문)을 움직이는 근육이 평활근이기 때문이다. 이러한 평활근의 운동도 역시 신경에 의해 지배를 받고 있다. 평활근의 운동을 담당하는 원심성 신경을 자율신경 원심로(autonomic n.)라고 한다. 원심성 신경과 구심성 신경의 설명을 요약하면 **그림 1-7-A**와 같다.

근육의 차이를 골격근과 평활근의 두 가지로 나누었으나 하나의 예외가 있다.

그것은 심근(cardiac m.)이다. 심근은 골격근과 아주 닮은 구조를 가지고 있어, 얼핏 보면 운동신경의 지배를 받고 있는 것처럼 보인다.

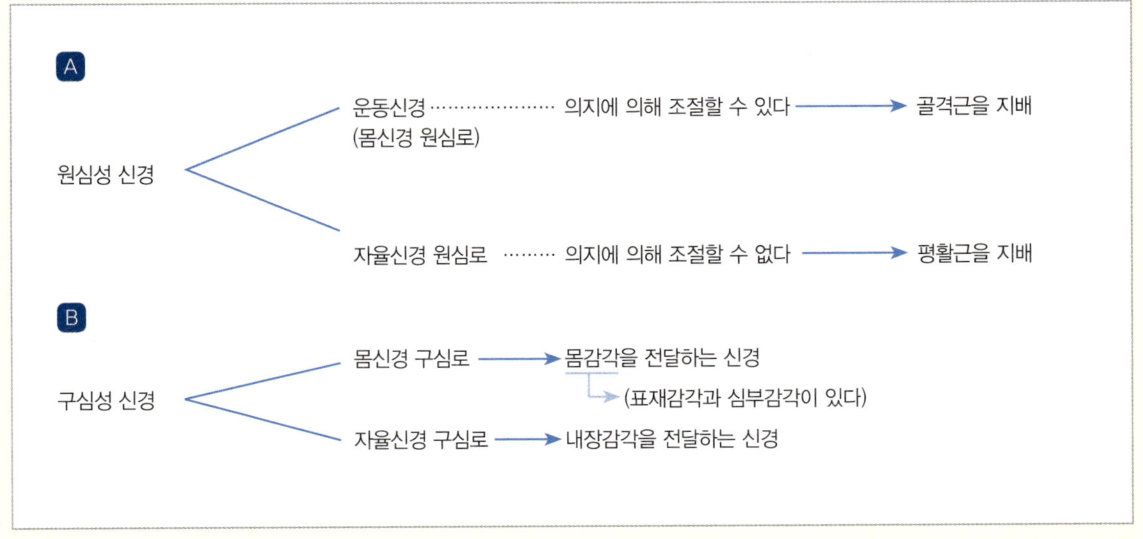

[그림 1-7] 원심성 신경과 구심성 신경

그러나 심장의 수축이 의지력으로 조절되는 것이 아니라는 사실을 생각하면, 운동신경에 의해 지배되는 것이 아니라 자율신경에 의해 지배되고 있다는 것을 알 수 있다. 심근이나 골격근과 같은 구조를 갖는 근육을 횡문근(가로무늬근, striated m.)이라고 한다.

다음으로 **구심성 신경(afferent n.)은 말초조직에서 얻은 신호를 뇌로 전달하는 신경이다**. 외부로부터의 여러 자극은 "감각수용기"에 의해 감지된다. 이 감각수용기는 이른바 "센서"의 기능을 하고 있다. 센서는 자신이 감지한 외부의 자극을 신경이 전달할 수 있는 형식으로 변환하여 신경에 전달한다.

요컨대 신경에 활동전위가 일어나면, 활동전위는 구심성 신경을 통해 중추에 전달된다. 이렇게 뇌에서 인식된 감각을 지각이라고 한다. 감각에는 크게 두 종류가 있다. 하나는 몸감각(somatic sense)이고 또 하나는 내장감각(visceral sense)이다.

몸감각과 내장감각, 특수감각

몸감각은 "몸에서 느낀 감각"이라는 의미이지만 구체적으로 무엇을 가리키는지 잘 알 수 없다. 한편, 내장감각(visceral sense)은 "내장에서 느낀 감각"이라는 의미로 이것은 구체적으로 알기 쉽다.

여기에서 알 수 있는 것은 몸감각은 "몸에서 느끼는 감각"이라고는 해도 내장에서 느끼는 감각은 제외한다는 것이다. 요컨대 내장 이외의 몸에서 느낀 자극을 전달하는 신경이 몸감각을 전달하는 신경이라고 생각하면 된다.

1) 몸감각에는 표재감각(superficial sense : 온도, 통증, 촉감 등)과 심부감각(deep sense : 관절위치, 압통, 진동 등)이 있다.

이들 몸감각에는 의식적으로 인식되는 것과 의식적으로 인식되지 않는 것이 있다.

예를 들면, 지금 현재 여러분은 자신의 자세를 잘 제어하면서 앉아 책을 읽고 있다고 생각하지만, 이때 일일이 어떤 근육을 어느 정도 수축하고, 거꾸로 어디를 어느 정도 이완시키거나 하는 의식을 하지 않고도 잘 앉아 있을 수 있다. 이것이 의식되지 않는 감각이다. 그러나 이번에는 눈을 감아 보자. 자신의 손이 지금 어디 근처에 있는지 또는 자신의 다리가 어느 쪽으로 향해 있는지를 일일이 보고 확인하지 않아도 알 수 있다. 그것은 관절 위치를 의식할 수 있기 때문에 가능한 것이다. 「이러한 차이가 왜 생기는 것인가?」 또는 「의식되는 경우와 의식되지 않는 경우를 각각 지배하는 신경회로는 무엇인가?」와 같은 의문은 나중에 신경전도로(p.20)를 공부하면 알 수 있을 것이다.

2) 한편 내장감각은 자율신경이 지배하고 있다.

자율신경이 지배하는 내부 장기로부터는 장기의

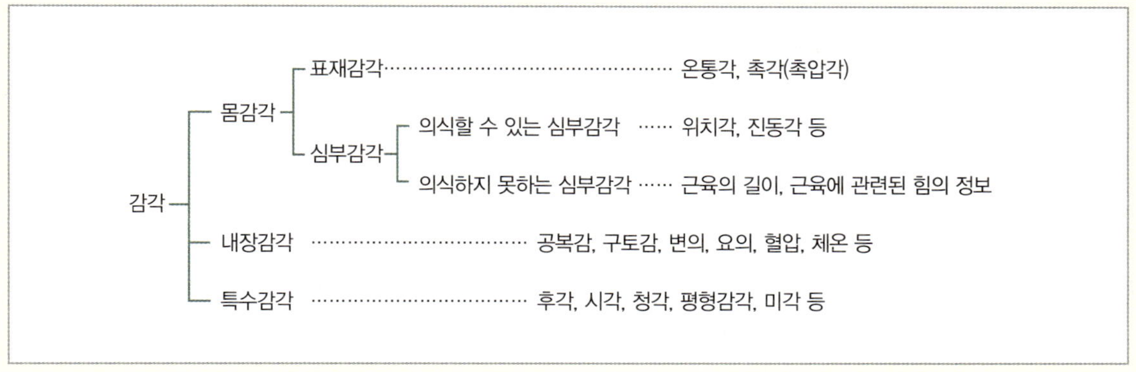

[그림 1-8] 감각의 종류

수축 상황이 감지되어 중추신경으로 보내지는데, 그 정보를 내장감각(visceral sense)이라고 한다. 자율신경이라고 해서 내장감각이 느껴지지 않을 거라고 생각하면 그것은 잘못이다. 예를 들면, 여러분들도 배가 아파본 적이 있을 것이다. 그것을 내장통(visceral pain)이라고 하며, 이 내장통은 자율신경이 전달하는 통증이다. 협심증일 때의 가슴통증도 자율신경이 전달하며, 우리가 느낄 수 있다. 이것을 정리하면 **그림 1-7-B**와 같이 된다.

3) 또한, 특수감각이라 불리는 것이 있다.

여기에는 시각, 후각, 청각, 미각, 평형감각 등이 포함되며, 감각 중에서도 특수하기 때문에 별도로 분류되고 있다(**그림 1-8**).

이처럼 신경은 기능적인 측면으로부터, 원심성 신경(efferent n.)과 구심성 신경(afferent n.)으로 나뉘고 이것은 다시, 각각 몸신경(somatic n.)과 자율신경(autonomic n.)으로 나뉜다(**그림 1-7**). 이러한 여러 가지 신경으로 인해 몸의 구석구석까지 움직임이 제어되고, 어떤 부분은 의도적으로 또 어떤 부분은 의도하지 않아도 자동적으로 조절되어, 생명활동이 원활하게 이루어질 수 있는 구조가 유지되고 있는 것이다. 이상으로 신경의 개요를 이해했을 것이다. 이제 본론으로 들어가 보자.

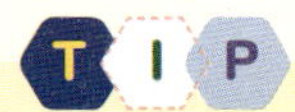

지각(perception)과 감각(sense)은 어떻게 다른가?

「지각」이란 외부에 실재하는 것을 보거나 듣거나 만지거나 함으로써 존재하고 있다고 판단하는 것을 말한다. 한편, 「감각」은 단지 보는 것, 듣는 것, 만지는 것 그 자체를 말한다.

지각하기 위해서는 감각이 필요하다.

예를 들면, 빨갛고 둥근 것을 본다는 것은 「감각」이다. 그러나 그것이 풍선이라는 것을 판단하는 것은 「지각」이다. 지각에는 감각이 필요하지만 그것만으로는 불충분하다. 지각에는 의미를 가진 실체를 인지하는 능력을 포함하고 있기 때문이다. 「감각」을 통해 얻은 정보를 인지함으로써「지각」이 생긴다.

바꾸어 말하면 「지각」은 「감각」과 「인지」를 합친 것이다.

지각에는 대뇌피질(cerebral cortex), 특히 두정엽(parietal lobe)에서의 인지 기능이 필요하다.

본문에서는 생체 내외의 자극이 센서인 감각수용기에 의해 받아들여지고, 그 후 두정엽에 도달할 때까지 신경을 통해가는 신호를 「감각」이라 하기로 한다. 그리하여 두정엽에 도착한 후에는 그것이 인지되어 의미가 있는 정보가 되는데, 그것을 「지각」이라 하기로 한다.

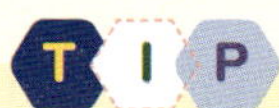

뇌와 컴퓨터의 정보처리 원리

뇌는 알고리즘 획득이 목적인데 반해 컴퓨터는 결과의 출력이 목적이라는 점이 큰 차이이다.

즉, 컴퓨터는 생산량을 통해 평가받지만, 뇌에 있어서 출력은 단순한 수단에 지나지 않으며 알고리즘을 획득하는 것이 목적이기 때문에 생산량을 내는 데에는 서투르다. 컴퓨터는 결과를 얼마나 빨리, 대량으로 출력할 수 있는가에 의해 평가받지만 사람은 무엇인가를 실행하는 과정으로 평가받는다.

뇌는 알고리즘 획득이 목적이다.

마찬가지로 인생의 목적도 얼마만큼(생산량) 해냈느냐가 아니라 높은 곳을 향해 어느 정도의 노력을 했느냐 하는 그 과정을 평가받는 것이라고 할 수 있다.

뇌 안에 기억된 많은 알고리즘 속에서 우리는 항상 하나를 선택하여 그것을 실행하고 있는 것뿐이다. 걷는 행위 하나를 보아도 그렇다. 그것은 걷기 위한 알고리즘을 선택하여 그것을 실행하고 있을 뿐이다. 이러한 의미에서 뇌는 대규모의 look-up table이라고도 말할 수 있다. 그러나 무엇인가를 학습할 때, 뇌는 출력에 의존한다.

뇌 안에 저장된 알고리즘 선택을 변경하기 위해서는 출력의 결과를 볼 필요가 있기 때문이다. 소뇌가 하는 일은 대뇌피질의 계산 예측과 실행되었을 때 나타난 결과의 오차를 측정하여 대뇌피질에 feedback하는 것이다.

이것이 원활하게 잘 이루어지지 않으면, 소뇌에서 나온 출력은 알고리즘의 변경을 대뇌피질에 요청하게 되는 것이다. 이것은 걷는 행위에서 뿐만 아니라 뇌의 다른 부위에서도 작용하고 있는 기본적인 작동원리이다.

ADVANCED STUDY

신경의 종류

신경은 그 작용에 따라 1. **운동신경**, 2. **감각신경**, 3. **자율신경**으로 나눈다.

운동신경 Motor nerve

1. 운동신경이란?

운동신경(motor n.)이란 중추에서 보낸 운동 명령을 골격근에 전달하는 신경을 말한다.

운동경로의 개요를 나타내면 **그림 1-9**와 같다. 여기에 대해서 좀 더 설명을 추가하겠다. 그림을 참고하면서 읽기 바란다.

골격근을 수축시키며 운동을 하기 위해서는 적어도 2개의 운동신경이 필요하다. 하나는 대뇌피질(전두엽, frontal lobe)에서 시작되는 신경세포로 상위운동신경세포(upper motor neuron : UMN)라고 한다. 또 하나의 신경은 뇌신경운동핵과 척수앞뿔세포에서 시작하여 골격근으로 내려가는 신경세포로, 하위운동신경세포(lower motor neuron : LMN)라고 한다.

상위운동신경세포와 하위운동신경 세포는 연접에서 연락을 주고 받는다.

이러한 운동신경에 의한 근육운동은 "꼭두각시 인형"에 비유할 수 있다. 상위·하위운동신경세포는 바로 이 꼭두각시 인형의 실에 해당한다. 이 실을 조종함으로써 팔과 다리를 굽히거나 펴서 몸을 자유롭게 움직일 수 있는 것이다(**그림 1-10**).

2. 운동신경의 조절과 원리

기본적인 운동신경의 지배양식은 이와 같이 이해

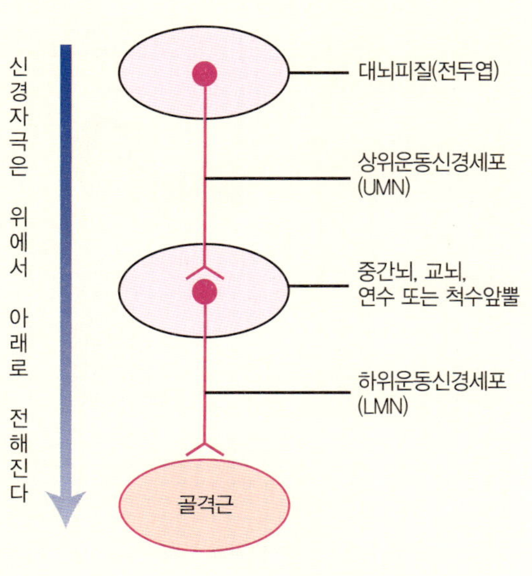

[그림 1-9] 감각의 종류

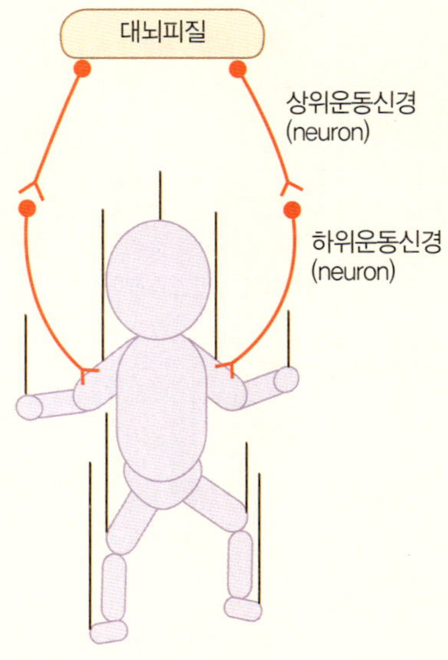

[그림 1-10] 운동신경과 근육의 운동

할 수 있지만 실제 이것만으로는 몸이 움직이지 않는다. 예를 들어 팔꿈치를 굽히려고 생각했을 때는 상완이두근을 수축시켜야 한다. 그리고 그와 동시에 상완삼두근을 펴야 한다(**그림 1-11**). 양쪽이 같은 길이만큼 같은 타이밍으로 수축되고 펴지지 않으면 팔꿈치는 너무 많이 움직이게 되거나 또는 움직이지 않게 되어 원활한 굽힘운동이 불가능해진다. 따라서 운동이 원활하고 자동적으로 이루어지기 위해서는 조절계가 필요하다.

그렇다면, 다시 원점으로 되돌아가 우리가 어떻게 원활한 운동을 할 수 있는지 살펴보자.

원활한 운동을 위해 여러 가지 조언을 해주는 "코치"같은 존재가 바로 추체외로계(extrapyramidal system)이다(코치의 존재가 있다는 것만을 기억하기 바란다). **그림 1-12**에 나타낸 것처럼 대뇌피질에서 온 명령은 소뇌(cerebellum)와 기저핵(basal nucleus)으로 내려갔다가 다시 대뇌피질(cerebral cortex)로 되돌아온다. 이러한 회로가 운동의 조절에 중요한 역할을 하고 있다.

이러한 추체외로계에 의한 조절은 최종적으로 하위운동신경세포를 거쳐 골격근으로 전달된다. 추체외로계의 조절작용을 추가해서, **그림 1-10**의 "꼭두각시 인형"을 다시 그려보면 **그림 1-13**과 같아진다. 약간 복잡하지만 우선 하위운동신경세포의 발화를 조절하는 것이 추체외로계라는 사실을 알아두자. 상세한 전도로 기전에 대해서는 제II장「운동의 조절과 이상」에서 확실히 이해할 수 있을 것이다.

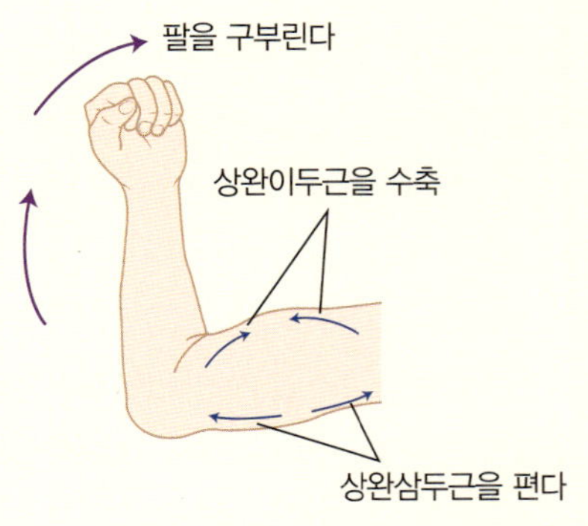

[그림 1-11] 운동은 복합적으로 이루어진다

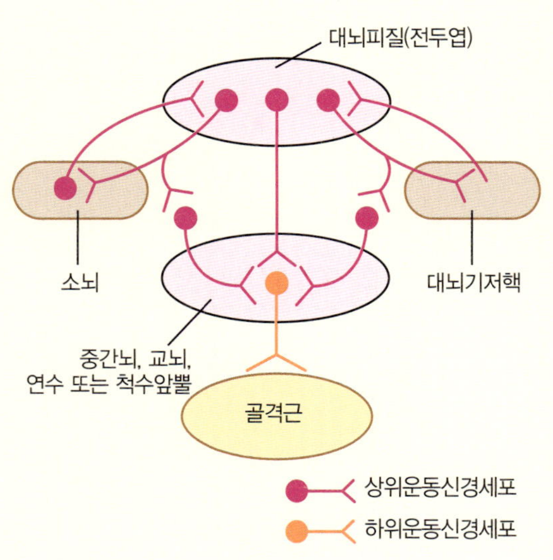

[그림 1-12] 대뇌피질로부터의 명령

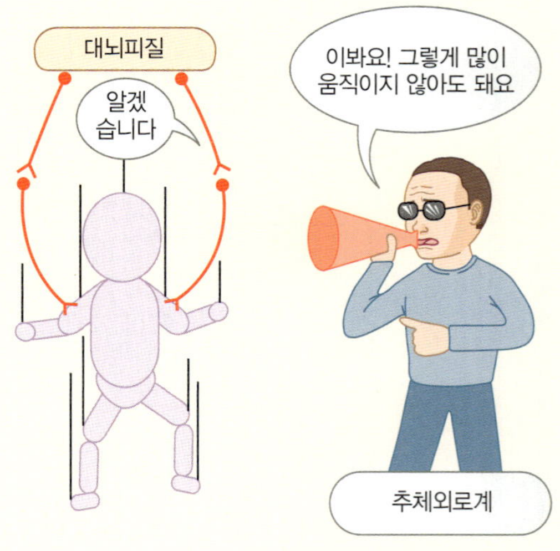

[그림 1-13] 추체외로계의 역할

3. 운동신경의 종류

1) 상위운동신경세포 UMN 와 하위운동신경세포 LMN

앞에서 설명한 바와 같이 근육에 가까운 운동신경을 하위운동신경세포라 한다. 한편 상위운동신경세포는 하위운동신경세포를 조종하는 신경세포로 세포체는 대뇌피질에 존재한다.

2) 대뇌에 있는 난쟁이 Homunculus

운동명령은 누가(어디에서) 내리는 것일까? 우선 **그림 1-14**를 보기 바란다.

그림 1-14를 보면 대뇌피질(전두엽) 위에 "이상한 모양의 얼굴과 손 · 발"이 있다. 이것은 몸의 각 근육에 명령을 내리기 위한 "상위운동신경세포의 세포체(cell body)"가 있는 장소를 나타내고 있다.

예를 들면,

1) 얼굴 그림의 "입" 가까이에 상위운동신경세포가 있다.

2) 여기에서 나온 신경섬유를 쭉 아래로 따라가 보면 "교뇌(pons)"라고 쓰여 있는 장소에 도착한다.

3) 이 교뇌에 "하위운동신경세포"가 있으며, 이곳에서 연락을 취한다.

4) 그리고 다시 교뇌의 하위운동신경세포의 세포체로부터 나온 신경섬유는 입을 움직이는 근육과 연접을 만든다.

이렇게 해서 대뇌피질의 명령이 근육으로 전달되어 입이 움직이는 것이다.

이번에는 다른 대뇌피질 부위로 눈을 돌려보자.

"손"에서 시작되는 상위운동신경세포를 보자.

1) 이 신경은 "경수"까지 내려가 하위운동신경세포와 연접을 만든다. 이 하위운동신경세포가 있는

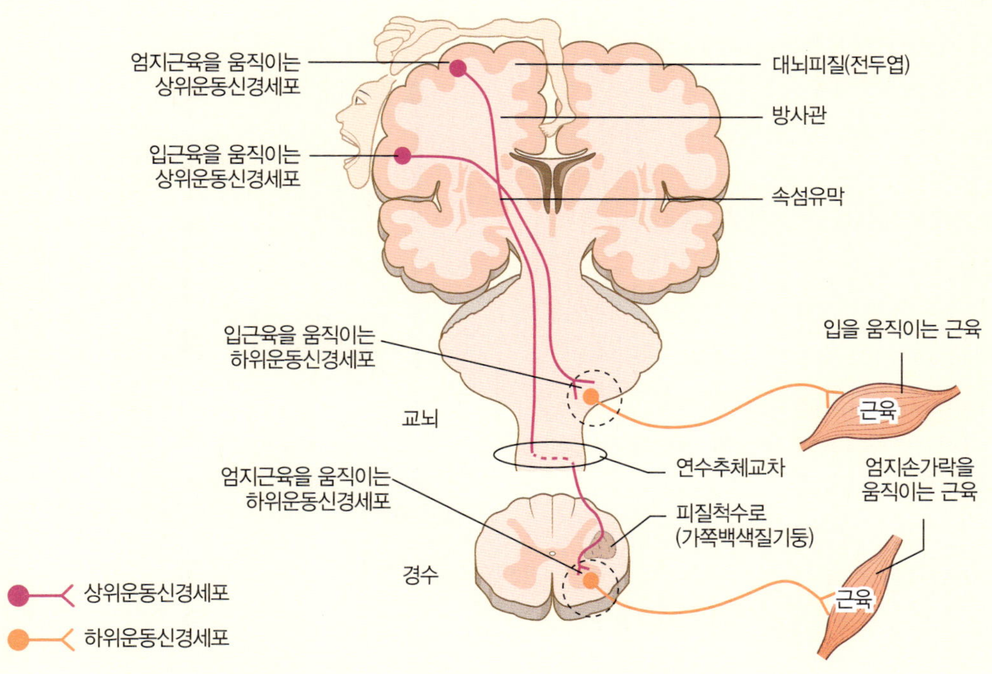

[그림 1-14] 대뇌피질의 물구나무서기를 한 난쟁이

장소를 경수의 "척수앞뿔(anterior horn)"이라 한다. 따라서 이 하위운동신경세포를 "척수앞뿔세포(anterior horn cell)"라고 한다.

2) 앞뿔세포에서 나온 신경섬유는 "엄지손가락을 움직이는 근육"과 연접을 만든다.

이상과 같이 몸의 각 근육에 명령을 전달하는 신경은 반드시 1 : 1 대응관계로 대뇌피질 속에 존재하고 있다. 대뇌피질에서는 얼굴이 아래쪽에 있고 손이나 발이 위쪽에 있어서 마치 물구나무서기를 하고 있는 모양이므로 "대뇌피질에서 물구나무서기를 하고 있는 난쟁이"라고 한다. 이 난쟁이를 보면 얼굴, 손, 발 등이 다른 것에 비해 이상하게 크다는 것을 알 수 있다. 크다고 하는 것은 그만큼 신경세포가 많다는 것이다. 이것은 인간이 얼굴이나 손의 움직임을 얼마나 섬세하게 표현할 수 있도록 만들어져 있는가를 보여주는 증거이다.

이러한 뇌의 구조가 인간으로 하여금 커뮤니케이션을 가능하게 하고, 또 손을 사용하게 함으로써 복잡한 문명을 이룰 수 있는 기원을 마련해 준 것이다.

또 하나의 특징은 "좌우가 바뀌어 있다"는 점이다.

몸의 왼쪽에 있는 근육에 명령을 내리기 위한 신경은 모두 오른쪽에 있다. 잘 살펴보면 상위운동신경세포는 내려가는 도중에 반대쪽으로 방향을 바꾸고 있는데, 그 때문에 이 "난쟁이"는 반대쪽 근육을 지배한다.

감각신경 Sensory nerve

1. 감각신경이란?

감각신경은 감각수용기(sensory receptor)가 기록한 체내외의 변화를 중추신경으로 전달하는 작용을 한다. 감각신경의 개요를 나타내면 **그림 1-15**와 같다.

감각을 얻기 위해서는 최소한 감각수용기와 감각신경, 두 가지가 필요하다.

일반적으로 감각신경에서 오는 정보는 중추신경계의 시상(thalamus)에 모인다. 감각수용기에서 시상까지는 2줄의 감각신경으로 연결되어 있다. 시상에서는 다시 3번째의 신경이 나와 대뇌피질(두정엽, parietal lobe)에 도달한다.

실제로는 예외도 있지만, 일반적으로 감각수용기에서 두정엽까지는 "3줄의 감각신경"으로 정보가 전달된다고 기억해 두자. 그리고 말초에서 중추를 향하여 순서대로, 각각 1차, 2차, 3차 감각신경이라고 한다.

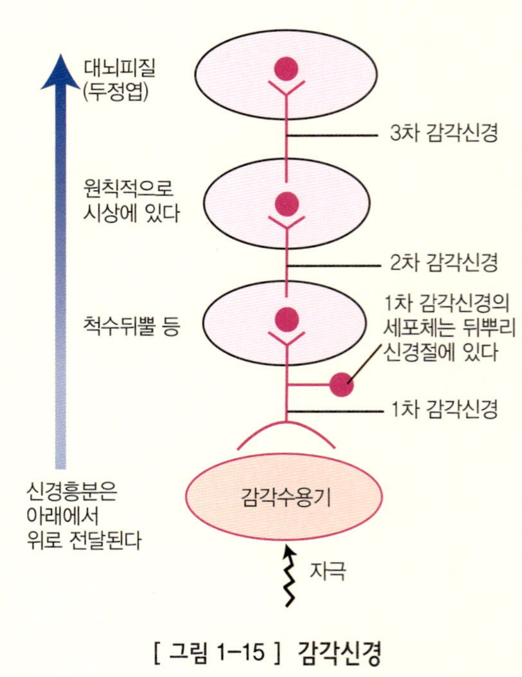

[그림 1-15] 감각신경

그런데 앞에서 말한 바와 같이 감각과 지각은 다르다. 감각은 두정엽(parietal lobe)에 전해진 다음 지각에 통합된다. 바꿔 말하면 두정엽/마루엽이라는 부위는 "인지(perception)"를 담당하는 부위라고 할 수 있다. 이 두정엽에 오르기 전까지 외부의 자극은 "감각(sensation)"으로서 전달되는 것이다.

2. 감각신경의 종류

감각신경을 크게 나누면 3가지가 된다.

1) 몸감각(somatic sense)…몸신경의 구심로이다.

대략적으로 표재감각, 의식할 수 있는 심부감각, 의식할 수 없는 심부감각의 세 가지로 나뉜다.

2) 내장감각(visceral sense)…자율신경의 구심로이다.

상세한 것은 자율신경 항목을 읽어보기 바란다.

3) 특수감각…넓은 의미에서는 몸감각에 포함되지만 시각, 청각, 후각, 미각, 평형감각은 모두가 한정된 수용부위로부터 뇌신경을 거쳐 중추뇌로 전달되는 감각이기 때문에 특별히 구별해서 말한다.

자율신경 Autonomic nerve

1. 자율신경이란?

자율신경은 호흡, 순환, 대사, 체온, 소화, 분비, 생식 등 생명활동의 기본이 되는 기능이 항상성(homeostasis)을 유지하는 데 중요한 역할을 하고 있다.

자율신경은 무의식적으로 작용한다.

자율신경이 있는 덕분에 우리는 특별히 의식하지 않아도 각종 내장의 상태를 파악할 수 있으며, 심장을 움직이는 속도를 변화시키거나 음식을 먹은 후에도 소화관을 움직일 수 있는 것이다(원심로). 아주 간단하게 말하면 자율신경 원심로의 중추는 시상하부(hypothalamus)에, 구심로의 중추는 시상(thalamus)에 있다.

2. 자율신경의 종류

자율신경은 기능적으로 서로 다른 2종류의 신경으로 각 기관을 지배하고 있다.

그 2종류의 신경이라는 것은 교감신경(sympathetic n.)과 부교감신경(parasympathetic n.)이다. 이들 신경의 기능은 서로 길항하는 관계인데, 교감신경은 심박수를 증가시키고 혈압, 혈당을 높이며 소화관의 분비 · 운동을 억제한다. 신체가 어떤 긴급사태에 처했을 때 그에 대응할 수 있도록 신체 전반의 기능상태를 바꾸는 것이다.

한편 부교감신경은 교감신경의 기능과는 반대로 에너지를 절약하여 신체에 저장하는 작용을 한다. 각종 기관에 대한 양쪽 기능의 차이를 **표 1-1**에 정리해 놓았다.

		교감신경계의 작용	부교감신경계의 작용
눈	동공	확대	축소
	섬모체근	이완	수축
샘	누선/눈물샘, 이하선, 악하선, 설하선	혈관을 수축시켜 분비를 감소시킨다	분비를 증가시킨다
	땀샘	분비를 증가시킨다	
심장	심근	수축력을 증가시킨다	수축력을 감소시킨다
	관상동맥	확장(β수용체), 수축(α수용체)	
폐	기관지 평활근	이완(기관지를 확장시킨다)	수축(기관지를 좁힌다)
	기관지의 분비		분비를 증가시킨다
	기관지 동맥	수축	확장
소화관	소화관벽의 근육	연동운동을 억제한다	연동운동을 항진시킨다
	괄약근	수축	이완
	샘	혈관수축에 의해 분비를 감소시킨다	분비를 증가시킨다
간		글리코겐을 분해해서 포도당으로 바꾼다	
담낭		이완	수축
신장		동맥을 수축시켜 소변생산을 감소시킨다	
부신	피질	자극한다	
	수질	에피네프린과 노르에피네프린을 방출시킨다	
방광	방광벽(배출근)	이완	수축
	방광괄약근	수축	이완
음경과 음핵의 발기조직			발기시킨다
사정		수정관, 정낭, 전립선의 평활근을 수축시킨다	
동맥	피부	수축	
	복부내장장기	수축α수용체), 확장(β수용체)	
	골격근	수축(α수용체), 확장(β수용체) 확장(muscarine 수용체)	
입모근/털세움근		수축	

※ 공란으로 되어 있는 것은 그 기관에 신경지배가 미치지 않는다는 것을 나타낸다

[표 1-1] 자율신경의 작용

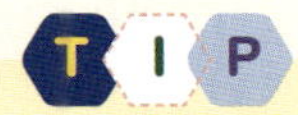

두정엽(parietal lobe)에도 난쟁이가 있는 것일까?

이 물음에 대한 정답은 '있다'이다. 두정엽 속에서도 중심구/중심고랑(central sulcus) 바로 뒷부분의 중심후구(postcentral sulcus)라는 곳에 있다. 이 중심후구/중심뒤고랑는 시상에서 올라온 3차 감각신경세포의 종착지이다. 여기에도 역시 "물구나무 서고 있는 난쟁이"가 있다(그림 A).

예를 들면 손끝에서 느낀 감각은 앞에서 말한 것처럼 1차, 2차, 3차 감각신경세포를 거쳐 두정엽의 중심뒤고랑에 있는 물구나무 선 난쟁이의 손에 투사되고 있다. 그림에서 알 수 있는 것처럼 역시 얼굴과 손이 균형에 맞지 않게 크다.

이렇게 중심후구에 도달한 감각정보는 다시 뒤의 Area 5, 7이라고 하는 영역으로 보내져, 아직 정확하게 알려지지 않은 신경회로망에 의해 지각으로서 인지되는 것이다.

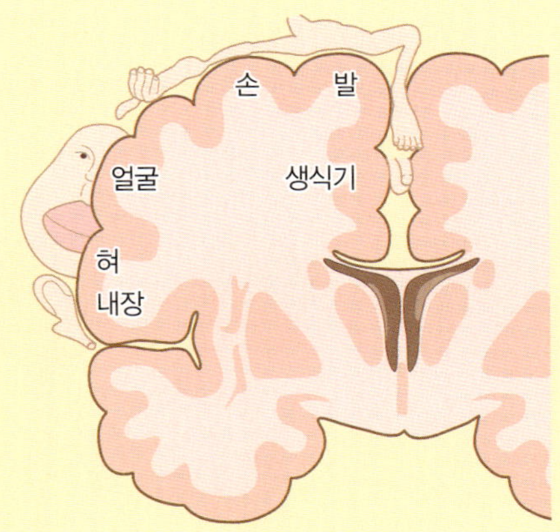

[그림 A] 두정엽의 난쟁이

A 신경전도로

지금까지 몸신경(운동신경과 감각신경)과 자율신경(교감신경과 부교감신경)이란 대체 어떤 것인가에 대해 대략적으로 살펴보았다.

다음으로 이들 신경이 뇌와 척수 속에서 어디를 통과하고 있는지에 대해 살펴보겠다.

신경의 통로를 전도로(nerve tract)라고 한다.

신경 분야에서는 전도로가 매우 중요하다. 예를 들어, 운동마비를 일으킨 사람을 보았을 때 대체 어디가 손상되어 마비가 일어났는지를 진단하지 않으면 안 된다. 이때 운동신경이 어디를 통과하고 있는지 알지 못하면 진단은 불가능하다. 반면에 전도로를 확실히 기억해 두면 아주 간단하게 병태를 파악할 수 있다.

그림 1-16의 ①중앙은 뇌와 척수의 시상단면(sagittal plane)을 나타낸 것이다. 빨간 선을 그은 곳이 앞으로 자주 등장할 단면으로서, 위에서부터 차례로 ②속섬유막(internal capsule), ③중간뇌(midbrain), ④교뇌(pons), ⑤연수(medulla oblongata)의 높이에서 자른 것이다. 이들의 단면도가 그 옆에 그려져 있다. 단면도의 위가 등쪽(dorsal)이고 아래가 배쪽(ventral)이다.

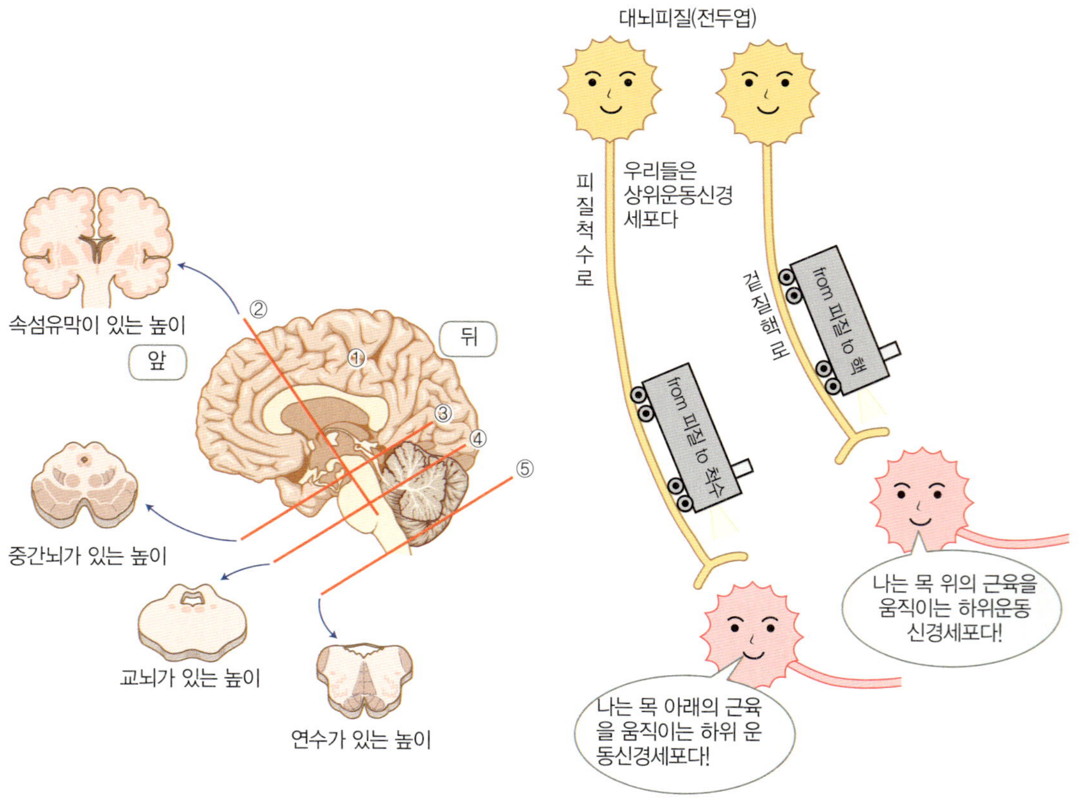

[그림 1-16] 각 높이(level)의 단면도

[그림 1-17] 운동신경의 전도로

 운동신경의 전도로

뇌와 척수 속을 통과하는 운동신경은 상위운동신경세포이다.

이 상위운동신경세포는 대뇌피질의 전두엽(frontal lobe)에 존재하는데, 그곳에서 축삭 즉, 신경섬유로 내려간다.

이 신경섬유의 목적지는 두 곳이다. 하나는 목 위의 근육을 움직이는 하위운동신경세포의 세포체이고, 또 하나는 목 아래의 근육을 지배하는 하위운동신경세포의 세포체이다**(그림 1–17)**. 전자의 신경섬유의 통로를 피질핵로(corticonucleus tract)라 하고 후자의 통로를 피질척수로(corticospinal tract)라고 한다. 결국, 대뇌피질에서 시작해 척수의 하위운동신경세포의 세포체(앞뿔세포)로 향하는 신경이므로 "from cortex to spinal cord"라는 의미에서 피질척수로라고 하는 것이다.

 감각의 전도로

이 항목에서는 목 아래의 몸감각의 통로에 대해서 살펴보기로 하자. 목 아래의 몸감각에는 위에서 이야기한 것처럼 표재감각, 의식할 수 있는 심부감각, 의식할 수 없는 심부감각의 세 가지가 있다.

이것들은 각각, 가쪽척수시상로(lateral spinothalamic tract), 등쪽백색질기둥로(posterior white column tract), 척수소뇌로(spinocerebellar tract)를 통해 대뇌피질이나 소뇌로 전해진다. 이상의 세 가지 전도로에서 공통되는 점은, 1차 감각신경(1차 신경세포)이 뒤뿌리(후근)를 통해 척수 안으로 들어간다고 하는 점이다**(그림 1–18)**.

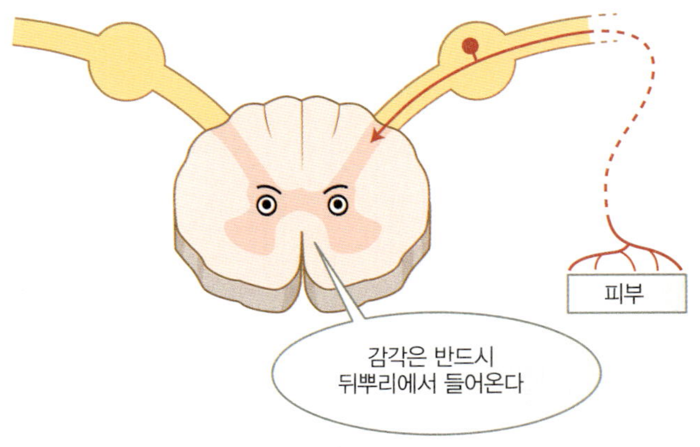

[그림 1–18] 1차 감각신경

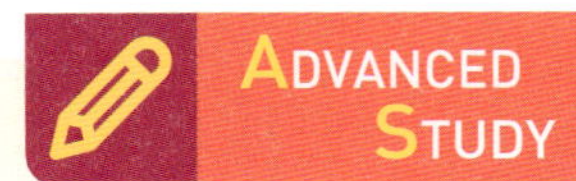

신경전도로

자율신경의 전도로

자율신경에도 몸신경과 마찬가지로 원심로와 구심로가 있다.

원심로는 운동신경과 마찬가지로 중추로부터 온 명령을 각 내장기관에 보내는 작용을 하며, 구심로는 감각신경과 마찬가지로 주로 내장기관에서 얻은 감각을 중추로 전달한다. 다음은 자율신경의 경로에 대해서 알아보자.

1. 원심로

1) 교감신경(그림 1-19)

시상하부(hypothalamus)에 존재하는 1차 신경세포로부터 신경섬유가 내려가는데, 연수의 그물체(reticular formation)에서 신경을 한 번 갈아타는 경우도 있지만 기본적으로는 그대로 척수로 내려간다.

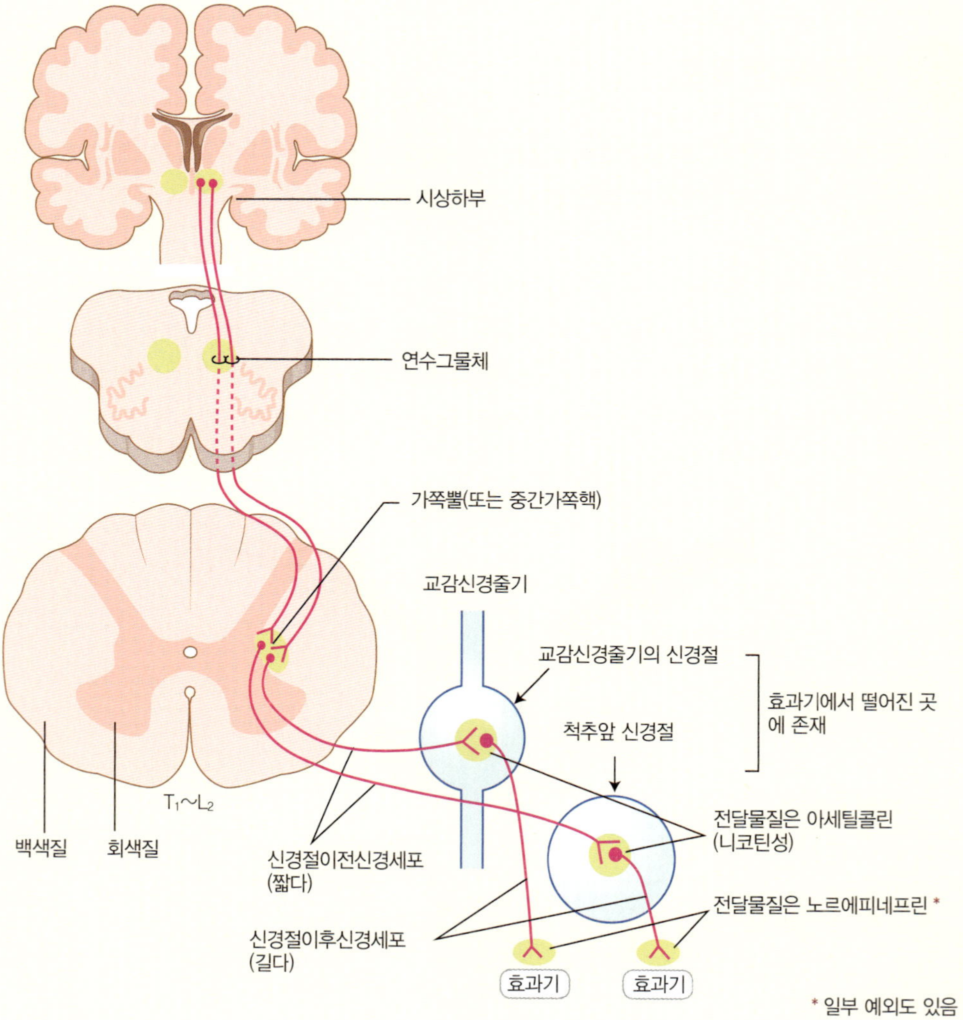

시상하부
연수그물체
가쪽뿔(또는 중간가쪽핵)
교감신경줄기
교감신경줄기의 신경절
척추앞 신경절
효과기에서 떨어진 곳에 존재
$T_1 \sim L_2$
백색질
회색질
신경절이전신경세포 (짧다)
전달물질은 아세틸콜린 (니코틴성)
신경절이후신경세포 (길다)
전달물질은 노르에피네프린 *
효과기
효과기
* 일부 예외도 있음

[그림 1-19] 교감신경의 원심로

2) 부교감신경 (그림 1-20)

교감신경과 마찬가지로 1차 신경세포는 시상하부(hypothalamus)에 존재한다. 1차 신경세포에서 연장된 신경섬유는 2차 신경세포와 연접을 형성한다. 2차 신경세포의 신경, 세포체는 뇌간부분(brain stem)과 S_{2-4} 천수회색질에 있다. 뇌간부분의 세포체(의 집합)는 4개가 있는데 각각 이름이 있다.

Edinger-Westphal nucleus(E-W핵), 위침분비핵(sup. salivary nucleus, 아래침분비핵(inf. salivary nucleus), 미주신경등쪽핵(ant. vagus nucleus)이다. $S_{2\sim4}$에 있는 세포체는 교감신경과 마찬가지로 통틀어서 중간가쪽핵이라고 한다.

뇌간 부분에서 나온 섬유는 뇌신경의 일부로서 주행한다. 앞에서 말한, 핵에서 나온 신경섬유는 각각 순서대로 동안신경, 안면신경, 설인신경, 미주신경으로 들어간다.

표 1-2에 부교감신경 및 부교감신경의 전도로를 비교정리해 놓았다.

2. 구심로

자율신경의 구심성 정보는 내장의 근육층이나 점막, 혈관 등에 존재하는 여러 가지 수용기(압수용기나 화학수용기 등)에 의해 감지된다. 내장감각(visceral sense)이라 불리는 경우도 있고 자율신경의 구심성 섬유를 「내장감각신경」으로 간주하여 감각신경으로 통합해 버리는 경우도 있다.

1) 교감신경(그림 1-21)

누구나 배가 아팠던 경험이 있을 것이다. 이렇게 복강 내장기의 내장통을 전달하는 것이 교감신경 구심로의 역할이다.

몸감각신경과 마찬가지로 교감신경의 구심성 섬

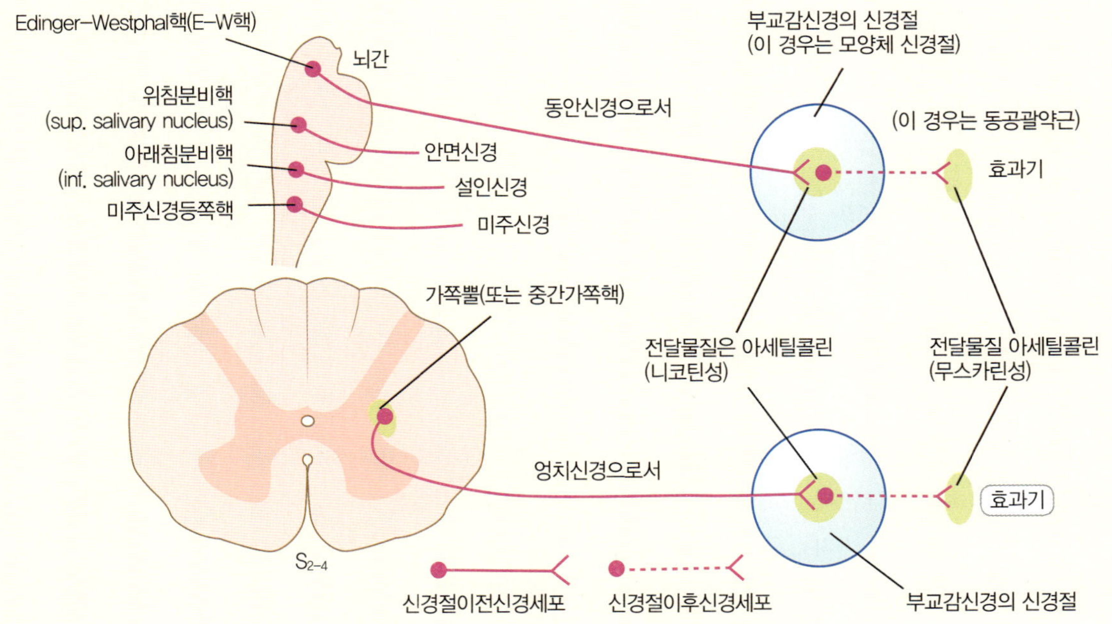

[그림 1-20] 부교감신경의 원심로

	교감신경	부교감신경
기능	에너지 소비, 긴급시	방어성, 회복성
효과	전신성, 장시간 지속된다	국소성, 단시간 지속된다
신경절이전신경	제1흉수~제2요수	동안신경, 안면신경, 설인신경, 미주신경, 제2 ~ 4천수
신경절	염척추부, 앞척추부	종말기관 주위
신경절이전성 말이집신경섬유	짧다	길다
신경절이전성 신경전달물질	아세틸콜린	아세틸콜린
신경절이후성 민말이집신경섬유	길다	짧다
신경절이후성 신경전달물질	노르에피네프린(예외 있다)	아세틸콜린
효과기의 수용체	α-및 β-아드레날린 작동성	무스카린성
분포	전신성	특정기관에 국한됨
사지의 신경지배	있다	없다

[표 1-2] 교감신경과 부교감신경의 비교

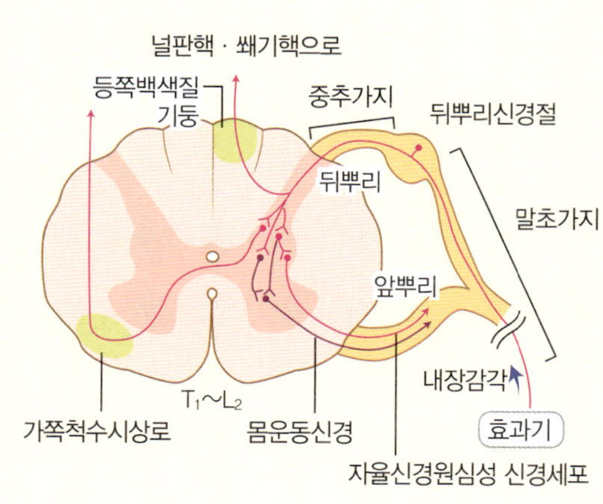

[그림 1-21] 교감신경의 구심로

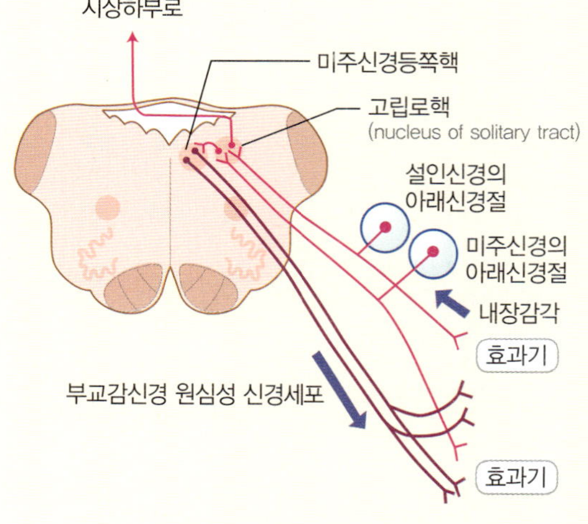

[그림 1-22] 부교감신경의 구심로

유의 세포체는 뒤뿌리신경절(ganglion of post. root)에 있다. 척수분절(myelomere)의 높이는 원심성 섬유가 나오는 것과 마찬가지로 T_1~L_2이다. 효과기에서 오는 내장감각은 구심성 섬유의 말초가지에 의해 뒤뿌리신경절의 세포체로 전달된다.

2) 부교감신경(그림 1-22)

부교감신경은 뇌신경(III, VII, IX, X)과 천수($S_{2\sim4}$)에 있지만 그 안에 구심로를 갖고 있는 것은 IX, X과 $S_{2\sim4}$이다. III과 VII은 원심로뿐이다. IX, X은 주로 가슴 · 배안에서 정보를 수집하고, $S_{2\sim4}$는 골반안으로부터 정보를 수집한다. 또, IX, X은 다른 구심로와 비교하면 약간 특이한 점이 있다.

왜냐하면 1차 신경세포가 고립로핵(solitary nucleus)에서 끝나고 다시 그곳에서 나온 섬유가 시상하부로 향하기 때문이다. 교감·부교감신경의 차이를 불문하고, 자율신경 구심로는 최종적으로 시상에 모여 다시 그곳으로부터 대뇌피질로 투사된다. 대뇌피질로 올라간다고 하는 것은 "의식할 수 있다"는 것을 의미한다. 그러나 IX, X 두 가지(뇌간성 부교감신경 구심로라고도 한다)는 시상하부가 목적지이므로 이 감각 입력은 직접 의식할 수가 없다. 바꿔 말하면 지각할 수 없는 감각이라고도 할 수 있다. 시상하부는 체온, 식욕, 성욕, 수면 등 생명유지 활동의 근원을 유지하는 기능을 조절하는 중추이다.

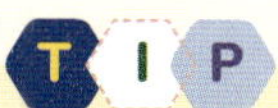

교감신경의 신경절이후신경세포에서 효과기로 전달되는 데는 다음과 같은 예외가 있다.

예외 1 : 전달 물질이 노르에피네프린이 아닌 것
땀샘과 골격근에 분포하는 혈관을 지배하는 신경절이후신경세포의 전달물질은 아세틸콜린이다.

예외 2 : 신경절이후신경세포의 특수형
부신수질의 분비세포 그 자체가 신경절이후신경세포이라고 볼 수 있다. 왜냐하면, 신경절이전신경세포(이 경우 큰내장신경)가 분비세포와 연접해 끝나기 때문이다. 분비세포는 신경절이전신경세포로부터 아세틸콜린을 통해 전달을 받아, 노르에피네프린과 에피네프린을 분비한다(분비하는 것이 노르에피네프린만이 아닌 것도 특이하다).
부신수질은 부교감신경의 지배를 받지 않는다.

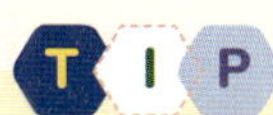

니코틴성(nicotinic)과 무스카린성(muscarinic)

부교감신경에서는 신경절이전신경세포나 신경절이후신경세포, 모두 신경전달물질은 아세틸콜린(Ach)이다. 그러나 같은 신경전달물질이라도 수용체의 종류가 다르다. 신경절이전신경세포로부터 방출된 아세틸콜린을 받는 수용체를 니코틴 수용체라 한다. 니코틴 수용체는 신경절이후신경세포 세포체의 수상돌기에 존재하고 있다. 한편, 신경절이후신경세포에서 방출된 아세틸콜린은 무스카린 수용체에 작용하는데, 이 무스카린 수용체는 효과기의 세포 위에 존재한다. 양쪽 수용체 모두 아세틸콜린 수용체이지만 종류가 다른 것이다.

니코틴 수용체는 부교감신경뿐만 아니라 교감신경의 신경절에도 존재하고 있다. 교감신경의 신경절이전신경세포에서 방출된 아세틸콜린을 받는 신경절이후신경세포체의 수상돌기 위에 존재하는 수용체도 니코틴 수용체이다. 또한, 하위운동신경세포의 신경말단으로부터 방출되는 신경전달물질도 아세틸콜린이며, 골격근의 세포 위에 존재하는 수용체는 니코틴 수용체이다.

한편 무스카린 수용체는 부교감신경의 효과기 외에도 뇌 속에 존재한다. 임상적으로 atropine sulfate라는 약은 효과기 위의 무스카린 수용체를 방해하는 약이다. 이러한 기능 덕분에 부교감신경의 작용을 억제할 수 있기 때문에 일반적으로 항콜린제라고 불리지만, 무스카린 수용체 길항약(muscarinic receptor antagonist)이 바른 용어이다. 복통이 일어날 때 사용되는데, 연축억제제(spasmolytic)라고도 불리는 butylscopolamine 등도 무스카린 수용체 길항약이다. 뇌 속의 muscarine 수용체를 방해하는 약에는 염산 biperiden이나 염산 trihexyphenydyl 등이 있는데, 이들 약은 파킨슨병(Parkinson's disease)의 치료에 사용된다.

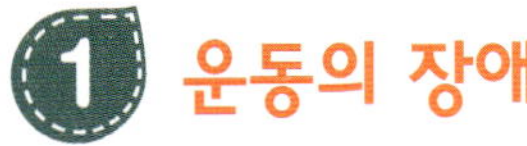

B 신경장애

1 운동의 장애

1. 운동장애

운동장애를 생각할 때에도 앞의 꼭두각시인형 모델이 도움이 된다.

단지 몸을 움직일 뿐이라면 상위운동신경세포와 하위운동신경세포, 근육 세 가지가 있으면 된다. 거꾸로 이 세 가지 중 어느 것 하나라도 장애를 받으면 몸은 움직이지 않는다. 근력이 저하되어 운동할 수 없게 되는 것이다. 이것을 운동마비라고 한다. 한편 운동을 정상적으로 하기 위해서는 이 세 가지만으로는 불충분하다. 추체외로계(extrapyramidal system)가 운동을 조절하지 않으면 원활한 운동을 할 수 없게 되기 때문이다. **그림 1-14(p.15)**에도 있는 것처럼, 이러한 운동조절계는 소뇌(cerebellum)와 대뇌기저핵이 담당하고 있다. 따라서 소뇌와 대뇌기저핵에 장애가 있으면 운동의 조절이 불가능해진다. 즉, 근력이 정상적으로 유지되고 있고 운동마비도 없지만 운동조절이 잘 이루어지지 않게 되는 것이다. 소뇌의 장애에 의한 운동장애를 운동실조(ataxia)라고 한다. 또 대뇌기저핵의 장애로 나타나는 운동장애를 불수의운동이라고 한다. 요약해 보면 다음과 같다.

〈운동마비〉는

- 상위운동신경세포
- 하위운동신경세포
- 골격근(신경근육 접합부를 포함)

의 장애로 발생한다.

〈운동조절장애〉에는 두 가지가 있는데,
- 운동실조 → 주로 소뇌장애로 발생한다.
- 불수의운동 → 주로 대뇌기저핵장애로 발생한다.

2. 근육의 흥분성 이상

1) 근육긴장증 Myotonia

근육긴장성 퇴행위축이나 Thomsen병에서 나타난다. 근육의 흥분성이 항진되어 있어 최대 수축 후 급속하게 이완되지 못하는 상태(이완장애)를 말한다. 다음과 같은 근육긴장성 반응이 나타난다.

① 고타성 근육긴장

② 파악성 근육긴장

2) 강직 Tetany

부갑상선 이상이나 과다호흡증후군(hyperventilation syndrome)일 때에 나타난다. 체액 Ca^{2+} 농도 저하 등으로 인해 근육흥분성이 항진되어 있는 상태로 경련이 주요 증상이다.

① Chvostek's sign

② Trousseau's sign

3) 근육부종 Myoedema

대형근(예를 들면 상완이두근)을 두드리면 그곳만 바로 올라와서 좀처럼 다시 본래의 상태로 돌아가지 않는 경우가 있는데, 이것을 mounding phenomenon이라고 한다.

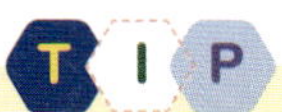

장애의 위치 진단

장애부위와 장애를 받는 하위운동신경 및 그 신경에 의해 지배되는 골격근의 명칭, 장애에 의해 일어나는 반사이상과의 관계에 대하여 다음 표를 참고하자.

위치	근육	신경	이상
교뇌 (삼차신경감각핵, 삼차신경운동핵)	저작근 (씹기근육)	삼차신경	아래턱반사 ↓
교뇌 (삼차신경감각핵, 안면신경핵)	안륜근 (눈둘레근)	안면신경	각막반사 ↓ 미간반사 ↓
연수 (삼차신경감각핵, 의문핵)	인두 후두 } 근	{ 설인신경 미주신경 }	인두반사 ↓ 구토반사 ↓

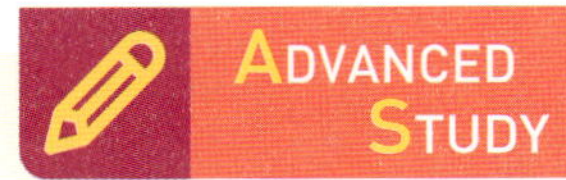

신경장애

감각의 장애

1. 감각장애

운동장애 부분에서는 운동마비나 운동실조 등 여러 가지 장애를 살펴보았다. 또 운동마비에도 상위운동신경세포가 장애를 받았을 때와 하위운동신경세포가 장애를 받았을 때의 증상이 다르기 때문에 상당히 복잡하다는 느낌을 받았을 것이다.

그에 비하면 감각장애는 간단하다. 왜냐하면 1차신경세포가 손상을 받아도 또 2차, 3차신경세포가 손상을 받아도 기본적으로는 같은 감각마비 밖에 초래되지 않기 때문이다. 또 어떤 감각마비가 발생하는가에 대해서도, 원래 감각(특히 몸감각)에는 「감각신경의 종류(p.17)」에서 이미 설명한 것처럼,

1) 표재감각
2) 의식할 수 있는 심부감각
3) 의식할 수 없는 심부감각

의 세 가지 밖에 없기 때문에 그 이상증상도 세 가지밖에 없다.

문제는 "어떤 감각신경이 어느 경로에서 손상되었는가?"하는 것뿐이다. 이것만 이해하면 어떤 증상이 나타나는지 이해할 수 있다. 그리고 그 "어느 경로"에 대해서는 앞에서 설명한 신경전도로에 대한 지식이 필요하다. 이 부분은 반드시 기억해 두어야 한다.

1) 표재감각장애

온도각과 통각이 장애를 받는 경우이다.

신경병증(p.217)일 때, 1차신경세포가 장애를 받아서 발생하는 경우도 있고, 척수의 배쪽백색질기둥과 연수의 뒤가쪽을 통과하는 "가쪽척수시상로(lateral spinothalamic tract)"가 장애를 받아서 발생하기도 한다.

어떤 질환으로 온도각과 통각이 장애를 받는지 대표적인 것을 다음에 열거해 놓았으므로 가볍게 살펴보기 바란다.

- 척수구멍증(syringomyelia)(p.190)
- 앞척수동맥폐쇄증
- Wallenberg 증후군(연수외측 증후군)
- 말초신경병증(amyloidosis)(p.217)

2) 의식할 수 있는 심부감각장애

위치감각, 진동감각이 장애를 받아 느낄 수 없게 되는 것이다.

그 중에서도 중요한 것은 위치감각이다. 이것을 느낄 수 없게 되면 자신의 자세제어도 생각대로 되지 않는다. 자세가 제어되지 않으면 서 있어도 휘청거리게 되어 운동실조(ataxia)가 발생한다. 운동실조는 소뇌의 장애로도 일어나지만 위치감각의 장애로도 일어나는 것이다.

3) 의식할 수 없는 심부감각

골격근의 길이를 아는 "근육방추(muscle spindle)"로부터 오는 정보를 소뇌로 전달한다.

운동을 조절하는 데에는 매우 중요한 감각이다. 이 감각장애에서는 소뇌벌레(vermis cerebelli)의 장애와 같은 증상이 나타난다. 즉, 몸이 휘청거려 취한 것 같은 상태가 된다. 이것은 의식할 수 없는 심부감각의 정보를 소뇌에서 조절할 수 없기 때문에 주로 몸통근육의 운동조절이 불가능해져서 일어난다.

대표적인 질환으로서는 Wallenberg 증후군이 있다.

2 자율신경의 장애

간단하게 자율신경병증이라고 해도, 여기에는 교감신경장애도 있고 부교감신경장애도 있다. 또 구심로가 장애를 받는 경우도 있고 원심로가 장애를 받는 경우도 있다.

1. 기립저혈압 Orthostatic hypotension

기립저혈압이란 일어났을 때에 혈압이 내려가는 증상이다.

정상에서는 일어난 순간에 교감신경의 작용으로 주로 다리의 혈관이 수축하여 혈액을 상반신으로 끌어올림으로써 뇌혈류가 감소하는 것을 막는다. 그러나 다리의 혈관수축을 지배하는 교감신경이 나오는 $L_{1,2}$의 중간가쪽핵이 변성되면 일어났을 때 상반신의 혈압이 내려가게 된다.

2. 발기부전 Erectile dysfunction : ED

발기는 부교감신경의 작용에 의해 일어난다.

$S_{2\sim4}$의 중간가쪽핵에서 나온 부교감신경이 음경에 분포되어 있어 발기를 일으킨다. 따라서 $S_{2\sim4}$의 부교감신경이 변성되면 발기불능이 되어버리는 것이다. 한편, 사정은 교감신경의 작용에 의해 일어나는데, $L_{1\sim2}$의 교감신경이 변성이 되면 사정불능이 된다.

3. 방광 · 직장 장애

방광 · 직장장애는 역시 $S_{2\sim4}$의 부교감신경의 장애로 일어난다.

방광과 직장의 평활근 수축은 부교감신경의 작용으로 일어나는데, 이 작용이 장애를 받으면 방광이나 직장이 수축하지 않게 된다. 방광이 수축하지 않으면 배뇨할 수 없게 된다(배뇨장애). 배뇨가 불가능해지면 방광에 오줌이 점점 더 모이게 되고, 오줌이 많이 모여도 배뇨를 할 수 없는데 이러한 상태를 무뇨증(urinary retention)이라고 한다.

무뇨증이 계속되면 오줌이 모여 팽창된 방광으로부터 항상 오줌이 졸졸 새는 것 같은 역류성 요실금(paradoxical urinary incontinence) 상태가 되거나 신후성 신부전(postrenal renal failure)이 되어 버린다. 또, 직장이 수축하지 않으면 변이 나오지 않게 되어 변비가 생긴다(배변장애).

4. 연관통 Referred pain

내장감각 중 내장통(visceral pain)을 전달하는 것은 척수성 자율신경 구심섬유뿐이다.

뇌간성/뇌줄기성 구심성 섬유, 즉 설인신경, 미주신경에 포함되는 구심성 섬유는 내장통을 전달하지 않는다. 왜냐하면 척수성은 시상 → 대뇌피질로 올라가지만 뇌간성은 시상하부에 도달하기 때문이다.

내장통은 표재통각과는 달리 국소가 불명확한 막연한 통증이다.

통증으로부터 자율성 및 체성반사가 생긴다. 또, 내장통의 입력과 같은 높이의 척수분절에 입력되는 피부영역이 동시에 아픈 것처럼 느껴지는 경우가 있는데 이것을 연관통이라고 한다.

예를 들면, 심근경색에서 흔히 흉통을 호소하는데 사실 심장에는 통증을 느끼는 신경이 없다. 그래도 통증을 느끼는 것은 같은 수준($T_{1\sim4}$)의 피부 표면이 아픈 것 같이 느껴지기 때문이다(**그림 1-23**). 때로는, 본래 통증이 있는 내장부위에서는 통증을 느끼지 않고 대응되는 피부 영역의 통증만을 호소하는 경우가 있어 연관통은 임상에서 중요한 소견이 된다.

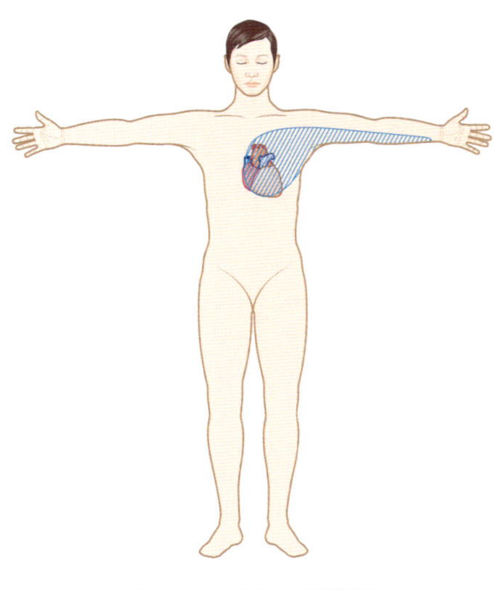

[그림 1-23] 연관통

5. Horner 증후군

교감신경의 원심로가 장애를 받았을 때에 나타난다. 특히, 얼굴이나 눈을 향한 원심로가 장애를 받았을 때에 나타나는 증상을 통틀어 Horner 4징후라고 한다.

이 4징후는 다음과 같다.

① 동공수축(miosis)
② 안검하수/눈꺼풀처짐(ptosis)
③ 안구함몰(enophthalmus)
④ 얼굴의 무발한(anhidriosis)

우선, 왜 ①~④의 증상이 나오는가를 간단히 설명하면 다음과 같다.

① 동공확대근은 교감신경이 지배하고 있으므로 그 장애로 동공수축이 발생한다.
② 상검판근/위눈꺼풀판근(sup.tarsal m.)을 교감신경이 지배하기 때문이다.
③ 안와근/눈확근(orbital m.)의 마비가 발생하기 때문이다.
④ 땀샘은 교감신경이 지배하기 때문이다.

이런 이유로 교감신경이 장애를 받으면 위의 네 가지 증상이 일어나는 것이다.

이 교감신경의 1차, 2차, 3차 신경세포의 전도로를 보면 **그림 1-24**와 같다. 이중에서 어떤 하나의 경로가 손상을 입으면 Horner 징후가 나타난다. 각 신경세포마다 장애를 초래하는 질환에 대해서 정리하면 다음과 같다.

- 1차 신경세포의 장애 : Wallenberg 증후군, 경수종양
- 2차 신경세포의 장애 : Pancoast 증후군, 경추늑골(cervical rib), 척수구멍증, 별모양신경절(stellate ganglion)의 차단(block)
- 3차 신경세포의 장애 : 내경동맥 동맥류

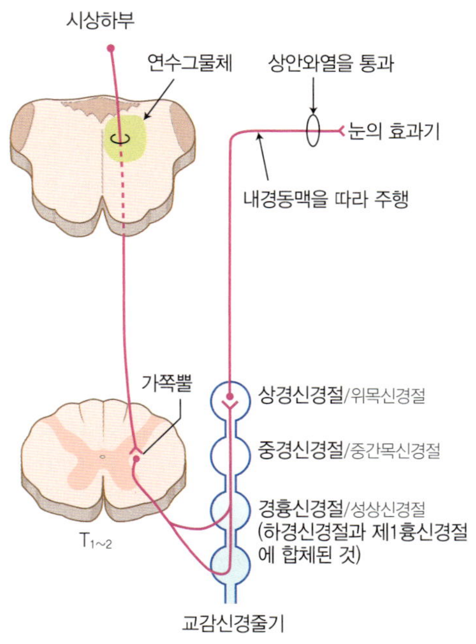

[그림 1-24] Horner 증후군과 관련된 전도경로

Ⅱ 운동의 조절과 이상

우리가 일상생활에서 무의식적으로 하는 운동은 실은 운동신경만으로 이루어지는 것이 아니다. 운동신경을 조절하는 신경이 운동을 정밀하게 제어함으로써 원활한 운동을 할 수 있게 하는 것이다. 이 장에서는 우선 그 기본적인 기전을 이해하고 그것이 장애를 받았을 때 어떠한 이상이 일어나는지 살펴보기로 하자.

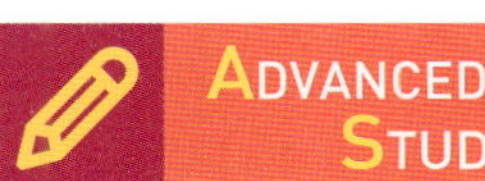

ADVANCED STUDY 운동조절의 기본적 기전

예를 들면 날계란을 손으로 잡아보자.

깨지지 않을 정도의 약한 힘으로 살짝 잡지 않으면 안 된다. 그렇다고 해서 또 힘이 너무 약하면 손에서 떨어져 버리므로 약간은 힘을 주어야 한다. 그러한 미묘한 조절은 어떻게 할 수 있는 것인가? 그러한 조절을 가능하게 하는 것이 무엇인가를 알기 위해서 중요한 것은 먼저, 근육의 수축상태를 아는 것이다.

근육이 어느 정도의 길이로 수축하였는가, 또 어느 정도의 힘이 걸려 있는가를 알지 못하면 조절하려고 해도 잘 안 될 것이다. 그러한 수축상태를 감각정보로서 중추신경계에 알리는 것이 조절에는 중요하다.

다음으로 중추에서는 어느 정도의 힘을 들이면 되는가를 계산해야 한다.

계산한다고 해도 처음 보는 것을 잡거나 움직이거나 할 때에는 예측을 할 수 없으므로 그럴 때에는 직접 잡아보거나 움직여 보지 않으면 알 수가 없다. 즉, 처음에는 적당하게 예측한 힘으로 잡아보고 만약 부서져 버리면 조금 더 약한 힘으로 잡아보는 등, try and error의 반복으로 알맞은 힘의 가감을 학습하여 기억하는 것이다. 이것이 중추신경의 역할이다. 그렇게 하면 다음에는 계산 결과에 근거하여 근육을 알맞게 수축시켜야 한다.

다음으로는 출력계가 중요하다.

그때에도 단지 근육을 수축하기만 하면 되는 것이 아니라 근육수축도 잘 억제되어야 한다. 출력은 하위운동신경세포의 세포체로 보내진다. 척수에서는 앞뿔세포(ant. horn cell)가 이에 해당한다. 거기에서 앞뿔세포를 아주 적당한 정도로 흥분시킴으로써 근육을 적절히 수축시켜 운동을 조절하는 것이다.

추체외로와 추체외로계

추체외로, 추체외로계라는 용어의 구분에 혼란이 생기기 쉬우나 이 책에서는 특별한 이유가 없는 한, 다음과 같은 의미로 쓴다.

추체외로 = 망상/그물척수로, 적색척수로 등
피질척수로(추체로) 이외의 척수로 가는 내림길

추체외로계 = 추체외로, 소뇌, 대뇌기저핵을 포함한 운동조절계 전체

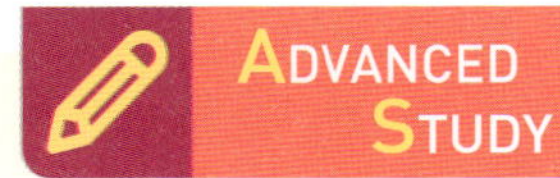

운동조절장애의 진단법

p.26에서도 언급했듯이 운동조절장애는 크게 두 가지로 분류할 수 있다. 운동실조와 불수의운동인데, 앞에서 공부한 사람은 다음의 관계를 이해할 수 있을 것이다.

물론, 예외도 있지만 대개는 이와 같은 관계라고 생각하고 다음을 읽어 보자.

운동실조

→ 주로 소뇌의 장애로 일어난다

→ 동적인 조절장애 불수의운동

→ 주로 대뇌기저핵의 장애로 일어난다

→ 정적인 조절장애

운동실조의 진단법

장애와 그 장애를 확인하기 위한 시험을 함께 묶어서 한 쌍으로 기억하자.

1. 측정장애 Dysmetria

운동의 측정이 과대해져, 수의운동을 목표 지점에서 중단할 수 없게 된다. 손가락코검사, 발꿈치무릎검사를 하면 잘 알 수 있다.

1) 손가락코검사 Finger-nose test

환자의 집게손가락으로 자신의 코끝과 의사의 손가락 끝을 왕복하게 한다(의사의 손가락 끝의 위치를 바꾸어갈 것).

2) 발꿈치무릎검사 Heel-knee test

환자를 똑바로 눕히고,

- 한쪽의 발꿈치를 다른 쪽의 무릎에 대었다가 다시 제자리로 가져가는데 이것을 반복한다(heel – knee).
- 한쪽의 발꿈치를 다른 쪽의 무릎에 대었다가 그대로 정강이의 위를 미끄러지게 하는데 이것을 반복한다(heel – shin). 이것이 잘 안 되면 운동거리조절이상(dysmetria)이다.

2. 변환운동장애 Dysdiadochokinesis

내회전에서 외회전, 또는 길항하는 굴근/굽힘근의 수축에서 신근/폄근의 수축과 같은 운동의 변환이 원활하게 이루어지지 않는다.

1) 내회전·외회전 검사

① 변환운동반복

손을 들어올리게 해 손바닥을 위로 향하게 하고 가능한 한 빨리 내회전 · 외회전을 반복시킨다.

② 무릎치기시험

환자를 앉게 하여 자신의 무릎을 한쪽씩 손바닥, 손등으로 번갈아 가며 빠르게 치게 한다.

2) Holmes의 반동현상

의사가 환자의 팔을 잡은 상태에서 환자에게 자신의 팔을 자기 쪽으로 힘껏 끌어당기게 한다. 그 상태에서 의사가 환자의 팔을 갑자기 놓을 경우에 정상이라면 환자가 스스로 팔을 풀어 버리는데 변환운동장애가 있으면 자기 자신을 치게 된다.

3. 기립장애

발끝을 모으고 차렷 자세로 서 있을 수가 없다.

1) 개안기립

여러분은 발끝을 모으고, 양손, 양 무릎을 딱 붙인 차렷 자세로 서 있을 수 있는가? 이것이 불가능하면 정지성 운동실조이다(소뇌 또는 척수의 등쪽백색질기둥장애가 원인이지만 여기에서 명백한 것은 소뇌장애로 인해 발생하는 경우가 많다는 것이다. 척수의 등쪽백색질기둥장애로 인해 발생하는 경우는 눈을 뜬 상태에서 어느 정도 서 있을 수 있다).

2) Romberg 징후

발끝을 모으고 서 있는 상태에서 눈을 감게 한다. 신체가 흔들리면(불안정성이 증가되면) Romberg 징후 양성으로, 심부각장애에 의한 척수의 등쪽백색질기둥성 운동실조인 것을 알 수 있다. 소뇌성 운동실조인 경우는 음성이다.

4. 말더듬증 → 단속성 언어 Scanning speech

인두근에도 실조의 영향이 나타나기 때문에 말이 매끄럽지 않고, 어떤 음만 강하게 발음하거나 갑자기 폭발하듯이 발음하기도 한다.

(예) 단속성 언어

: 한 음절 한 음절을 끊듯이 발음한다.

5. 소뇌떨림 → 손가락코 검사 Finger-nose test

불수의운동 항목에서 설명하는 경우가 많지만 소뇌(소뇌치아핵, 또는 그 연락로)의 장애에 의한 것이고, 진정한 의미에서 떨림은 아니므로 이 항목에서 설명하겠다. 무언가를 하려고 할 때에 떨림이 일어난다(활동떨림).

또 목표에 가까워질수록 떨림이 심해진다(운동종기떨림). 이것도 앞에서 말한 손가락코검사(finger－nose test)를 하면 알 수 있다. 특히 긴장하면 악화된다.

6. 보행장애

소뇌장애에서는 술에 취했을 때 나타나는 소뇌실조 보행이 특징적이다. 또 보행장애는 다른 여러 질환에서도 나타난다. 보행장애가 나타났을 때의 감별 포인트는 **표 2-1**에 요약하였다.

보행	장애부위	특징
소뇌성 실조보행 (「주정뱅이 보행」이라고도 한다)	**소뇌** 예) OPCA LCCA	• wide-based irregular step • 오른쪽으로 돌게 하면 비틀거린다 • 의족보행이 불가능하다
편마비보행 (발끝으로 반원을 그리듯이 환부쪽 다리를 앞으로 내민다)	**편측 상위운동신경세포** 예) 속섬유막 출혈 가쪽백색질기둥 장애	• 환부쪽 다리 펴짐(spasticity) • 늘어진 다리 • 환부쪽 팔이 굽혀짐 (Wernicke-Mann 자세)
경직하반신마비 보행 양쪽 다리를 교차시키듯이 앞으로 내민다 「가위보행」이라고도 한다	**양측 상위운동신경세포** 예) 가쪽백색질기둥 장애 뇌성소아마비	• 양쪽 다리 펴짐
닭걸음 다리가 늘어져 있어 발끝부터 착지한다	**종아리신경(하위운동신경세포)** **심부각장애** 예) 급성 회색질척수염(polio) Charcot-Marie-Tooth병	• 늘어진 다리
오리걸음 상체가 고정되지 않고 좌우로 흔들린다	**근위근장애(골반근)** 예) 진행성 근육퇴행위축	
척수성 실조보행 발밑을 보면서 발을 스탬프를 찍듯이 지면에 댄다	**등쪽백색질기둥** 예) 척수매독 악성빈혈	• wide-based • Romberg 징후 양성
파킨슨 보행 첫걸음은 위축되지만 일단 걷기 시작하면 가속보행이 되어 즉시 정지하지 못한다	**추체외로** 예) Parkinson 증후군	• 상반신을 앞으로 구부림 • 팔을 적게 흔든다 • 종종걸음
히스테리성 보행 증상이 일관되지 못하고 다양하다	• 기질적으로는 없다	• 어떤 이상이든 있을 수 있다

[표 2-1] 보행장애의 감별 포인트

불수의운동의 진단법

불수의운동은 주로 대뇌기저핵의 장애로 일어난다.
불수의운동의 대부분은 수면시에 소실되고 긴장에 의해서 악화된다.

1. 지나치게 움직이지 않는 것

1) 떨림 Tremor

길항근군이 비교적 규칙적이며, 진동성으로 번갈아 수축하는 것을 말한다. 떨림은 안정 시의 떨림, 운동시의 떨림으로 크게 둘로 나눌 수 있다. 신체를 안정시킨 상태에서 명확해지는 것이 안정시의 떨림인데, pill-rolling tremor, 노인성 떨림 등이 여기에 포함된다. 그리고 일정한 자세를 취한 상태에서 가장 확실해지는 것이 운동시 떨림으로, 본태성 가족성 떨림, 중독성 떨림 등이 여기에 포함된다. 또 한마디로 떨림이라고 해도 떨림에는 진짜에서부터 가짜까지 여러 가지가 있다. 일단 진짜 떨림은 정확한 규칙이 있고 길항근이 상호 수축하는 것이라고 기억해 두자.

(1) 안정시 떨림

① pill-rolling tremor(그림 2-21)

환약을 둥글게 뭉치는 것과 같은 운동으로 안정시에 나타나며, Parkinson 증후군에 특징적이다. 사지의 먼쪽에 현저하게 나타나며 수의운동시에 약간 호전된다. Parkinson 증후군의 떨림 중에서 나타나는 손가락의 증상이다(다리의 증상으로서는 tapping tremor라는 것이 있는데, 이것은 바닥을 치는 운동으로 나타난다).

② 노인성 떨림

노인성으로 pill-rolling과 비슷하나 좀 더 섬세하며 안정시에 나타난다. 수의운동으로 악화된다. 머리, 어깨가 함께 흔들린다.

(2) 운동시 떨림

① 본태성 가족성 떨림

안정 시에는 나타나지 않고 사지를 일정한 위치로 유지하려 하면 나타나는 것이므로 긴장이나 수의운동 등으로 더욱 악화된다(운동시 떨림).

Parkinson 증후군의 떨림 등에 비해 섬세하고, 빠르고, 유전성이며 대부분 양성(병적 의의가 적음)이다. 알코올이나 β-blocker(propranolol)의 복용으로 약간 회복된다.

② 중독성 떨림

알코올 중독, 니코틴, 갑상선기능항진증, 요독증 등으로 나타난다. 손가락이나 손에 나타나는 운동시 떨림이다.

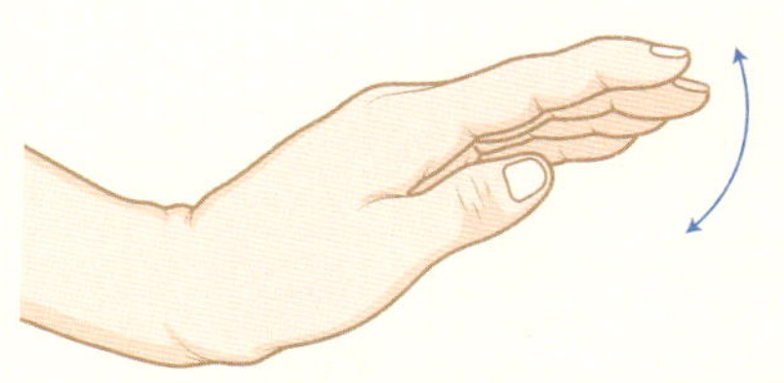

손가락을 서로 문지르는 듯한 느낌

[그림 2-21] Pill-rolling tremor

(3) 가성 떨림

① 소뇌떨림

규칙적이지 않으므로 진정한 떨림이 아니다.

② 퍼덕떨림(flapping tremor)

(1) Flapping tremor

진짜 떨림이 아니다. 어떤 위치를 유지하려고 하면 중력에 의해 내려가고, 그것을 들어 올리면 다시 내려가는 반복이 떨림처럼 보인다. 구체적으로는 손바닥을 아래로 향하고 팔을 펴서 앞으로 내밀고, 손목관절을 등쪽굽힘시키면 퍼덕거리며 떨리는 것 같은 모양이 된다. Wilson병, 무산소 뇌증, 간성 뇌증(간경변 → 간성혼수), CO_2 narcosis 등에서 나타난다.

(2) Wing beating tremor

새의 날개짓처럼 팔 전체를 상하로 흔드는 운동을 말한다. 팔을 펴서 옆으로 들어 올려, 자세를 유지하려고 할 때 현저하게 나타난다. 약간의 자극만으로도 유발되며 Wilson병에 특징적으로 나타난다.

2) 무정위운동 Athetosis

무도병보다도 느리고 지속성으로 구불거리는 듯한 기묘한 불수의운동이다. 굽힘－폄, 벌림－폄 등의 조합이 천천히 교대로 나타나며 수의운동으로 악화되고, 근육긴장이 항진된다. 반대쪽 미상핵/꼬리핵, 피각/조가비핵, 담창구/창백핵의 장애에 기인한다. 문어가 춤을 추는 듯한 느낌이다(그림 2-22).

3) 근육긴장이상 Dystonia

신체가 천천히 뒤틀리는 듯한 불수의운동으로, 무정위운동(athetosis)의 일종으로 알려져 있다. 어떤 근육의 긴장 항진에 의해 발생한다. 심인성 또는 줄무늬체, 특히 피각/조가비핵의 장애에서 비롯된다.

4) 퍼덕떨림 Flapping tremor

간대성 근육경련(myoclonus)은 불수의적인 수축인데 이것은 근육을 수축시킨 상태로 유지했을 때 불수의적으로 수축이 멈춰버림으로써 발생한다(음성 myoclonus).

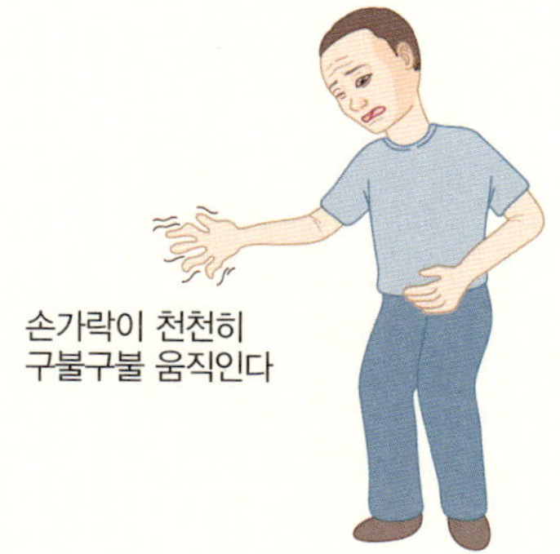

[그림 2-22] 무정위운동(Athetosis)

5) 경직 Rigidity

소위 불수의운동은 아니지만, 같은 대뇌기저핵 장애로 생긴다는 것을 염두에 두기 바란다.

2. 지나치게 움직이는 것

1) 간대성 근경련 Myoclonus

하나 또는 많은 근육들이 단시간에 급격하게 수축하는 것으로서 전격성(fulminating)을 나타낸다. 안정시에 악화되고 수의운동으로 경감된다. 예를 들면, 수업시간 중에 꾸벅꾸벅 졸다가 갑자기 계단에서 뚝 떨어지는 것처럼 깜짝 놀라 눈을 뜬 경험이 있는가? 그때 몸이 깜짝 놀라는 느낌이 바로 간대성 근경련이다. 또 딸꾹질도 생리적인 가로막의 간대성 근경련이라고 생각할 수 있다.

병적 발생 기전에 대해서는 아직 각계의 의견이 일치되어 있지 않다. 미만성으로 대뇌가 변성하는 질환에서 많이 발생하며, 또한 다양한 수준의 장애로 발생한다(추체외로계의 불균형에 기인한다고 알려져 있다).

Myoclonus를 초래하는 질환에는 아래와 같은 것이 있다.

- 간대성 근경련 간질
- 미토콘드리아 뇌근병증(myoclonus epilepsy with ragged red fiber : MERRF)
- Creutzfeldt-Jakob병
- 아급성 경화범뇌염(subacute sclerosing panencephalitis : SSPE)
- 진행다초점백색질뇌증(progressive multifocal leukoencephalopathy : PML)

2) 무도병 Chorea

불규칙적으로 빠르게, 비대칭적이고 목적 없이 춤을 추는 듯한 불수의운동이 나타난다. 갑자기 시작되며 지속시간이 짧은 것이 특징이다. 안정시에 나타나고 수의운동으로 악화되는데 근육긴장은 저하된다.

- 소무도병(일명 : sydenham's chorea)
  연소자에 많으며 류머티스열(RF)이 원인이다. 줄무늬체, 피질의 장애에 기인한다.
- Huntington 무도병
  유전성으로 성인에서 나타나며 치매를 동반한다. 미상핵, 피각, 피질의 장애로 인해 발생한다.

3) 틱 Tic

얼굴, 어깨, 목부분 등에 나타나는데 비교적 급격하게 발생하며, 단시간에 반복되는 근육수축이다. 심인성, 일정한 습관성 또는 선조체/줄무늬체의 장애에 의한 것이며 긴장하면 악화되고 어느 정도 수의적으로 조절이 가능하다. 흉내를 내어 재현할 수 있다.

4) 도리깨질 Ballism

무도병보다 크고 빠르게 사지가 무목적 또는 지속적으로 움직이는 불수의운동이다. 사지를 난폭하게 휘두르고 뒤틀며 투구 운동을 하는 것 같이 보이는데 그다지 오래 지속되지는 않는다. 한쪽(편측)에서만 생기는 경우가 많아 hemiballism(반무도병)이라고 한다(**그림 2-23**). 반대쪽의 시상하핵/시상밑핵(Luys' body)의 장애로 발생한다.

5) 운동이상증(Dyskinesia), 특히 Mouth dyskinesia

혀, 입술을 중심으로 하는 불수의운동이다. 입을 우물우물하거나 입 속에서 혀가 움직이거나 한다. 항정신병약(haloperidol)을 장기간 투여했을 때나 L – Dopa 등을 지속적으로 투여하다가 중단했을 때 나타난다(지연운동이상증〈tardive dyskinesia〉)(**그림 2-24**).

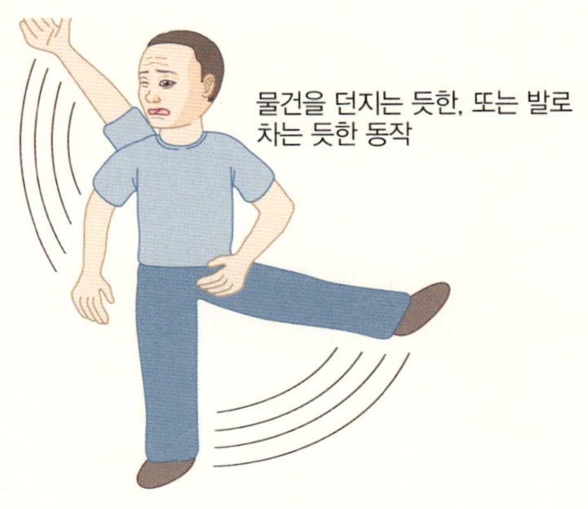

[그림 2-23] Ballism

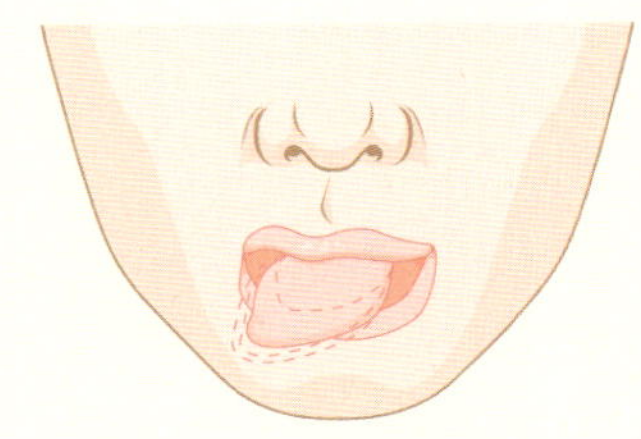

[그림 2-24] 운동이상증(Dyskinesia)

추체로 증상과 추체외로 증상

상위, 하위의 차이, 소뇌, 기저핵의 차이를 가능한 한 이해시키기 위하여 추체로 증상, 추체외로 증상이라는 말을 지금까지 별로 사용하지 않았지만, 각론에서 임상에 관련된 부분에서는 이러한 말들이 자주 등장할 것이다.

대개의 의미로서는

추체로 증상 → 상위신경세포 장애

추체외로 증상 → 대뇌기저핵 장애

로 기억하기 바란다(역사적으로 이러한 이름이 붙여졌다). **표 2-2**에 대략적인 감별표를 실었다.

얼굴경련(반얼굴연축)과의 감별

반얼굴연축은 안면신경의 자극 상태에서 발생한다. 이것은 수의적으로는 조절되지 않고 또 흉내낼 수도 없다(반복성 또는 지속성의 빠른 연축이기 때문이다).

	추체로 증상(상위운동신경세포의 경우)	추체외로 증상
근육긴장	↑ 팔굽힘근·다리폄근 spasticity(접는칼 현상)	↑ 사지·몸통 모든 근육의 rigidity(톱니바퀴 모양 경직)
심부반사	↑	정상인 경우가 많다
표재반사	−	일반적으로 (+)
병적반사	+	−
근육위축	− (단, 폐용성 위축이 있다)	−
운동장애	경직마비	불수의운동이 나타난다

[표 2-2] 추체로 증상과 추체외로 증상의 감별

Ⅲ 말초신경계

말초신경이란 뇌와 척수에 출입하는 신경이다.

뇌에 출입하는 말초신경을 **뇌신경**이라 하고, 척수에 출입하는 말초신경을 **척수신경**이라 한다. 그리고 뇌신경은 12쌍, 척수신경은 31쌍이 있다는 것도 이 책의 처음 부분에서 이미 공부하였다. 또, 신경은 그 작용의 차이에 따라 운동신경, 감각신경, 자율신경의 세 가지로 나뉜다는 것도 공부하였다. 각기 다른 기능을 가진 신경은 주행방법이 어떻게 다르며, 또한 그 기능이 어떻게 제어되는지에 대해서도 살펴보았다.

여기에서 다시 한 번 말초신경에 대해 생각해 보자.

말초신경이라 불리는 43쌍의 신경섬유 다발은 그 하나하나의 다발이 운동, 감각, 자율신경섬유의 혼합 상태로 이루어져 있다. 즉, 운동신경이라고 하는 이름의 말초신경은 한 가닥만 주행하는 것이 아니다. 한 가닥의 말초신경의 안에는 운동신경, 감각신경, 자율신경의 세 가지 신경이 하나로 합쳐진 상태로 주행하는 것이다(**그림 3-1**).

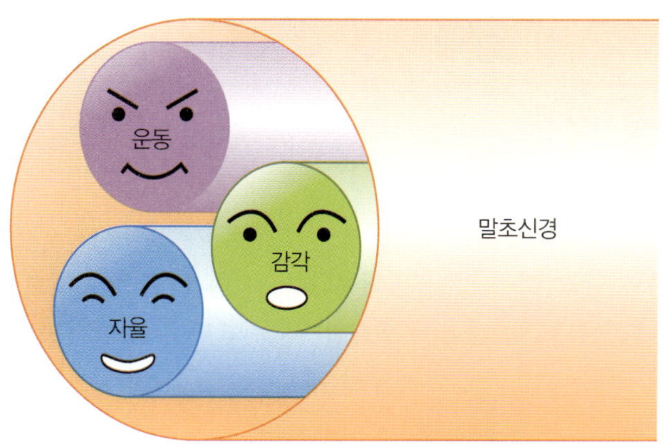

한 줄기의 말초신경은 혼성 부대이다!

[그림 3-1] 말초신경이란?

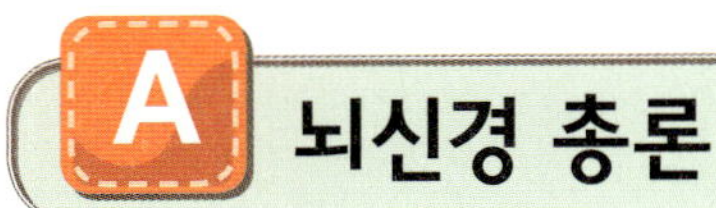

뇌신경 총론

뇌신경의 구성과 작용

어떤 한 줄기의 뇌신경 속에는 운동, 감각, 자율신경의 세 가지가 하나로 합쳐져 주행하고 있다.

물론 12쌍의 뇌신경 모두가 이들 세 종류의 신경을 항상 가지고 있는 것은 아니다. 어떤 뇌신경은 운동신경만으로 이루어져 있기도 하고 또 어떤 뇌신경은 3가지 모두를 포함하고 있다.

이 장에서 공부할 포인트는 12쌍의 신경이 어떤 이름으로 불리고 있는지와, 12쌍의 각 신경들은 운동, 감각, 자율의 세 가지 중 어떤 종류의 신경을 포함하고 있으며, 어떤 일을 하고 있는지 살펴보는 것이다.

중요한 점은 뇌신경 12쌍 안에는 교감신경이 포함되어 있지 않다는 것이다.

자율신경으로서 있는 것은 부교감신경뿐이다. 이 부교감신경을 포함하는 신경은 동안신경/눈돌림신경(III), 안면신경/얼굴신경(VII), 설인신경/혀인두신경(IX), 미주신경(X)의 4가지뿐이다.

각 뇌신경에 포함되는 기능의 종류나 지배, 분포에 대하여 요약하면 **표 3-1**과 같다. 12쌍의 신경에는 I~ XII의 번호가 붙어 있다. 뇌신경의 이름을 외우면서 번호도 함께 외워 두자.

뇌신경 각론

뇌신경은 척수신경과 달리 여러 가지 특색이 있는 기능을 함께 가지고 있다. 뇌신경 각론에서는 신경학적인 진단을 하는 데 있어서 중요한 점을 몇 가지 설명하면서 각 뇌신경의 검사법과 장애시의 특징적인 증상에 대해 공부하도록 하자.

후각신경(1)

냄새의 원천 자극을 감지하는 것은 후각세포이다. 후각수용세포는 코안의 가장 윗부분인 후각점막에 존재하고 있다. 이 후각수용세포는 센서, 즉 감각수용기 세포이지만 동시에 1차감각신경세포이기도 하다. 즉, 후각수용세포는 신경세포처럼 스스로 직접 축삭을 뻗고 있는 것이다.

	운동신경	감각신경	부교감신경*	출입구
Ⅰ 후각신경	없다	• 후각(후각점막에 분포) → 조롱박피질(pyriform cortex)로 들어간다	없다	사골판구멍
Ⅱ 시각신경	없다	• 시각(망막에 분포) → 제17구역으로 들어간다	없다	시각신경관
Ⅲ 동안신경	동안신경주핵에서 상안검거근/위눈꺼풀올림근 상직근·하직근 내측직근·하사근/아래빗근	없다	• Edinger–Westphal핵에서 섬모체신경절을 경유하여, 섬모체근, 동공괄약근을 수축	상안와열 /위눈확틈새
Ⅳ 활차신경	활차신경/도르래신경에서 상사근/위빗근	없다	없다	상안와열 /위눈확틈새
Ⅴ 삼차신경 [V_1 눈신경 V_2 상악신경 V_3 하악신경]	삼차신경운동핵에서 저작근/씹기근육들	• 심부각(저작근 등에 분포) → 삼차신경중간뇌핵에 들어간다 • 온도각·통각(얼굴에 분포) → 삼차신경척수로핵에 들어간다 • 촉각 및 압력감각(얼굴·입안·각막 등에 분포) → 삼차신경주감각핵에 들어간다	없다	V_1 상안와열 V_2 원형공 V_3 타원공
Ⅵ 외전신경	외전/갓돌림신경핵에서 외측직근/가쪽곧은근	없다	없다	상안와열 /위눈확틈새
Ⅶ 안면신경	안면신경핵에서 안면근 등골근	• 미각(혀 앞 2/3에 분포) → 고립로핵에 들어간다	• 상타액핵/위침분비핵에서 악하신경절을 경유하여 악하선·설하선에서 분비촉진 • 상타액핵에서 익구개신경절/날개입천장신경절을 경유하여 누선/눈물샘에서 분비촉진	내이공 /속귀구멍
Ⅷ 청신경 (속귀신경)	없다	• 청각(와우/달팽이에 분포) → 와우신경핵에 들어간다 • 평형각(전정 및 반고리관에 분포) → 전정신경핵에 들어간다	없다	내이공 /속귀구멍
Ⅸ 설인신경	의문핵에서 경돌인두근/붓인두근	• 미각(혀 뒤 1/3에 분포) → 고립로핵에 들어간다 • 온도각·통각, 촉각·압력감각(인두에 분포) → 삼차신경주감각핵, 척수로핵에 들어간다	• 하타액핵/아래침분비핵에서 귀신경절을 경유하여 이하선/귀밑샘에서 분비촉진 • 내장감각(인두, 경동맥팽대, 경동맥소체 등에 분포) → 고립로핵에 들어간다	경정맥공 /목정맥구멍
Ⅹ 미주신경	의문핵에서 인두근 후두근	• 표재각(바깥귀길에 분포) → 삼차신경 척수로핵에 들어간다	• 미주신경 등쪽운동핵에서 내장기 근처의 신경절을 경유해서 흉부, 복부 내장으로 들어간다 • 내장감각(위, 장, 기관, 기관지, 심장, 폐 등에 분포) → 고립로핵에 들어간다	경정맥공 /목정맥구멍
Ⅺ 부신경	제1~제5경수앞뿔세포에서 (척수근) 흉쇄유돌근/목빗근 승모근/등세모근	없다	없다	경정맥공 /목정맥구멍
Ⅻ 설하신경	설하신경핵/혀밑신경핵에서 설근/혀뿌리	없다	없다	설하신경관

* 뇌신경에 포함된 자율신경은 모두 부교감신경이다.

[표 3-1] 뇌신경의 구성과 작용

그리고 2차신경세포와 연접을 만든다. 2차신경세포는 중추신경이므로 뇌 안에 있다. 따라서 후각수용세포로부터 나온 축삭은 어딘가에서 두개골을 빠져나가 뇌 안으로 들어가지 않으면 안 되는데, 후각수용세포의 축삭이 통과하는 구멍이 사골판구멍이다. **표 3-1(p.43)**에서 확인해 두기 바란다.

후각신경장애의 원인

① 양측성 후각소실

감기, 코의 질환, Kallman 증후군(선택적 저고나도트로핀 혈증과 후각소실) 등

② 편측성 후각소실

이마엽 아래면의 수막종, 특히 후각망울(후각로가 통과하는 고랑)의 수막종(meningioma)이 중요하다. 이 수막종은 같은 쪽의 후각신경을 압박하여 편측성(같은 쪽) 후각소실을 초래한다.

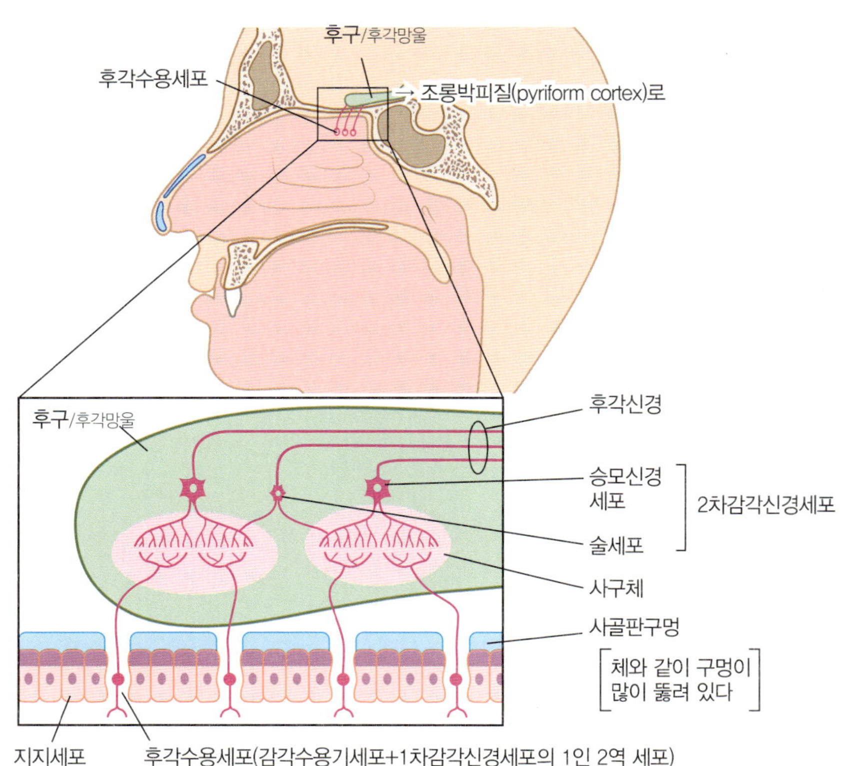

[그림 3-2] **후각신경의 구조**

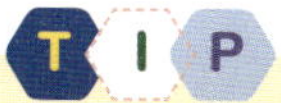

1. 뇌신경의 I과 II는 중추신경인가?

그림 1-1의 주석에서도 언급했지만, 뇌신경 12쌍 중에서 후각신경과 시각신경은 말초신경이 아니라 중추신경으로 보는 견해도 있다. 이 두 가지 신경이 1차 신경세포가 아니고 2차 신경세포이기 때문이다. 그림 1-15(p.16)을 보아도 알 수 있듯이, 체성감각/몸감각의 경우, 2차 신경세포는 척수 안을 주행하고 있다. 즉, 중추신경인 것이다. 후각신경과 시각신경은 뇌에서 "끈"처럼 나와 있는 신경이므로 얼핏 보면 말초신경처럼 보이지만 체성감각과 나란히 놓고 보면 중추신경에 해당한다는 것을 알 수 있다. 다발경화증(mutiple sclerosis)이라는 질환이 있다. 이 질환에서는 중추신경에 수초/말이집탈락화가 일어난다. 말초신경에서는 결코 일어나지 않는다. 이 다발경화증에서 가장 높은 빈도로 나타나는 증상이, 안구후시신경염/눈뒤시각신경염(retrobulbar optic neuritis)이라는 시각신경의 수초탈락이다. 중추신경에서만 일어나는 병이 시각신경에 일어나므로 확실히 시각신경은 중추신경인 것이다.

2. 후각신경은 왜 시상(thalamus)을 경유하지 않는 것일까?

후각 이외의 모든 감각은 시상을 경유한다. 즉, 2차 감각신경세포로서 뇌와 척수 안을 주행한 후 반드시 시상에 모여, 3차감각신경세포로 갈아탄다. 이것은 체성감각에만 국한된 것이 아니라 시각이나 청각 등의 특수감각에도 해당된다. 예를 들면 시각신경은 가쪽 무릎체에서, 청각 2차신경세포는 안쪽 무릎체에서 각각 3차신경세포로 갈아타는데, 이것은 양 슬상체/무릎체(geniculate body) 모두가 시상에 존재하고 있기 때문이다.

그러나 후각만은 시상을 통과하지 않고 직접 대뇌피질로 투사된다. 그 이유는 무엇일까? 후각은 매우 원시적인 감각이다. 양서류 이하의, 계통 발생적으로도 오래된 척추동물에서는 후각이 가장 중요한 감각이어서 커뮤니케이션이나 생식 수단(페로몬)에 있어서도 없어서는 안 되는 중요한 감각이기 때문이다. 그러한 고생물에서는 후각은 종뇌/끝뇌(포유류에서는 대뇌피질에 해당하는 장소)를 경유하여 시상으로 향했다. 원래는 후각도 시상을 경유했던 것이다.

그 후 진화가 계속됨에 따라 끝뇌가 발달하여 차차 거대한 대뇌피질을 갖는 포유류가 등장하였다. 시상에 모여 있던 다른 감각들도 시상에서 끝나지 않고 그곳에서 신경을 갈아타고, 새롭게 형성된 최종 목적지인 대뇌피질을 향하게 되었다. 그렇게 되면 후각은 대뇌피질을 경유하여 시상으로 갔고, 그곳에서 갈아타고 다시 대뇌피질로 향하게 되었던 것이다. 그러나 이것은 아무리 보아도 불필요한 일이다. 대뇌피질을 경유하려면 처음부터 그곳을 최종 목적지로 하면 되는 것이다. 따라서 인간의 경우는 대부분의 후각신경이 시상을 경유하지 않고 직접 대뇌피질로 향하고 있다. 이러한 것까지 알아야 할 필요가 있을까 하고 생각하겠지만 후각신경이 시상을 통과하지 않는다는 것은 중요하다.

2 시각신경(II)

시각신경은 순수한 감각신경이다. 빛의 자극을 받으면 센서인 시각세포가 흥분한다. 시각세포는 망막의 가장 바깥층에 있는 색소상피세포의 바로 안쪽에 존재하고 있으며, 이 시각세포의 흥분은 1차 감각신경세포에 해당하는 쌍극세포(bipolar cell)에 전달된다. 쌍극세포에 전달된 흥분은 다시 2차 감각신경세포인 신경절세포로 전달된다. 신경절세포에서 나오는 축삭은 다발이 되어 굵어져 시각신경이라고 불린다. 이 시각신경은 2차 신경세포의 신경섬유이므로 중추신경에 해당한다. 그러나 뇌에 도달하기 위해서는 어딘가에서 두개골을 관통하지 않으면 안 되는데, 시각신경이 통과하는 두개골구멍을 시각신경관이라고 한다. **표 3-1(p.43)**에서 확인해 두기 바란다. 대부분은 시상의 가쪽 슬상체/무릎체(lat. geniculate body)에 도달하며, 일부는 덮개 전체 구역과 위둔덕(superior colliculus)에 도달한다**(그림 3-3)**.

1. 안저 Fundus

안저는 안저경(fundoscope)을 사용하여 시각신경유두와 망막과 혈관의 상태를 본다.

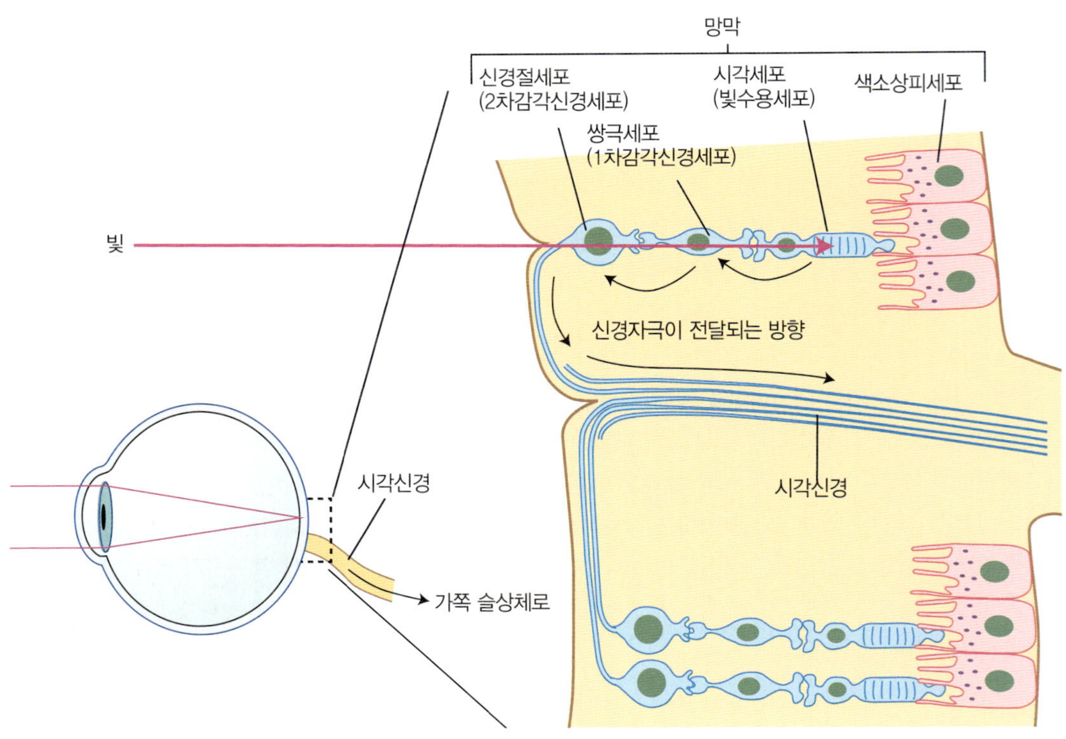

[그림 3-3] 시각의 전도로

1) 유두

① 유두부종(papilledema)(**그림 3-5**)

② 시각신경 위축(optic nerve atrophy)(**그림 3-6**)

2) 망막

① 동맥경화(atherosclerosis)(**그림 3-7**)

② 당뇨병(**그림 3-8**).

③ 출혈

④ 색소침착(**그림 3-9**)

유두부종의 원인

즉 두개내압이 항진하는 것이다.

- 뇌종양
- 두개내혈종
- 경막하혈종
- 경막외혈종
- 뇌내혈종
- 지주막하/거미막하출혈
- 뇌농양
- CO_2 narcosis
  호흡부전으로 혈중 CO_2의 상승 → 뇌혈관 확장 (뇌팽창) → 뇌압 항진
- 고혈압성 뇌증
- 뇌의 염증
- 뇌의 정맥혈전증
- 비타민 A 과잉섭취
- 본태성 두개내압 항진증(원인불명)

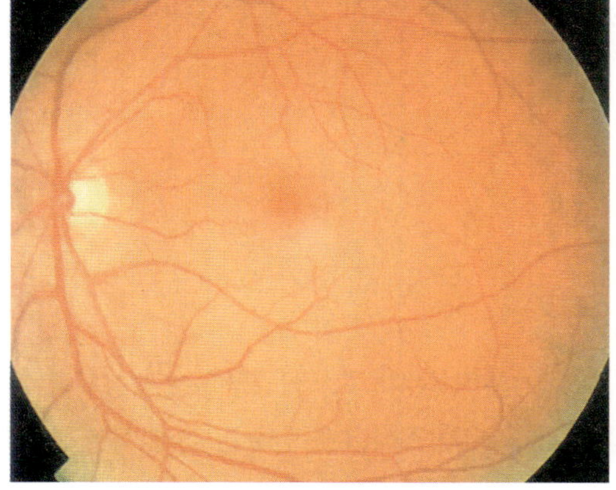

[그림 3-4] **정상 안저사진**

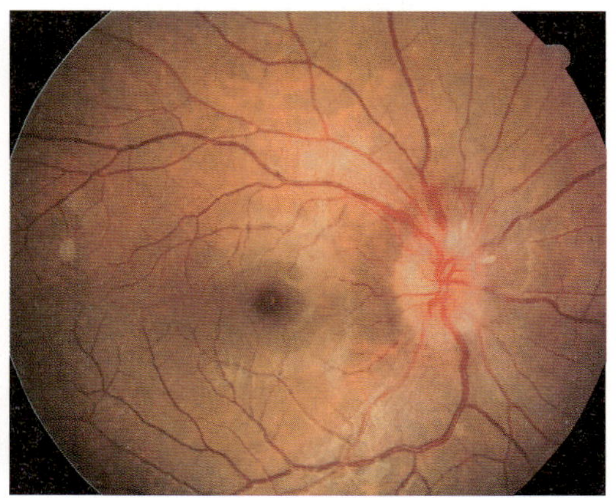

[그림 3-5] **유두부종(울혈유두)**

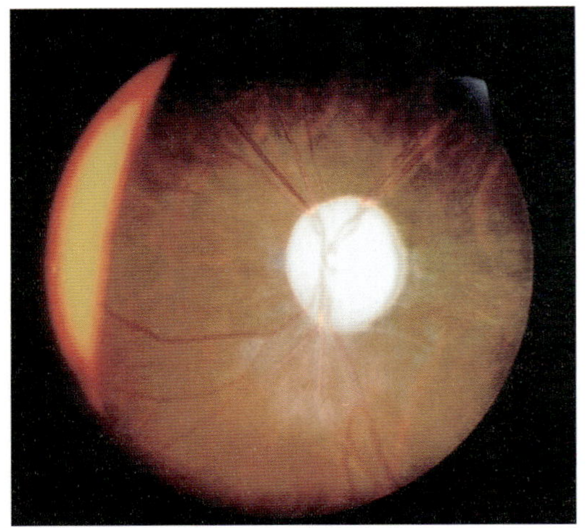

[그림 3-6] 시각신경 위축

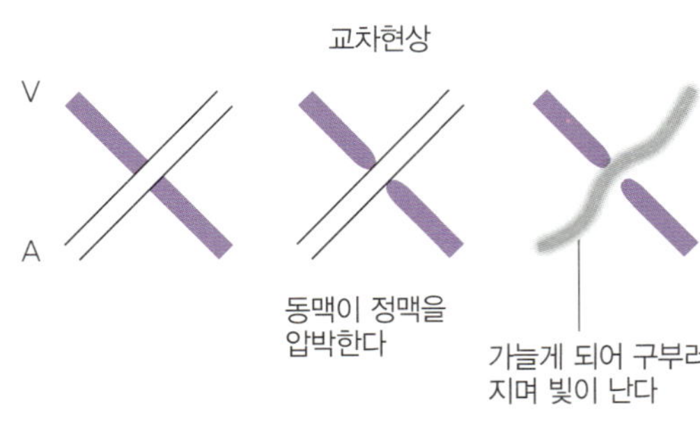

[그림 3-7] 교차현상

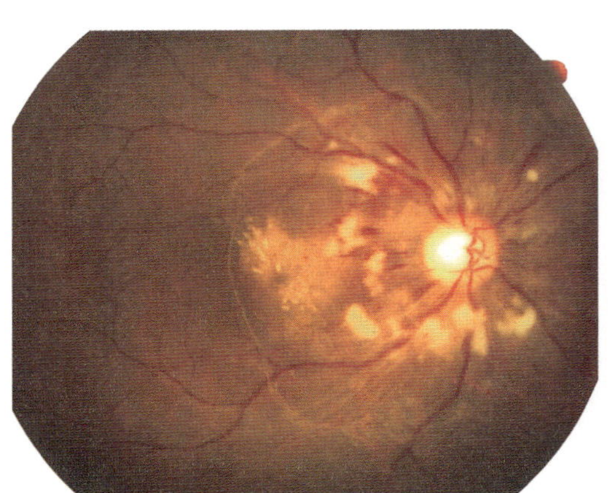

[그림 3-8] 당뇨병성 망막증

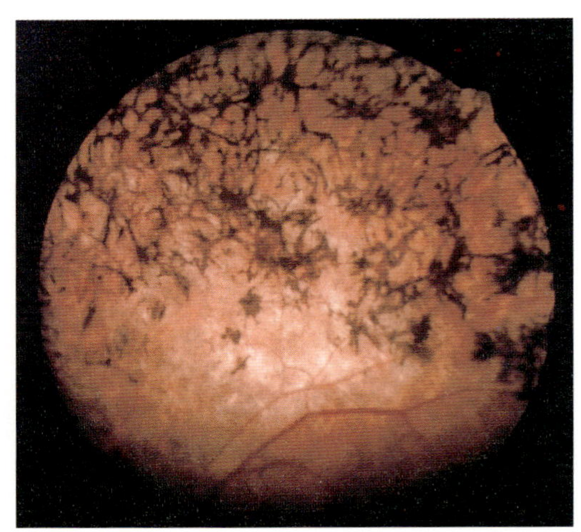

[그림 3-9] 망막색소변성증

연성백반(면화상 백반)과 경성백반의 차이

연성백반은 국소적인 허혈 때문에 신경절세포의 축삭 흐름이 정지되고, 신경섬유가 팽창되어 나타나는 경계가 선명하지 않은 백반이다. 고혈압성 망막증, 결합조직질환, 당뇨병(전 증식성 망막증), 망막정맥 폐쇄증 등으로 인해 발병하기 쉽다.

경성백반은 투과성이 항진된 혈관으로부터 누출된 혈장 성분 가운데 지질이 침착되어 생긴, 경계가 선명한 백반이다. 당뇨병(단순성 망막증), 신성 망막증, Coats병 등에서 나타난다.

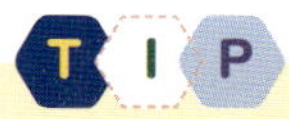

황반회피(macula avoidance)란?

황반이라는 것은 안저의 중심부에 있다. 사물을 볼 때, 그 상은 이 황반에서 맺어진다. 시야의 중심부가 안저에서는 황반에 해당하는 것이다. 이 황반에는 색을 느끼는 특수한 시각세포인 "원뿔세포(cone cell)"가 존재한다. 황반 이외의 안저에 있는 시각세포는 "간체, 즉 막대세포(rod cell)"라고 한다. 막대세포는 색을 느낄 수가 없고, 흑백 즉, 밝기만 느낀다. 바꿔 말하면 우리들의 시야 안에서 색을 느끼고 있는 부분은 시야의 중앙뿐이며, 주변 부분은 흑백으로만 보이는 것이다.

그런데 후두엽/뒤통수엽의 장애에서는 시야의 중앙부만이 보이는 상태를 유지한 채, 반대쪽의 같은쪽 반맹을 초래한다. 이것을 황반회피라 한다. 엄밀하게는 후두엽의 장애가 아니라 "한쪽의 후대뇌동맥의 폐쇄일 경우에 반대쪽 시야가 황반회피를 동반하여 같은쪽 반맹이 된다"고 하는 것이 맞을지도 모른다. 황반부는 시야의 중앙으로 중요한 곳이기 때문에 여기에서 유래하는 시각신경은 후두엽의 넓은 범위에 걸쳐 투사되고 있다.

따라서 한쪽의 후두엽이 허혈상태에 빠졌다 해도 후두엽 전체가 완전히 손상을 입은 것이 아니라면 어느 정도 중심시야는 남는다. 이러한 이유로 황반회피가 일어나는 것이다.

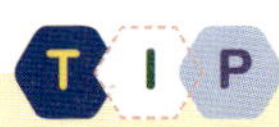

시각신경 위축의 원인

① 뇌종양에 의한 시각신경의 압박

전두엽/이마엽에 생긴 수막종 등이 원인이 되어 시각신경이 압박되고 같은 쪽에 시각신경 위축이 일어나며 이것이 다시 두개내압의 항진에 의해 반대쪽에 유두부종을 유발하는 것을 Foster-Kennedy 증후군이라 한다.

② 감염(매독, 이질, 기타), 염증(신경염)

③ 수초탈락성 질환(demyelinating disease)

다발경화증(multiple sclerosis:MS) 등이 일어난다. 특히 다발경화증의 일종인 Devic병(시각신경 척수염 형)에서 특징적이다. 다발경화증에서는 안구후신경염/눈뒤시각신경염이 생기는데 이것이 심해지면 시각신경의 위축으로 발전하게 된다.

④ 척수소뇌 변성증(Friedreich 실조증 등)

⑤ 중독(methanol, ethambuto : 항결핵제의 일종 등)

동안신경(III), 활차신경(IV), 외전신경(VI)

1. 눈을 움직이기 위한 근육들

눈을 움직여 보자. 좌우상하 자유롭게 움직인다. 그런데 눈을 움직이려면 근육이 필요하다. 그 근육을 동안근/눈돌림근육이라고 한다. 그러면 동안근은 몇 개가 필요할까? "좌우상하로 움직이면 되니까 4개"라고 생각하는 사람도 있을 것이다. 보통은 그것으로 충분하다고 생각할 수 있다. 그러나 실제로 눈에는 6개의 동안근이 있다.

왜 6개나 필요한 것일까? 그것은 근육의 부착 방법과 관계가 있다(**그림 3-10**). 만일 상·하·내측·외측직근, 4개밖에 없다면 무엇이 곤란할지 생각해 보자.

우선 오른쪽 눈에 주목해 보자. 상하좌우로 눈을 움직이기 위해서는 각각, 상·하·내측·외측직근을 수축시키면 된다. 그런데 왼쪽(안쪽 또는 코쪽)을 본 상태에서 아래를 보려면 어떻게 하면 좋을까? 내측직근/안쪽곧은근과 하직근/아래곧은근 두 개를 동시에 수축시키면 된다고 생각하면 오산이다. 이 두 개를 수축시켜도 눈은 안쪽 아래로 향하지 않는다. 그 이유를 살펴보자.

그림 3-11을 보라. 눈을 모을 때에는 안축/눈축과 하직근이 수직에 가까운 모양이 된다. 따라서 이 상태에서 하직근을 수축시켜도 눈은 내려가지 않는다. 그럼 어떻게 하면 되겠는가? 그것은 또 하나의 근육을 준비하는 것이다. 이것이 상사근/위빗근이다. 상사근은 눈이 모일 때 눈을 아래로 내려가게 하기 위한 근육이다. 상사근은 **그림 3-12**처럼 주행하고 있다.

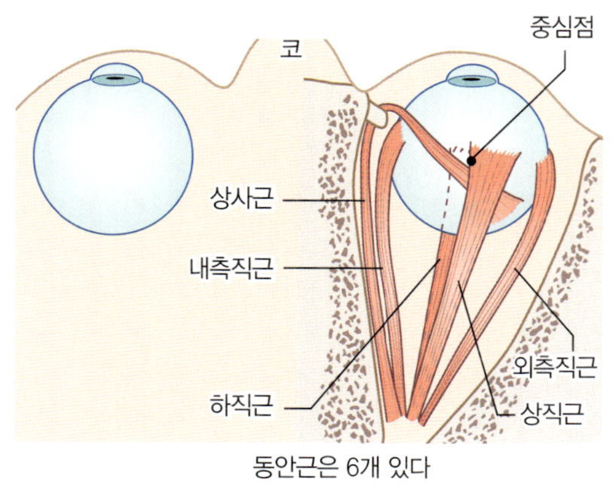

[그림 3-10] 동안근은 6개 있다

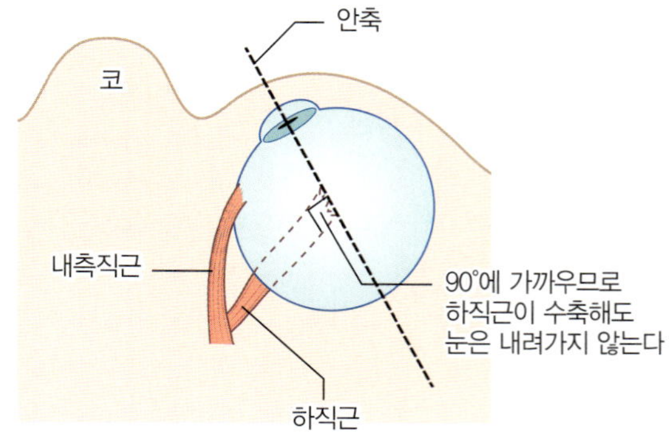

[그림 3-11] 하직근만으로는 안쪽 아래방향을 볼 수 없다

그림 3-12를 보면, 안구가 모일 때 상사근/위빗근이 수축되면 안구가 내려가는 것을 알 수 있을 것이다. 마찬가지로 안구가 모일 때에 안구를 올리기 위한 근육도 필요하다. 이것은 하사근/아래빗근이라는 근육이 담당한다.

따라서 눈을 움직이는 근육은 상 · 하 · 내측 · 외측직근(suf. inf. middle. lateral rectus m.)에 상사근 · 하사근 2개(sup. inf. oblique m.)를 합쳐 모두 6개가 필요한 것이다.

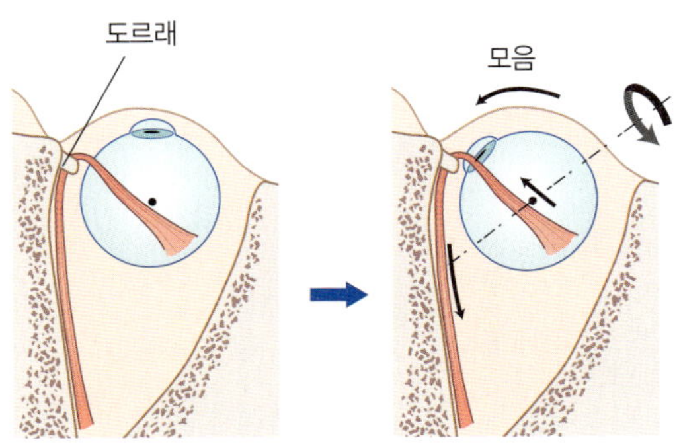

상사근은 눈이 안쪽으로 모여 있을 때 아래쪽으로 회전시키는 근육이다

[그림 3-12] 하직근으로 눈을 안쪽 아래방향으로 회전시킨다

 삼차신경(V)

삼차신경은 제1가지(V1, 안신경), 제2가지(V2, 상악신경) 제3가지(V3, 하악신경)의 세 갈래로 나누어진다. 주로 **그림 3-13**과 같이 얼굴의 감각을 전달하는 감각신경 섬유로 이루어져 있으나, 제3가지만은 저작근(masseter m.) 등을 지배하는 운동신경 섬유도 포함하고 있다. 검사로 조사할 수 있는 것은 각막감각, 얼굴감각, 저작근이다.

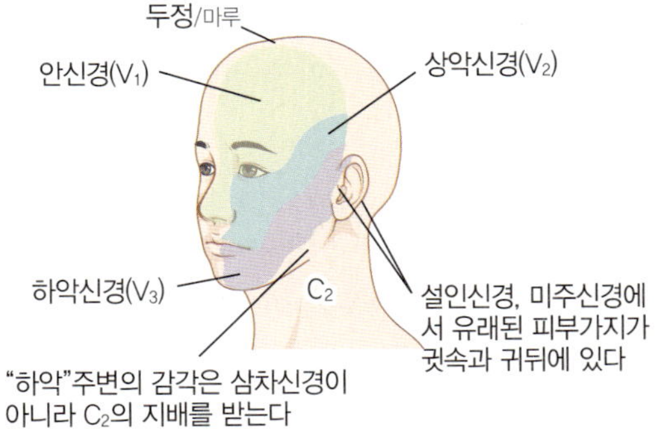

[그림 3-13] 삼차신경의 피부분절

1. 각막감각

각막에는 삼차신경 제1가지(눈 신경, ophthal-mic n.)가 분포되어 있으며 각막감각은 통각뿐이다. 각막반사(**그림 3-14**)는 예민하여 얼굴의 감각마비 이전의 가벼운 마비로 소실된다. 구심로와 원심로를 한눈에 알 수 있도록 **그림 3-15**에 나타내었다. 우리가 눈을 감을 수 있는 것은 얼굴신경이 지배하는 안륜근/눈둘레근이 있기 때문이다. 따라서 각막반사의 이상에서는 안신경/눈신경과 안면신경의 두 가지 장애를 생각해야 한다.

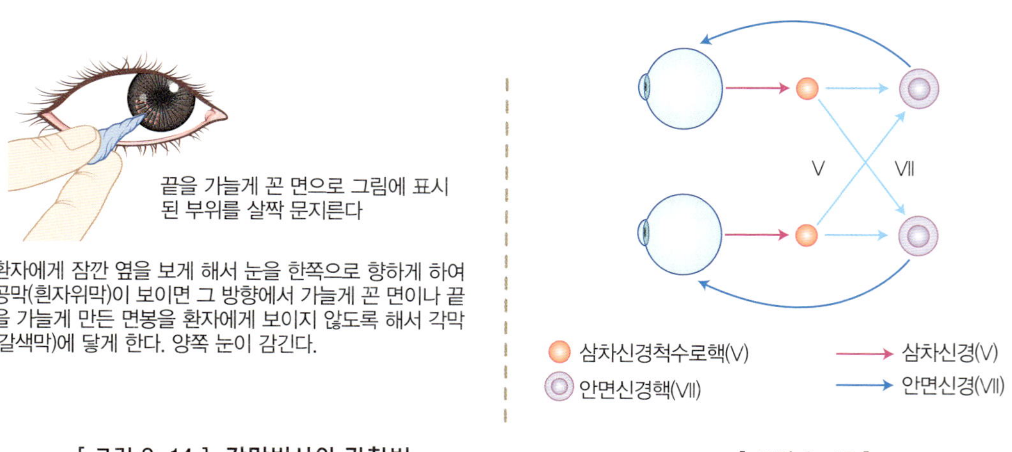

[그림 3-14] 각막반사의 관찰법

[그림 3-15]

2. 얼굴감각

촉각, 압력감각, 온도각, 통각, 심부각을 주관하고 있다. 좌우의 차이를 진단한다.

1) 감각의 분포

정중앙 부분은 양측 신경지배이므로 정중앙 부분에서 나뉘어, 반쪽이 마비되는 일은 발생하지 않는다(정중선으로부터 약간 벗어나 마비가 일어난다). 만약 정중선에서 정확하게 반쪽의 마비가 있다면 히스테리(해리〈전환〉성 장애)나 꾀병이다(**그림 3-16**).

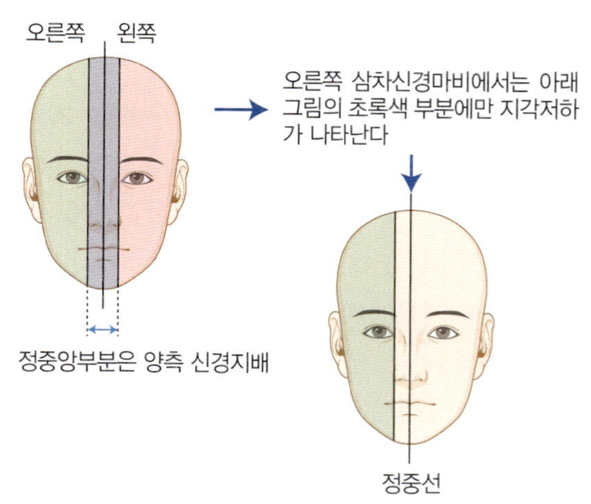

[그림 3-16] 편측성 삼차신경마비에 의한 지각 저하

3. 저작근

삼차신경 제3가지(하악신경)는 주로 저작근을 지배하지만, 그 외의 근육도 지배한다. 지배근육은 다음과 같다.

- 측두근/관자근(temporal muscle)
- 저작근/씹기근육(masseter muscle)
- 외측 · 내측 익상근/날개근(lateral · medial pterygoid)
- 하악설골근/턱목뿔근(mylohyoid muscle)
- 악이복근전복/두힘살근앞힘살(anterior part of digastric muscle)
- 고막긴장근
- 구개범장근/입천장긴장근

검사 시에는 위축, 하악의 편위, 하악반사를 본다. 삼차신경 운동핵은 양쪽 대뇌로부터 지배를 받고 있으므로 편측마비는 핵 이하의 장애이다(그림 3-17).

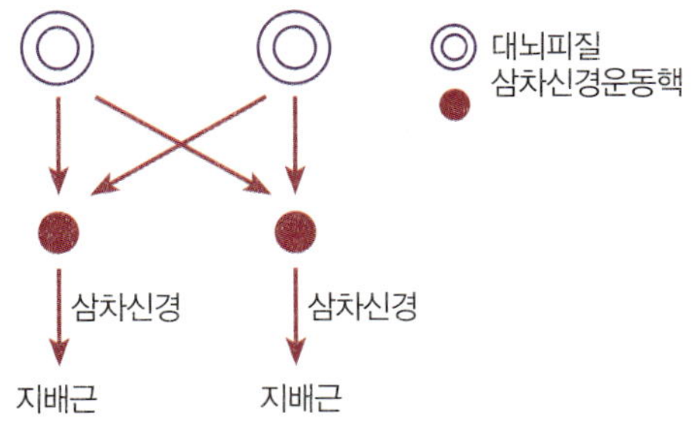

[그림 3-17] 삼차신경운동핵은 양측 지배

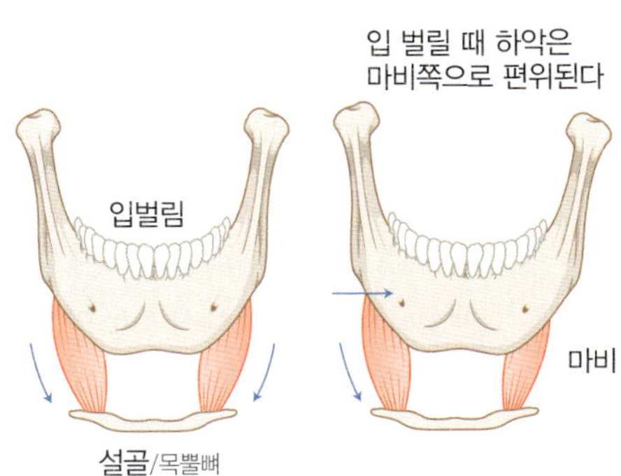

[그림 3-18] 하악설골근의 마비에 의한 입 벌릴 때의 하악 편위

1) 위축

입을 다물고, 지긋이 힘을 주어 물어보게 하여, 저작근이 부풀어오르는 것을 촉진해 보고, 위축(저작근 마비)의 유무를 본다.

2) 하악의 편위

입을 벌리게 하고 하악/아래턱의 편위를 본다. 정상에서는 편위가 없으나 마비가 있으면 마비된 쪽으로 편위된다(그림 3-18).

3) 하악반사

입을 가볍게 열게 하여 하악에 검사자의 손가락을 대고 그 위를 해머로 두드린다. 양쪽의 저작근이 수축되지만 정상에서는 거의 나타나지 않는다. 분명하게 수축되는 경우는 반사항진으로 간주한다.

반사의 경로는 저작근 → (심부각을 전달하는 섬유) → 삼차신경중간뇌핵 → 삼차신경운동핵 → (운동섬유) → 저작근이므로 중추는 교뇌/다리뇌의 수준이다. 삼차신경 운동핵보다 상위에 장애가 있으면 반사는 항진한다(핵상성 마비).

4. 삼차신경 장애의 원인

- 뇌종양
- 소뇌교뇌각 수막종
- 뇌혈관질환
- 다발경화증
- 대상포진

5. 삼차신경통

1) 개념

얼굴의 감각을 지배하는 삼차신경의 분포영역을 따라 편측성으로 수 초에서 수십 초 지속되는 극심한 통증을 반복하는 질환이다.

40~60대에서 호발하며(비교적 여성에게 많다), 특발성인 경우, 남녀의 발생률이 1:2이다.

최근 특발성(전형적) 삼차신경통의 대부분이 혈관에 의한 삼차신경의 압박이 원인으로 발생한다는 것이 밝혀져 외과적 치료도 가능하게 되었다.

특발성(전형적)과 혈관압박 이외의 요인이 뚜렷한 증후성으로 분류할 수 있는데 여기에서는 특발성(전형적)을 중심으로 살펴보기로 한다.

삼차신경
- 특발성(전형적) 삼차신경통
- 증후성 삼차신경통 : 다발성 경화증, 뇌종양, 뇌혈관장애, 치수염 등

2) 증상 및 특징

얼굴 편측의 삼차신경 지배영역(특히 제2지, 제3지)에 일치해서 돌발적으로 찌르는 듯한 극심한 통증이 얼굴 접촉 시, 세안, 대화, 식사, 차가운 바람 등으로 인해 유발된다.

이들 통증 발작은 수 초에서 수십 초 지속되는데 찌르는 듯한 매우 강한 통증이 반복된다.

얼굴에 다양한 자극(세안, 양치질, 저작운동, 대화, 차가운 바람 쐬기 등)으로 유발되며 또 만지기만 해도 통증이 유발되는 발통점(trigger point)으로 불리는 부분이 있다.

특발성(전형적) 삼차신경통의 경우, 보통은 다른 신경증상이 보이지 않는다(드물게 감각과민 및 저하 등이 나타나는 경우가 있다).

문진을 통해 두통, 얼굴통증을 일으키는 다른 질환과의 감별이 중요하다.

증후성(뇌종양 등)과의 감별, 혈관에 의한 신경의 압박소견 검사에는 MRI가 유용하다.

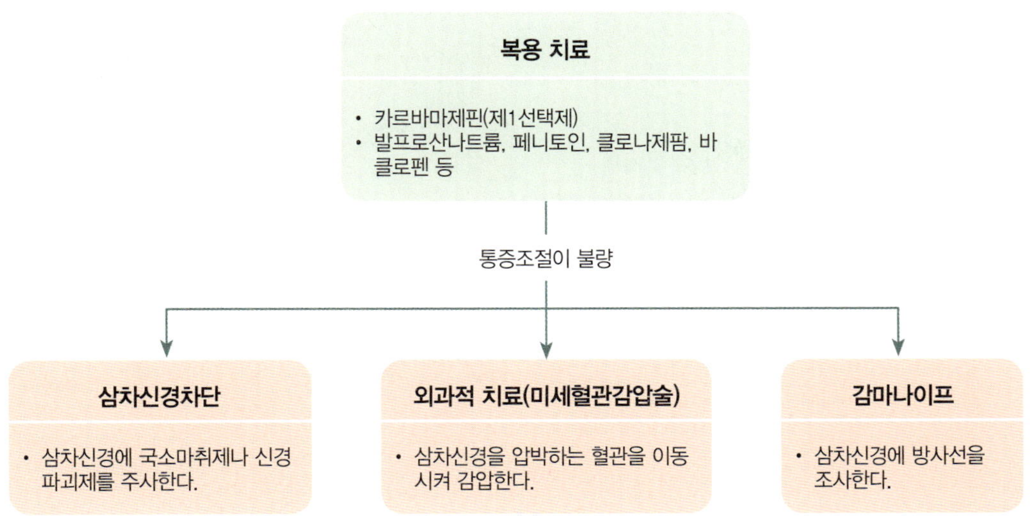

[그림 3-19] 삼차신경통의 치료

3) 치료

치료법에는 약제복용에 의한 치료법과 외과적 치료법이 있다(그림 3-19).

제1선택으로는 항경련제(카르바마제핀)의 복용이다. 이 외에도 항경련제에는 발프로산나트륨, 페니토인 등이 있다.

복용치료가 효과가 없을 때에는 삼차신경차단, 미세혈관감압술, 감마나이프 등을 실시한다.

플 러 스 코너

1. 양측성 지배란?

양측성 지배라는 의미는 한쪽 안면신경의 세포체를 좌우의 전두엽에 있는 상위운동신경세포가 지배하고 있는 것을 의미한다. 즉, 양측 피질핵로의 지배를 받은 안면신경(하위운동신경세포)은 양측성 지배를 받고 있다고 표현하는 것이다.

그에 비해서, 편측성 지배라고 하는 것은, 예를 들면 오른쪽 피질핵로가 왼쪽의 안면신경핵을 지배하는 것처럼 반대쪽을 지배하는 관계를 가리킨다. 목으로부터 아래, 즉, 척수의 앞뿔세포는 일반적으로 편측성 지배이다. 목에서 위, 즉 얼굴의 근육을 움직이는 안면신경은, 얼굴의 아래쪽은 척수와 마찬가지로 편측성 지배이지만, 얼굴의 위쪽에 있는 표정근을 움직이는 얼굴신경은 양측성 지배가 된다.

그림 A를 보면 알 수 있는 것처럼, 양측성 지배의 경우라면 어느 한쪽에 손상을 입어도 다른 한쪽이 지배를 계속하므로 마비가 일어나지 않게 되는 것이다. 따라서 피질핵로의 장애, 즉 중추성 안면신경마비에서는 얼굴 위쪽의 운동인 이마의 주름잡기는 장애를 받지 않는 것이다.

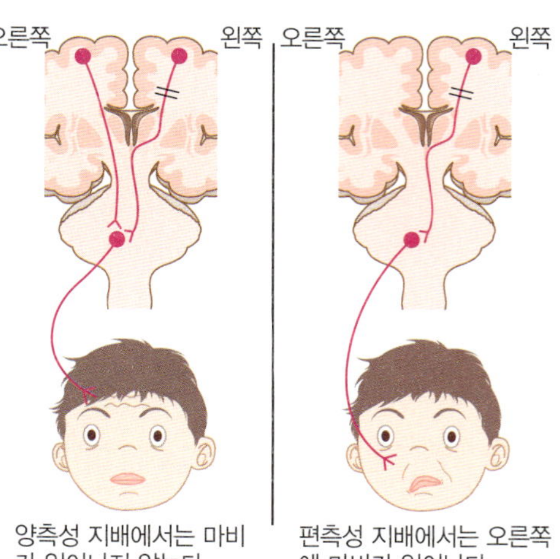

[그림 A] 왼쪽 피질핵로 장애인 경우

5 안면신경(VII)

안면근육과 등골근/등자근을 지배하는 운동신경과 미각을 전달하는 감각신경, 그리고 누선/눈물샘, 타액선/침샘을 지배하는 자율신경(부교감신경)의 원심운동성 신경세포로 이루어져 있다.

안면신경의 검사에서는 안면근, 청각과민, 혀 앞 2/3의 미각, 누선·악하선/턱밑샘·설하선/혀밑샘의 기능을 검사한다.

1. 안면근/얼굴근육

안면신경이 마비되면 **표 3-3**의 ①~③과 같은 상태가 된다. 장애부위가 중추성(핵상성:안면신경핵 위의 장애)인가 말초성(핵하성:안면신경핵 아래의 장애)인가에 따라 나타나는 증상에 차이가 있다(**표 3-3, 그림 3-20**).

	중추성 마비 (핵상성 마비)	말초성 마비 (핵하성 마비)
① 이마의 주름잡기	○ (양측성 지배)	×
② 눈감기	× (경도) (양측성 지배)	×
③ 코입술고랑·입꼬리	× (반대측성 지배)	×
증상이 나타나는 곳	반대쪽	같은쪽

[표 3-3] 신경부위에 따른 안면신경마비 증상의 차이

2. 안면신경마비

어떤 원인으로 안면신경(VII)이 장애를 받는 병태의 총칭이다. 중추성인지 말초성인지를 감별하는 것이 중요하다. 여기에서는 말초성 중 빈도가 높은 Bell마비와 Ramsay Hunt 증후군에 대해 살펴보기로 한다.

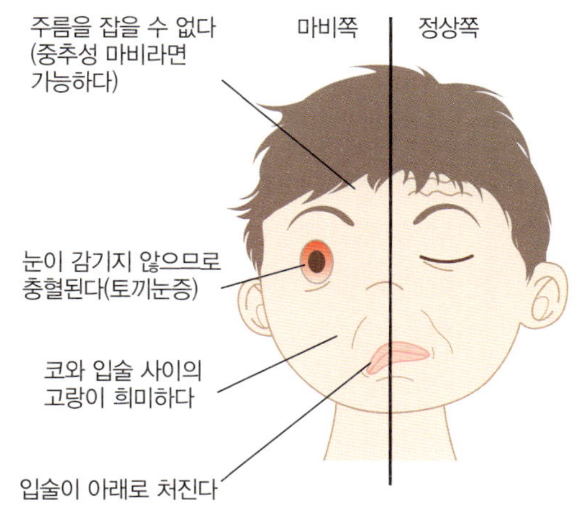

[그림 3-20] 안면/얼굴신경마비

1) Bell마비/Ramsay Hunt 증후군 RHS

(1) 개념

Bell마비는 원래 특발성의 일측성 말초 얼굴신경마비를 가리켰는데, 최근에는 단순헤르페스바이러스 1형(HSV-1)의 재활성화에 의한 신경염이 주요 원인으로 생각되고 있다.

(2) 증상

① Bell 마비

50대에 호발하며 돌발적으로 한쪽 얼굴의 눈을 감을 수 없으며(토끼눈), 이마 주름이 잡히지 않으며, 구각이 내려오고, 음식물이 흘러나오며, 비순구(코입술선 부위)가 소실된다. 귓바퀴, 얼굴의 통증이나 저림증, 미각저하(혀앞 2/3), 청각과민, 누선, 타액선의 분비저하 등이 나타난다.

② Ramsay Hunt 증후군(RHS)

20대와 50대에 호발하며, 한쪽 귓바퀴, 외이도, 고막, 구강점막에 유통성 수포(대상포진)가 나타난다. 또 같은 쪽에 말초안면신경마비증상이 나타나며, 같은 쪽에 난청이나 이명, 현기증, 안진/눈떨림(내이신경〈Ⅷ〉장애)이 나타난다.

TIP

Bell 마비

Bell 마비란 특발성 말초성 안면신경 마비이다. 원인 불명으로 안면신경이 안면신경관 내에서 커지거나 꼬여서 발생하는 것으로 생각된다. 갑자기 발병하며 찬바람에 뺨 부위를 오래 쏘이는 것이 원인이 된다. 이마로부터 입 주위 근육까지 편측성으로 거의 완전하게 장애를 받아 속눈썹 징후, Bell 현상이 나타난다. 장애 부위에 따라 혀 앞 2/3의 미각저하와 청각과민도 발생한다. 가장 먼저 선택해야 할 치료는 부신피질스테로이드제를 대량으로 투여하는 것이다.

(3) 치료

Bell마비, RHS 모두 보존적 치료가 기본이다.

① 급성기에는 다음 약제를 병용하고 보존적 치료를 실시한다.

a. 부신피질스테로이드제(프레드니솔론 등) … 신경염증 및 부종 개선

b. 항헤르페스바이러스제(아시클로빌 등) … 바이러스 증식 억제

c. 비타민 B제제 … 신경재생 촉진

Bell 마비의 경우, 가벼운 증례에서는 비타민 B제제만으로 경과가 호전되는 경우도 있다. 중등도 이상에서는 부신피질스테로이드제와 함께 HSV−1의 관여나 ZSH의 가능성을 고려해 항바이러스제를 사용하는 경우가 많다.

② 보존적 치료에 반응하지 않고 마비가 고도로 진행되는 경우에는 1개월 이내에 안면신경감압술을 검토한다.

③ 안면신경마비후유증에 대해서는 보툴리누스독소요법, 성형외과적 치료 등을 실시한다.

2) 안면신경마비의 원인

원인으로는 Bell마비(약 60%)와 Ramsay Hunt증후군(약 15~20%)이 많다**(그림 3-21)**.

Bell마비로 임상 진단되는 증례 중 약 20%는 대상포진, 난청 및 어지럼증 등의 증상이 결여된 무포진대상포진(ZSH)이라는 보고가 있다.

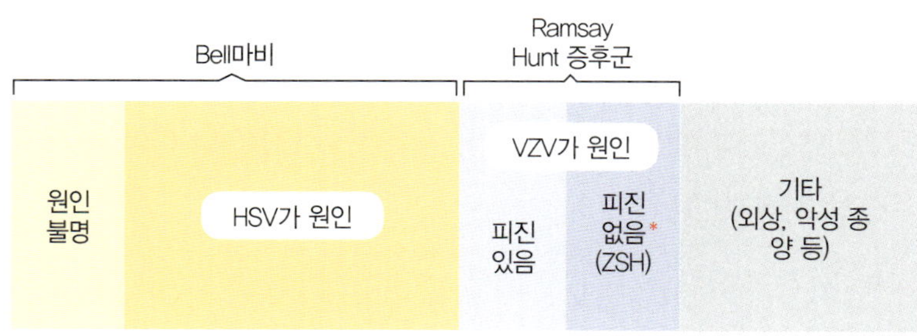

[그림 3-21] 안면신경마비의 원인

3) 안면신경마비의 증상

안면신경마비의 특징적 소견으로 표정근의 운동장애가 있다.

특히 말초성 안면신경마비에서는 이마에 주름을 짓지 못하게 되어 중추성과의 감별에 도움이 된다. 마비가 경도이고 뚜렷한 소견을 얻을 수 없는 경우에는 좌우를 비교해서 판정한다.

주요 증상으로는 이마의 주름을 짓지 못하고, 토끼눈, 속눈썹징후 양성, 비순구의 소실, 구각의 하수, 구륜근의 근력저하(음식물이 흘러나오고 휘파람을 불 수 없음) 등이 나타난다.

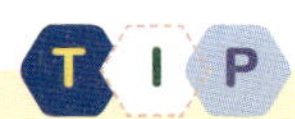

Waller변성

신경섬유는 손상되면 손상부위부터 말초측 축삭까지 세포체로부터 영양이 공급되지 않아 2, 3일 이내에 변성되어 소실된다. 이것을 Waller 변성이라고 한다.

중추신경계와 달리 신경재생이 활발한 말초신경계는 Waller 변성이 일어나도 정상으로 회복되는 경우가 많은데, 신경재생 과정에서 혼선이 발생하면 후유증을 일으키는 경우가 있다.

중증의 안면신경마비에서는 Waller 변성이 진행되면 회복이 어려워지기 때문에 발병 후 재빨리 보존적 치료를 개시해야 한다.

손상의 정도가 가벼우면 Waller 변성에까지 이르지 않고 신경전도의 장애만으로 끝나는 경우도 있다.

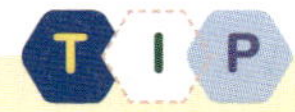

Ramsay Hunt 증후군의 포진

Ramsay Hunt 증후군은 수두 및 대상포진바이러스의 재활성화에 의해서 발병하며, 귓바퀴나 외이도/바깥귀길에 유통성 수포(포진)가 나타난다.

구강인두점막이나 얼굴피부에도 수포가 나타나는 경우가 있다.

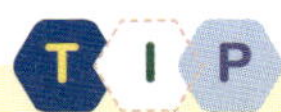

편측 얼굴경련

혈관에 의해 안면신경이 압박을 받아 자기의도와 상관없이 얼굴의 한쪽 근육이 경련을 일으킨다(신경혈관압박증후군의 하나).

생명예후는 양호하지만 일상생활에 지장을 초래할 경우, 치료로는 미세혈관감압술이나 보툴리누스 독소요법을 실시한다.

주요 원인은 혈관에 의한 안면신경의 압박(중장년 여성에게 많다)이며, 드물게 동맥류나 뇌종양에 의한 압박이 원인인 경우가 있으므로 MRI나 MRA 등의 영상검사로 원인을 검사한다.

6 청신경/속귀신경(VIII)

순수한 감각신경으로, 청각을 전달하는 달팽이신경과 평형감각을 전달하는 안뜰신경으로 이루어져 있다.

1. 나선신경/달팽이신경

나선(와우)신경절(spiral ganglion)에 세포체가 있고 말초가지가 와우/달팽이에 분포되어 있으며, 중추가지는 교뇌의 아래모서리에서 뇌간/뇌줄기 앞면으로 들어가 배쪽 및 등쪽 와우신경핵으로 입력된다. 와우신경핵은 작기 때문에 이것만 단독으로 장애를 받는 경우는 드물다. 와우신경핵 이후, 신경세포를 갈아타면서 외측섬유대/가쪽섬유띠를 형성하고 올라가 하구/아래둔덕, 내측슬상체/안쪽무릎체로 들어간다. 내측슬상체에서 새로워진 신경세포는 청각로부채살을 형성하면서 대뇌피질 청각영역(제41구역)으로 들어간다. 청각은 양측성으로 전달된다. 검사에서는 작은 소리와 소리굽쇠의 음이 들리는지, 좌우의 차이는 없는지를 본다.

2. 전정신경/안뜰신경

내이도/속귓길의 전정신경절에 세포체가 있고, 말초가지는 전정/안뜰(계란형 주머니와 구형 주머니) 및 반고리관에 분포되어 있다. 중추가지는 교뇌 아래모서리로부터 뇌간 앞면으로 들어가 전정신경핵으로 입력된다. 극히 일부는 하소뇌각/아래소뇌다리을 거쳐, 직접 소뇌로 입력된다. 전정신경핵은 크기 때문에 허혈 등으로 바로 기능장애(현기증, 눈떨림)를 일으킨다. 전정신경핵에서 나오는 신경세포는 소뇌와 척수, 안근/눈근육지배 운동핵 등으로 연결되어 있다.

따라서 자세에 따라 균형을 잡거나, 눈을 움직이거나 하는 조절이 가능해진다. 검사에서는 전정기능과 눈떨림, 이명, 균형장애나 현기증의 유무를 본다.

1) 전정 기능검사

크게 나누어 눈떨림 검사와 평형기능검사가 있다.

① 눈떨림(nystagmus)검사

- Caloric test(눈떨림검사의 하나)

② 평형기능검사

- Romberg 징후가 있다.

2) 현기증

현기증에는 자신의 몸과 주위가 빙글빙글 도는 것처럼 느끼는 '회전성 현기증'과 두둥실 떠오르는 듯한 느낌, 바다에 떠 있는 배에 타고 있는 듯이 흔들거리는 느낌 등의 '비회전성 현기증'이 있다(**그림 3-22**). 회전성 현기증은 말초의 장애, 비회전성 현기증은 중추의 장애로 나타나는 것이 일반적이다.

일반적으로 신경계는 중추에서 말초로 감에 따라 기능과 방향성이 분화되어 가도록 만들어져 있다. 따라서 중추장애에서는 현기증의 방향도 미분화되어 일정하지 않다. 예를 들어 취했을 때를 상상해보자. 전후, 좌우, 상하가 비틀거리고 흔들거린다. 이것이 바로 중추성 장애(취하면 주로 소뇌실조를 초래한다)이다.

말초장애에서는 그 방향이 정해져 있는 듯한 회전성 현기증이 생긴다. 눈떨림을 동반하는 경우도 많다(**표 3-5**).

회전성 현기증 (말초성인 경우가 많다)	• 난청도 생긴다 Ménière병, 돌발성 난청, 소뇌교뇌각수막종(대표적으로는 청신경초종) 등
	• 난청은 없다 양성 발작성 두위현훈증(BPPV), 내이/속귀의 혈류장애, 전정신경염 등
비회전성 현기증 (중추성인 경우가 많다)	• (척추뇌기저동맥 영역의)혈류장애, 뇌간 부위·소뇌의 종양 등

※ 여기에서는 생소한 몇 가지의 병이 나오는데, 이들 대부분은 이비인후과에서 취급한다.

[표 3-5] 현기증과 주요 원인

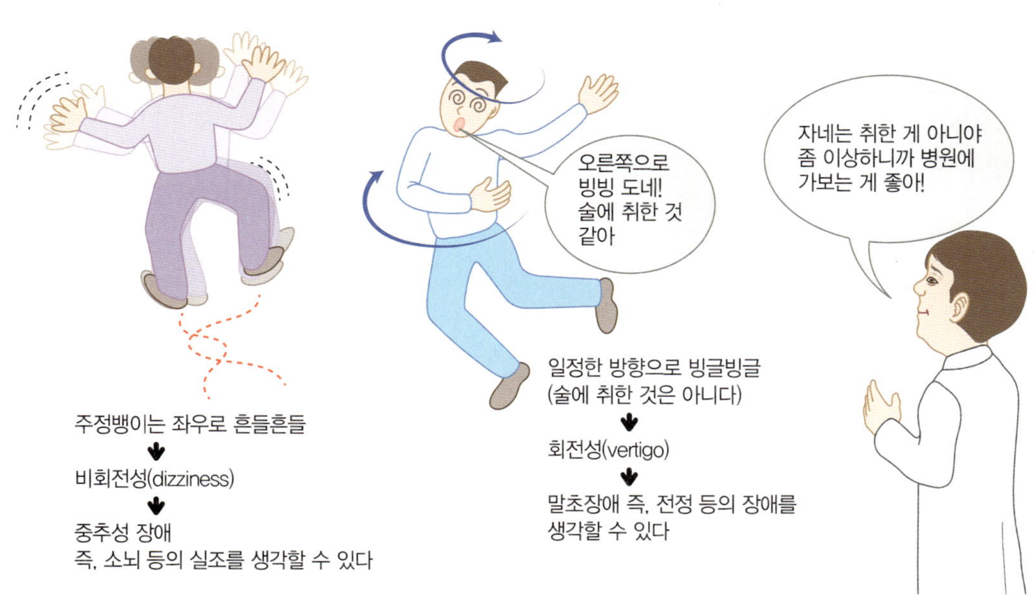

[그림 3-22] 현기증의 2가지 유형

설인신경(IX), 미주신경(X)

설인신경/혀인두신경은 경돌인두근/붓인두근을 지배하는 운동신경과 미각 · 인두의 표재감각을 전달하는 감각신경 및 이하선을 지배하는 자율신경(부교감신경) 원심로와 경동맥의 압력화학수용기(경동맥팽대압 수용기와 경동맥 소체)에 분포하는 자율신경(부교감신경) 구심로로 이루어져 있다.

또한 미주신경은 인두와 후두의 근육을 지배하는 운동신경과 외이도/바깥귀길의 표재감각을 전달하는 감각신경 및 기관, 심장, 식도, 위, 간, 담낭, 소장, 결장 근접부위 2/3에 분포하는 자율신경(부교감신경) 원심로, 구심로와 인두 등에 분포하는 감각신경으로 이루어져 있다.

각 신경의 출입에 대해서 살펴보겠다. 설인신경이나 미주신경 모두 운동섬유는 의문핵에 세포체가 있다. 자율신경 구심로는 고립로핵으로 들어간다. 또 이하선을 지배하는 자율신경은 하타액핵에 세포체가 있고, 감각섬유는 삼차신경 주감각핵과 척수핵으로 들어간다(**표 3-1, p.43**).

검사에서는 1)인두의 운동과 감각, 2)혀 뒤 1/3의 미각, 3)이하선 기능을 본다. 특히 설인신경과 미주신경은 인두의 운동과 감각에서 작용이 혼재되어 있으므로 동시에 검사한다.

1) 인두의 운동과 감각

설인신경, 미주신경 작용을 동시에 본다.

(1) 연구개/물렁입천장의 운동(그림 3-23)

크게 입을 벌리게 하여 '아-아-'라고 말하게 한다.

- 정상인 경우에는 좌우대칭으로 연구개가 상승하고, 후인두벽이 정중앙으로 모인다.
- 편측마비인 경우에는,

① 연구개가 좌우비대칭으로 정상쪽(unaffected side)으로 이끌려 상승한다.
② 후인두벽이 정상쪽으로 끌어당겨진다. 이것을 커튼징후라 한다.

(2) 말더듬증 · 연하곤란

인두와 후두(성대)의 마비로 발생한다. 연수마비에서 나타난다.

(3) 반사(그림 3-24)

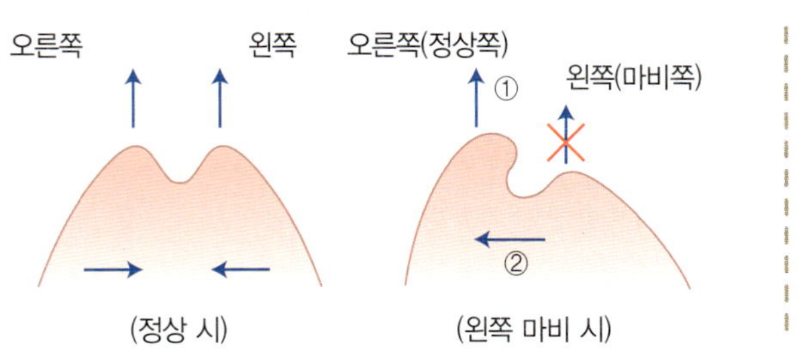

[그림 3-23] **연구개의 커튼징후**

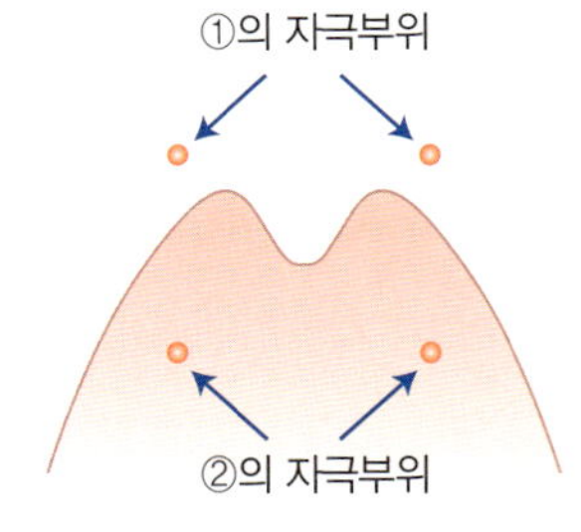

[그림 3-24] **구개반사와 인두반사**

① 구개반사

설압자(혀누르개)로 연구개를 건드리면 상승한다. 좌우의 차이를 본다.

② 구토반사(구역질, 인두반사)

설압자를 ①보다 더 깊게 넣어 후인두벽에 닿으면 '게－' 소리가 난다.

반사경로는 설인신경 → 삼차신경 주감각핵 → 의문핵 → 미주신경(경돌인두근만 설인신경)이다.

Ⅲ

2) 혀 뒤 1/3의 미각

이것은 미주신경이 관여하지 않는 설인신경의 기능검사이다. 혀 앞 2/3의 미각은 안면신경이 지배한다.

3) 이하선 기능

설인신경 중의 자율신경(부교감신경)이 장애를 받으면 이하선 분비가 장애를 받는다. 타액은 하악선 · 설하선에서도 분비되므로 갈증에 대한 자각은 거의 생기지 않는다. 이하선 개구부(뺨 점막의 이하선 유두)에서부터 분비를 검사한다.

4) 연수마비와 거짓연수마비

연수/숨뇌의 마비를 연수마비라 한다. 상세한 것은 다음에 설명한다.

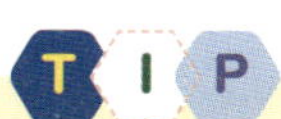

전도난청(conductive deafness)과 감음난청(perceptive deafness)

먼저, 생리에 대해서 복습해 보자. 음파는 외이/바깥귀를 통해 고막에 도달하고 고막의 진동으로 변한다. 이 진동은 중이/가운데귀에서 고막의 뒤쪽에 붙은 이소골/귀속뼈(추골, 침골, 등골)의 지레작용과 고막과 등골 바닥 면적의 비율에 따라 증가되어 전정창에 전달되고 또 내이/속귀에 전달된다.

내이의 와우에서 털세포가 소리를 진동으로 감지하고 전기신호로서 와우신경에서 중추로 전달한다. 전도난청은 이 외이와 중이에서 소리의 전달 이상으로 생긴 난청을 말하는데, 중이염, 귀경화증, 고막 천공 등으로 발생한다. 감음난청이란 내이에서 중추쪽 장애에 의한 난청으로, 내이 그 자체에 의한 장애(내이성 난청)와 내이보다도 중추에 의한 장애(후미로성 난청)로 나눌 수 있다(감음난청의 원인).

그런데 정상의 경우에서도, Rinne 시험에서 골전도가 들리지 않게 된 후에도 공기전도가 들리는 것은 무슨 이유일까? 그것은, 공기전도에서는 중이의 진동증가 작용을 통해 소리를 지각하므로 아주 작은 소리도 잘 들리는 구조로 되어 있기 때문이다. 즉, 뼈를 통해 듣기보다는 고막을 통해 듣는 쪽이 잘 들리도록 되어 있기 때문이다. 만일 중이가 파손되면 당연히 공기전도에 의해서는 들리지 않는다. 그러므로 전도난청이라 할 수 있는 것이다.

8 부신경(XI)

부신경/더부신경이란 순수한 운동신경으로서, 흉쇄유돌근과 승모근(상부)을 지배한다. 부신경은 우선 연수근/뇌뿌리(연수부분)와 척수근(척수부분)으로 나뉜다.

연수근은 의문핵에 세포체가 존재하고 연수로부터 신경이 나온다. 척수근의 세포체는 제1~5경수 앞뿔세포에서 경수로 나온 후 올라가, 한 번 큰구멍을 통해 머리 안으로 들어간 다음 연수근과 함께 경정맥공을 통해 머리에서 나온다. 따라서 실제로는 척수의 운동신경세포인데도 뇌신경의 하나로 취급받고 있는 것이다.

1. 흉쇄유돌근/목빗근

환자의 머리를 오른쪽으로 돌리게 하면, 왼쪽의 근육이 수축하여 부풀어 오른다. 의사는 다른 한쪽 손으로 머리를 제자리로 돌리려고 하고, 환자는 그에 저항하게(머리를 더욱 오른쪽으로 돌리려 한다)한다. 그때 손에 느껴지는 저항을 본다. 다시 의사는 다른 한쪽 손으로 부풀어 오른 근육을 촉진해 본다(위축 유무). 이것을 반대쪽에 대해서도 실시한다**(그림 3-25)**.

2. 상부 승모근

환자에게 어깨를 올리게 하고, 의사는 그 어깨를 아래로 눌러본다. 정상이라면 어깨는 내려가지 않는다. 근육 그 자체의 위축의 유무도 관찰한다.

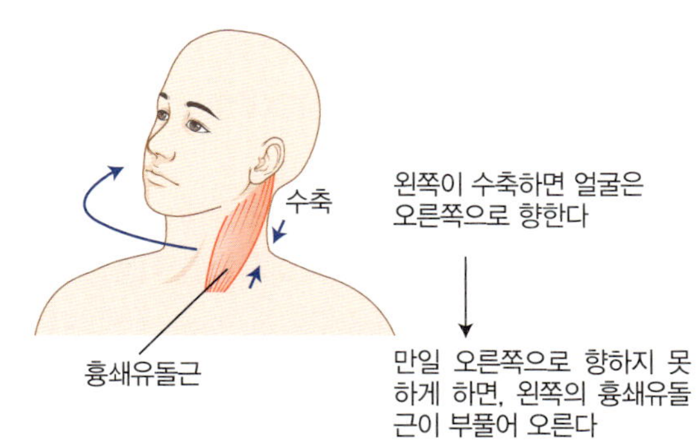

[그림 3-25] 흉쇄유돌근의 운동

3. 부신경장애의 원인

- 뇌종양
- 머리외종양(위인두암 등)
- 뇌혈관질환

Ⅲ

설하신경(XII)

설근/혀뿌리을 지배하는 순수한 운동신경이다.

1. 혀편위

혀를 앞으로 쭉 내밀게 한다. 핵하 마비에서는 혀는 장애 쪽으로 편위된다. 설하신경핵은 반대쪽의 상위운동신경세포(피질핵로)에 의해 지배되지만, 일부 양측성으로 지배되므로 편측 핵상성 마비의 급성기에는 정상 쪽에서도 가벼운 편위가 나타난다.

만성기에 경직마비가 되면, 환부 쪽으로 편위가 나타난다. 양측성 마비에서는 당연히 혀를 앞으로 내밀 수 없게 된다.

2. 설근의 위축, 섬유속성 연축

위축이 있는가(혀에 주름이 있는가), 섬유속성 연축이 있는가를 본다.

- 핵상(중추성, 상위운동신경세포) 마비 : 혀편위 뿐
- 핵하(말초성, 하위운동신경세포) 마비 : 혀편위, 위축, 섬유속성 연축

3. 설하신경장애의 원인

① 핵상성
- 뇌혈관질환
- 종양 등

② 핵하성
- 근육위축성 가쪽백색질기둥 경화증(ALS), 진행연수마비(PBP)
- 연수구멍증
- 종양 등

4. 혀와 관련된 신경

지금까지 설명한 것을 **그림 3-26**에 정리하였다.

I에서 XII까지의 모든 뇌신경이 침범당하는 경우가 있는데, 이것을 Garcin 증후군(Garcin syndrome)이라고 한다.
Garcin 증후군이란 머리바닥에서 발생한 종양 또는 비인두 종양이 머리바닥 부위로 침윤하여 한쪽 뇌신경이 광범위하게 장애받는 증후군이라고 정의하고 있다. 머리의 X-선축 방향 사진에서 머리바닥부분의 뼈 파괴상을 볼 수 있다.

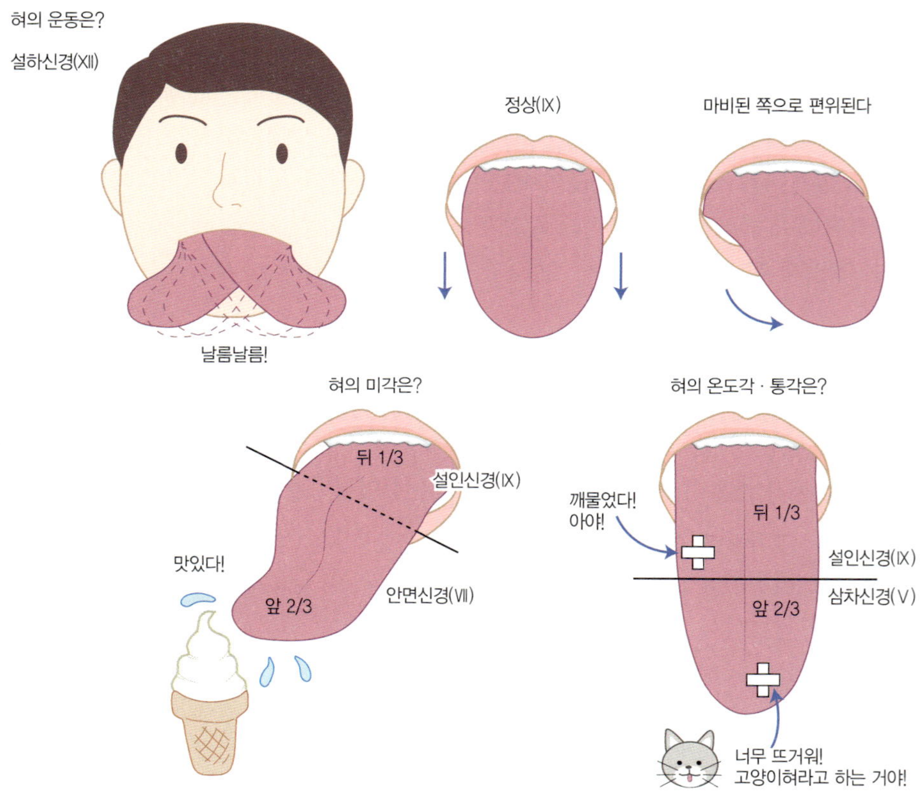

[그림 3-26] 혀신경

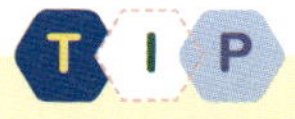

연수마비와 거짓연수마비

연수마비란 연수에 존재하는 운동성 뇌신경핵(의문핵, 설하신경핵)과 설인신경, 미주신경, 설하신경의 장애(핵하성, 하위운동신경세포 장애)로 인해 말더듬증, 연하곤란, 혀의 마비가 일어나는 것을 말한다. 한편, 연수보다 상부에서 양쪽의 피질핵로가 장애를 받으면 연수마비와 비슷한 증상이 나타나게 된다. 이것을 거짓연수마비라고 한다. 설인신경, 미주신경은 상위운동신경세포에 의해 양측성으로 지배되고 있으므로, 양측이 장애를 받지 않으면 증상은 나타나지 않는다. 아래턱반사의 중추는 앞에서 말한 것처럼 교뇌에 있지만, 거짓연수마비에는 교뇌보다 상위에서 장애를 받는 경우가 많아, 표 3-6과 같은 결과가 나타난다.

	연수마비	거짓연수마비
장애부위	핵하성, 하위운동신경세포의 장애	핵상성, 상위운동신경세포장애(양측성)
증상	발성·삼킴곤란 혀의 운동마비	발성·삼킴곤란 혀의 운동마비, 정동장애를 동반하는 경우가 많다. 사지의 운동장애를 동반하기 쉽다
구토반사	없다	있다
하악반사	저하	항진
혀의 근육위축	있다	없다
혀의 근육섬유속성 연축	있다	없다
주요 원인질환	운동신경세포질환 (ALS, Kennedy–Alter– Sung 증후군, Werdnig–Hoffmann병) 연수구멍증, 연수종양 다발경화증 Wallenberg 증후군	다발성 뇌경색 양측 뇌혈관질환 ALS 양측성 뇌종양

[표 3-6] 자율신경의 작용

Ⅳ 중추신경계

중추신경은 뇌와 척수로 이루어져 있다. 또 뇌는 대뇌피질, 내포/속섬유막, 간뇌/사이뇌, 중뇌, 교뇌/다리뇌, 연수/숨뇌로 이루어져 있고, 연수는 척수에 연결되어 있다.

중추신경계의 구성

중추신경계의 기본적인 구성과 그 역할은 아래의 **그림 4-1**과 같다.

사람은 반사 · 생명유지 등에 관여하는 척수 · 뇌간/뇌줄기 위에 본능 · 정동 등에 관여하는 간뇌 · 대뇌구피질(흔히 "고뇌(古腦)"라고 함)이 겹쳐 쌓여 있고, 또 그 위에 지적활동을 담당하는 대뇌신피질(흔히 "신뇌(新腦)"라고 함)이 그것을 덮어씌우듯이 발달해 있다.

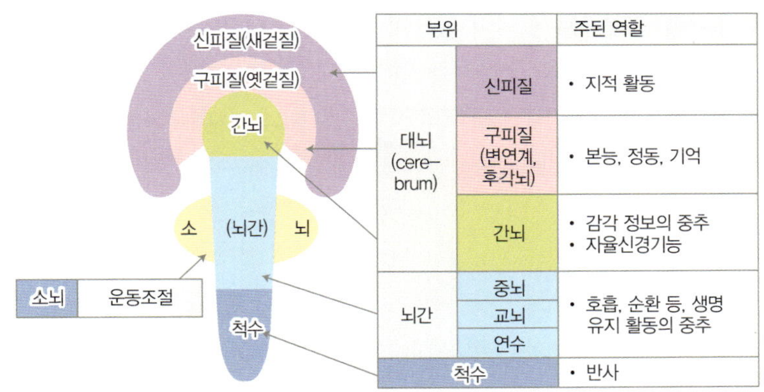

부위		주된 역할
대뇌 (cere-brum)	신피질	• 지적 활동
	구피질 (변연계, 후각뇌)	• 본능, 정동, 기억
	간뇌	• 감각 정보의 중추 • 자율신경기능
뇌간	중뇌	• 호흡, 순환 등, 생명 유지 활동의 중추
	교뇌	
	연수	
척수		• 반사

[그림 4-1] 중추신경계의 기본적 구성

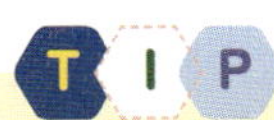

대뇌겸/대뇌낫 · **소뇌천막** · **소뇌겸**/소뇌낫

수막 중에서 가장 두껍고 강인한 경질막은 뇌 전체를 덮어 보호하는 것 외에, 일부는 뇌에 파고들듯이 변형하여 좌우 반구와 소뇌를 구분하는 칸막이 역할도 하고 있다. 이 칸막이가 대뇌겸, 소뇌천막, 소뇌겸이다.

혈종, 뇌종양, 뇌부종 등이 원인으로 뇌가 이러한 경질막의 칸막이로부터 삐어져 나온 것을 뇌탈출이라고 한다.

- 대뇌겸 : 좌우 대뇌반구의 칸막이
- 소뇌천막 : 대뇌와 소뇌의 칸막이
- 소뇌겸 : 좌우 소뇌반구의 칸막이(거의 존재하지 않는다)

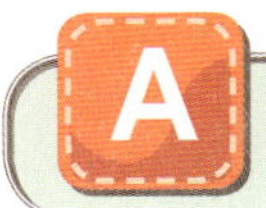

대뇌피질의 기능과 장애

대뇌피질은 크게 나누어 4개의 엽(lobe) 즉,

① 전두엽(frontal lobe), ② 두정엽(parietal lobe),

③ 후두엽(occipital lobe) ④ 측두엽(temporal lobe)으로 이루어져 있다. 이들은 각각 국소적 기능을 가지고 있어, 조금이라도 장애를 받으면 그 기능에 대응되는 증상이 나타난다. 증상에 대해서는 다음에 설명하기로 하고, 대략적인 기능을 먼저 살펴보기로 한다.

1) 전두엽(이마엽, 그림 4-2)

뇌의 중심구에서 앞 부분을 전두엽이라고 한다. 전두엽은 사람으로서 최고의 정신기능을 주관하고 있다고 알려져 있다. 또 운동기능, 운동언어기능도 전두엽에서 주관하고 있다.

전두엽은 전두연합영역, 고차운동영역, 1차운동영역의 3부분으로 나누어진다.

2) 두정엽(마루엽, 그림 4-3)

두정엽은 지각을 주관하는 것으로 알려져 있으며, 두정엽에서 후두엽에 걸친 연합영역이라 불

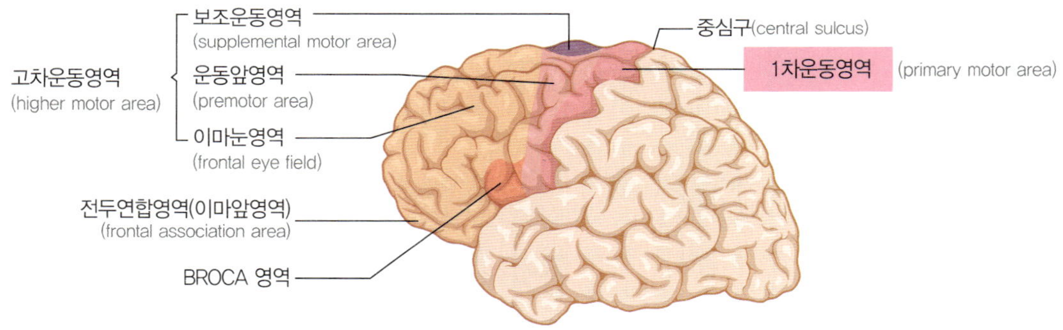

[그림 4-2] 전두엽의 전체상

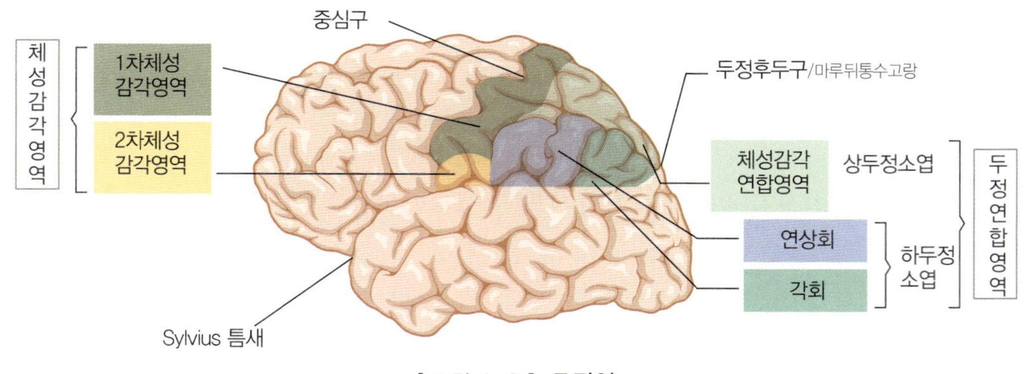

[그림 4-3] 두정엽

리는 곳에서는 주로 좌반구(오른손잡이인 사람은 좌반구가 우위 반구)에서 시간인식, 우반구(열위 반구)에서 공간인식이 이루어지고 있다.

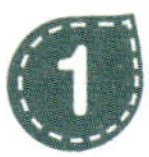

1 대뇌의 뇌엽과 그 장애 (그림 4-4)

1. 전두엽장애

정신기능, 운동기능이 장애를 받는다.

1) 지능의 저하

전두연합영역은 관자연합영역과 두정연합영역에서 온 정보를 통합하여, 인간다운 사고력 · 창조성 · 사회성을 발휘한다(고차뇌기능). 따라서 뇌혈관장애 · 뇌외상 · 저산소뇌증 등의 원인에 의해 전두연합영역이 장애를 받으면 이러한 '인간다움'이 없어져(고차뇌기능장애의 하나), 정신기능 저하, 자발성의 결여, 인격 변화 등이 초래된다.

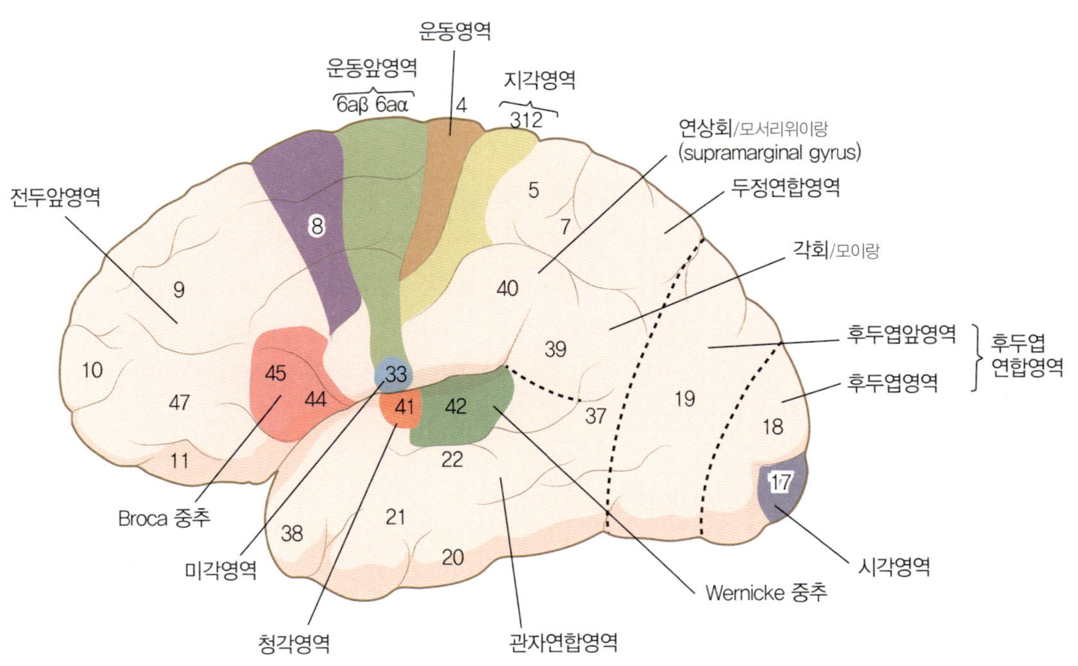

[왼쪽 대뇌반구 외측을 상세하게 나타낸 그림]

※ 숫자는 Brodmann의 세포구축에 의한 대뇌피질의 구분에 따라 표기하였다

[그림 4-4] 대뇌

2) 파악반사(+) Grasping reflex

손바닥을 가볍게 문지르면 손가락이 구부러지고 움켜쥐려 하는 반응을 말한다.

- **강제 움켜쥐기(forced grasping)**

손바닥을 손목부위에서 손가락끝 쪽으로 문질러 가면, 손가락을 구부려서 손가락끼리 걸리게 된다. 손등을 문지르면 손가락은 원래대로 돌아간다. 영유아기에서 일상적으로 나타나는 반사이다(그림 4-5).

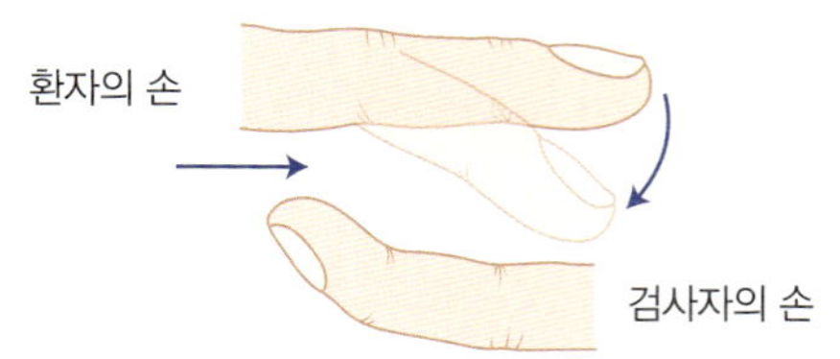

[그림 4-5] 강제 움켜쥐기(forced grasping)

2. 두정엽장애

1) 복합지각장애

① 식별감각장애

2점(two points)의 식별능력이 저하되어, 단단함 · 부드러움 등의 사물의 질감을 알 수 없게 된다.

컴퍼스의 2개의 다리로 동시에 자극했을 때, 2점인지 알 수 있는 최소의 폭[동시 2점 역(limen)]을 측정한다. 1점 자극도 포함해서 검사하여「2점」이라고 느끼는가,「1점」이라고 느끼는가를 대답하게 한다.

② 입체감각장애(연합구역의 장애로 발생한다)

눈을 감게 하고 작은 물건을 쥐게 하여(열쇠, 동전 등 일상적으로 잘 알고 있는 물건) 그것이 무엇인지 대답하게 한다. 일반적으로는 촉각 · 압력감각뿐만이 아니라, 그 외의 표재감각 · 심부감각과 그곳의 정보를 토대로 해서 대뇌피질의 종합능력을 검사하는데, 물론 여기에서는 표재감각 · 심부감각이 정상이고 입체의 인지가 가능한 상태에서 대상에 대한 판별이 가능한지의 여부를 검사한다.

2점 식별능력은 몸의 부위에 따라 큰 차이가 있다. 등과 같이 신경이 무딘 곳은 나쁘고, 반대로 손가락 끝과 같이 신경이 밀집되어 있는 곳은 식별능력이 좋다.

구체적으로 몇 mm의 간격으로 벌린 두 점을「2점」으로 식별할 수 있는가를 살펴보자.

등쪽 : 40~50mm
손가락끝 : 3~6mm
손바닥·발바닥 : 15~20mm
손등·발등 : 30mm

③ **소거(extinction)**

좌우 대칭의 2점을 동시에 자극하여(보통은 촉각, 압력감각, 그 외에 시각, 청각도) 어떻게 느끼는지 검사한다. 중추는 두정엽이다.

a. 두 개의 자극으로 느낀다 : 정상
b. 한쪽씩이라면 알 수 있다 : 소거

소거란 표재감각은 정상이지만 양쪽 동시에 자극하면 한쪽 밖에 모르고, 한쪽씩 따로 따로 자극하면 알 수 있는 이상(異常)을 말한다.

2) 구성행위상실

기하학적 모양이나 도형, 특히 삼차원 도형의 구성이 곤란해진다. 연필로 도형을 그리게 하거나, 검사자가 성냥으로 조립한 모양대로 흉내내어 만들게 하면서 검사한다. 두정엽의 장애로 발생한다.

3) 반대쪽 아래 1/4 반맹

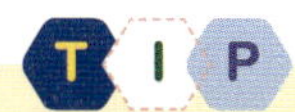

전두엽장애에서는 다음과 같은 여러 가지 특징적인 반사현상이 나타난다.

(i) 모색반사(groping reflex) (+)

환자의 손에서 물건을 빼앗거나 눈앞에서 물건을 보여주면 그 물건을 더듬거리며 잡으려고 하는 반사이다.

(ii) 흡인반사(sucking reflex) (+)

입을 가볍게 벌리게 하고 윗입술에서 입꼬리에 걸쳐 설압자 등으로 가볍게 문지르면 입을 뾰족하게 하여 아기가 젖을 먹는 것과 비슷한 운동을 한다.

(iii) 강직성(긴장성) 족저반사(tonic plantar reflex) (+)

발바닥을 누르면 발가락이 굽어지고 그것이 지속되는 것으로, 손의 grasping에 해당된다.

(iv) 교차굴곡반사(crossed flexion reflex) (+)

팔 또는 다리를 수동적으로 굽히면 반대쪽 팔이나 다리도 굽어진다.

(v) 수동운동의 지속(Kral 현상)

길항운동(팔꿈치를 굽히거나 펴는 등)을 다른 사람이 수동적으로 하게 하면, 갑자기 그 사람이 멈추어도(다른 사람이 손을 떼어도) 그 운동을 지속하는 것을 말한다.

2 고차 신경기능

1. 언어상실증

성대와 후두, 혀 등의 말초 발어기관은 정상이며, 청각도 정상이고, 게다가 지능이나 의식장애도 없지만 언어와 문자에 의한 표현 · 이해가 불가능한 것을 언어상실증이라 한다(**표 4-1**). 이것은 대뇌의 장애에 기인한다(오른손잡이의 언어중추는 95%가 좌반구에 있고, 왼손잡이의 언어중추는 70~80%가 좌반구에 있다). 언어는 대개 **그림 4-6**과 같은 경로로 이해, 표현되는 것으로 알려져 있다. 장애받은 부위의 차이에 따라 다음의 **1)~5)**로 분류된다. 장애 부위와 증상을 서로 비교해 가면서 생각해 보기 바란다(**그림 4-7**).

1) 운동언어상실증

① Broca 언어상실증

우위반구 운동언어구역(Broca 중추)의 장애로 발생한다. Broca 중추는 전두엽에 있다(**그림 4-4**). 언어 · 문자에 대한 이해는 비교적 양호하지만 자발언어의 장애가 뚜렷하고, 복창 · 음독 · 필기에 장애가 있다. 즉, 모든 표현에 장애가 있다.

○ : 정상 ×: 장애 △: 가벼운 장애

병 형		자발언어	언어복창	언어이해	문자이해	음독	자발쓰기	받아쓰기
① 운동언어상실증(표현언어상실증)	Broca(피질성 운동)	×	×	△	△	×	×	×
	순수운동(피질하성 운동)	×	×	○	○	×	○	○
② 감각언어상실증(수용언어상실증)	Wernicke(피질성 감각)	언어건망 고집증	×	×	×	×	착서	×
		언어이상 문법이상	×	×	△	○	○	×
	순수감각(피질하성 감각)	○	×	×	×	×	×	×
③ 완전언어상실증(표현-수용성 언어상실증)		×	×	○	○	착독	착서	착서
④ 전도언어상실증(중추성 언어상실증)		언어이상	○	○	○	△	△	△
⑤ 피질경유언어상실증	피질경유성 운동	×	○	×	×	착독	착서	△
	피질경유성 감각	착오	○	○	○	○	△	△
⑥ 건망언어상실증		언어건망						

[표 4-1] 언어상실증의 분류

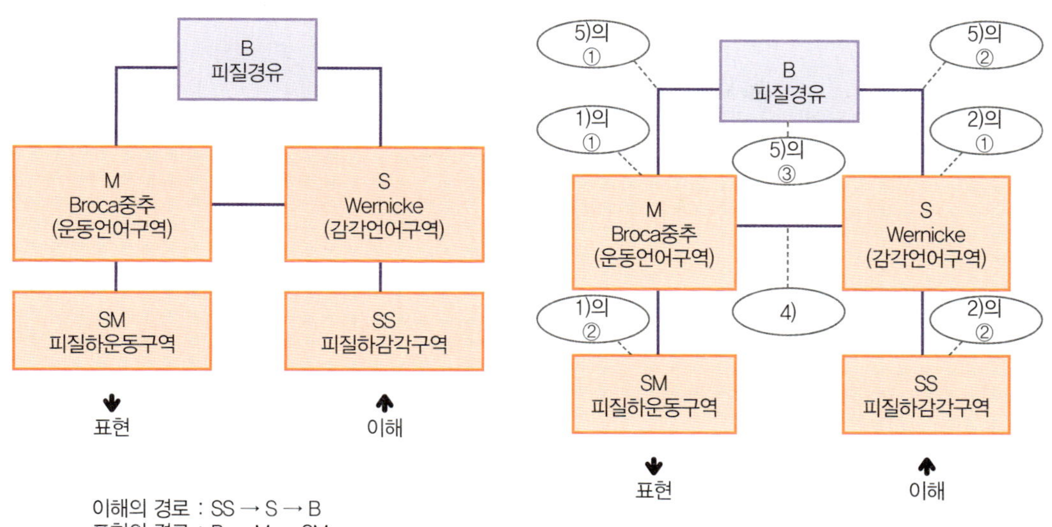

[그림 4-6] 이해에서 표현까지의 경로

[그림 4-7] 언어상실증의 장애부위

② 순수운동언어상실증(순수어아)

언어 · 문자이해와 필기는 양호하지만 자발언어, 복창, 음독의 장애가 있다.

2) 감각언어상실증

① Wernicke 언어상실증

언어 · 문자의 이해는 불가능하지만 말은 유창하게 하는 것이 특징이다.

② 순수감각언어상실증(순수어농)

언어이해만 장애를 받아 복창이 불가능하다. 자발언어, 읽기, 쓰기는 정상이며, 음독도 가능하다.

3) 완전언어상실증

전체 언어기능의 장애로서 1)+2)의 유형이다.

4) 전도언어상실증

언어 · 문자이해는 가능하지만 복창이 불가능하다. 또한 자발언어는 가능하지만 말이 이상한 것이 특징이다.

5) 피질경유 언어상실증

광범위한 뇌의 산소결핍 등으로 발생한다.

① 피질경유 운동언어상실증

언어 · 문자이해는 정상, 복창 · 글읽기는 가능하지만 자발언어가 장애를 받는다.

② 피질경유 감각언어상실증

언어와 문자이해가 불가능하며 글씨쓰기, 음독도 장애를 받는다. 언어이상이 있지만 복창은 가능하다.

③ ①과 ②의 혼합형(언어구역 고립)

언어, 문자이해, 자발언어, 음독, 글씨쓰기가 장애를 받으며, 복창만이 가능하다(반향언어).

이상, 1)~5)까지의 언어상실증의 감별 그림을 실어놓았으므로 분류와 아울러 증상을 확인해 두기 바란다(**그림 4-8**).

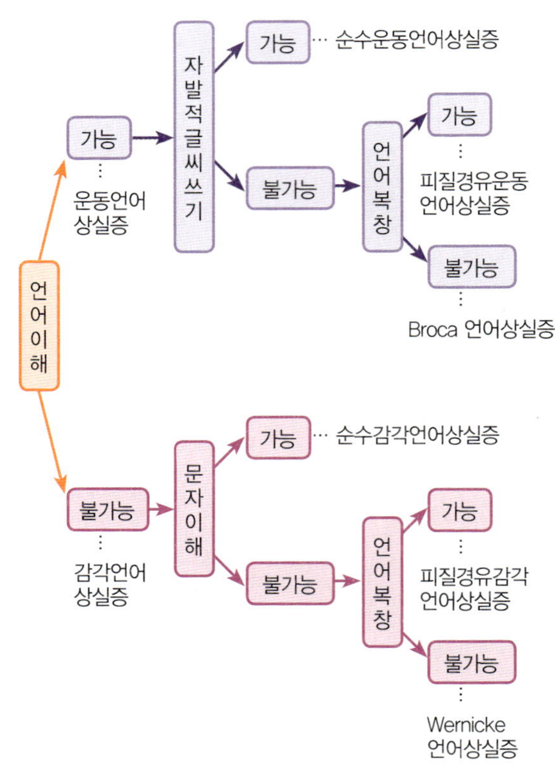

[그림 4-8] 언어상실증의 감별

6) 건망언어상실증

일상에서 자주 사용되는 물건을 보여주어도 그 이름을 모른다(단어건망증). 그러나 그 외의 기능은 정상이다. 우리가 자주 경험하는 “깜박 잊어버리는” 상태에 가깝다. 예를 들면 자동차 키를 제시하며 무엇이냐고 물었을 때, 그것이 열쇠이고 무엇에 쓰는 것인지도 알고 있지만 그 이름만은 말하지 못하는 경우이다.

2. 인식불능 Agnosia

인식불능이라는 것은 일차적인 감각장애나 정신장애가 없는데도 불구하고 감각로를 통해 물체나 대상의 인지가 불가능한 것(인지장애)을 말한다. 인지가 불가능하므로 감각을 지각에 통합하는 것도 불가능하다.

1) 시각인식불능

일상적으로 사용하는 물건을 보여주어도 그것이 무엇인가를 알지 못하는 인식불능이다.

① 물체인식불능
② 얼굴인식불능(prosopagnosia)
③ 동시인식불능
④ 색채인식불능
⑤ 읽기언어상실증(alexia)
⑥ 시공간인식불능

2) 청각인식불능

어떤 소리를 들어도 무슨 소리인지 모르는 인식불능이다. 따라서 말의 인지도 곤란하다.

3) 촉각인식불능

일상적으로 사용하는 것을 만져도 무엇인지 알 수 없는 인식불능이다. 눈으로 보고서야 비로소 알게 된다.

4) 신체인식불능

① 신체부위인식불능

신체부위를 손가락으로 가리킬 수가 없으며, 사람 그림을 그리게 하면 목 부위에서 다리나 팔이 나오는 그림을 그리기도 한다.

② 편측성 신체인식불능

신체 편측을 완전히 무시하고 사용하지 않는 인식불능이다. 예를 들면 신체의 반이 없다고 인식하고 있기 때문에, 현관에 들어갈 때에는 몸의 반쪽을 기둥에 부딪치거나 한다.

③ 병태인식불능

편측마비를 부인하는 인식불능이며, 열위반구 두정엽의 장애로 일어난다. 유명한 것으로 Anton 증후군이 있다. 이것은 양쪽 후두엽 장애에 의한 피질시각상실을 부인하는 상태이다. 즉, 실제로는 전혀 눈에 보이지 않으면서도, 「아니, 나는 보여」라고 주장하는 인식불능이다.

④ Gerstmann 증후군

- 손가락인식불능 : "집게손가락" 등 손가락의 이름을 모른다.
- 좌우인식불능 : 좌우를 모른다.
- 실산 : 계산이 불가능하다(전체적으로 기능이 떨어져 있지 않은데도 불구하고).
- 실서 : 쓰는 것이 불가능하다.

3. 행위상실 Apraxia

행위상실이라는 것은 운동마비나 실조, 추체외로 운동장애와 같이 이른바 운동장애가 없고, 또한 해야 할 동작이나 행위에 대해서도 충분히 알고 있음에도 불구하고 하지 못하는 상태이다.

1) 운동행위상실

운동에 대한 기획은 정상이고 순서도 바르지만 전체적으로 느리고 서투르며 어색한 상태이다. 반대쪽의 운동영역(운동구역, 운동앞구역) 장애로 일어난다.

2) 관념운동행위상실

명령을 받은 운동은 잘 하지 못하지만 자발운동은 가능하다.

3) 관념행위상실

운동의 기획 그 자체가 안 되고 성냥을 긋는 등, 일상적으로 사용하는 물건을 정상적으로 사용하지 못하는 상태이다.

4) 구성행위상실

기하학적 모양이나 도형, 특히 삼차원 도형의 구성이 곤란해진다.

5) 착의행위상실

1)~4)의 행위상실이 없는데도 옷을 입는 동작에 한해 실행하기가 곤란한 행위상실이다.

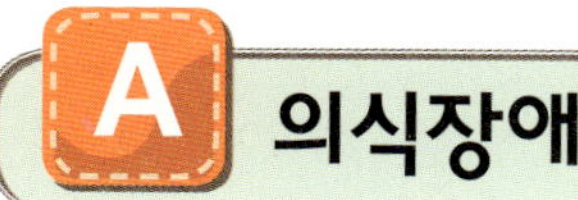

V 증후론

A 의식장애

「깨어있으면서 자신과 외부를 인식하고 있는 상태」가 손상되는 것이 의식장애이다.

의식장애를 나타내는 방법으로는 세계 각국에서 사용되고 있는 Glasgow coma scale(GCS)이 있다(**표 5-1**). 의식장애의 수준을 눈뜨기, 언어, 운동의 3가지 기능마다 4~6단계로 기재한다. GCS에서는 점수가 높을수록 의식수준이 좋다.

눈뜨기 기능(Eye Opening : E)
E-4 : 자발적으로(spontaneous)
3 : 음성에 의해(to speech)
2 : 통증에 의해(to pain)
1 : 눈뜨지 않음(none)
언어기능(Best Verbal Response : V)
V-5 : 지남력 양호(orientated)
4 : 대화 혼란(confused conversation)
3 : 언어 혼란(inappropriate words)
2 : 이해불가능한 소리(incomprehensible sounds)
1 : 발어하지 않음(none)(기관절개·삽관시 : T)
운동기능(Best Motor Response : M)
M-6 : 명령에 따른다(obey commands)
5 : 통증부위 인식가능(localize pain)
4 : 회피굴곡 반응(withdraws)
3 : 이상굴곡 반응(abnormal flexion)
2 : 사지신전 반응(extension)
1 : 전혀 움직이지 않음(none)

각 항목의 합계점을 coma scale로 한다. 정상인은 15점, 심한 혼수상태는 3점이 된다. GCS=6(E1V2M3)과 같이 나타낸다.

[표 5-1] Glasgow coma scale(GCS)

1. 진단 포인트

의식장애 환자가 내원했을 때 무엇을 먼저 보아야 하는가? 의식 중추는 뇌줄기 그물체에 있다고 알려져 있지만 뇌간 망상체－시상－대뇌피질 투사계 가운데서 어느 한 곳이 장애를 받더라도 의식장애가 나타난다. 의식장애에서 반드시 보아야 할 포인트는 다음과 같다**(그림 5-1)**.

- 안구운동이상
- 동공이상
- 자세이상
- 호흡이상

또, 겉으로 보기에는 의식장애와 닮았지만, 의식장애와는 구별해야 할 병태로 무동성 무언과 감금 증후군(locked－in syndrome)이 있다.

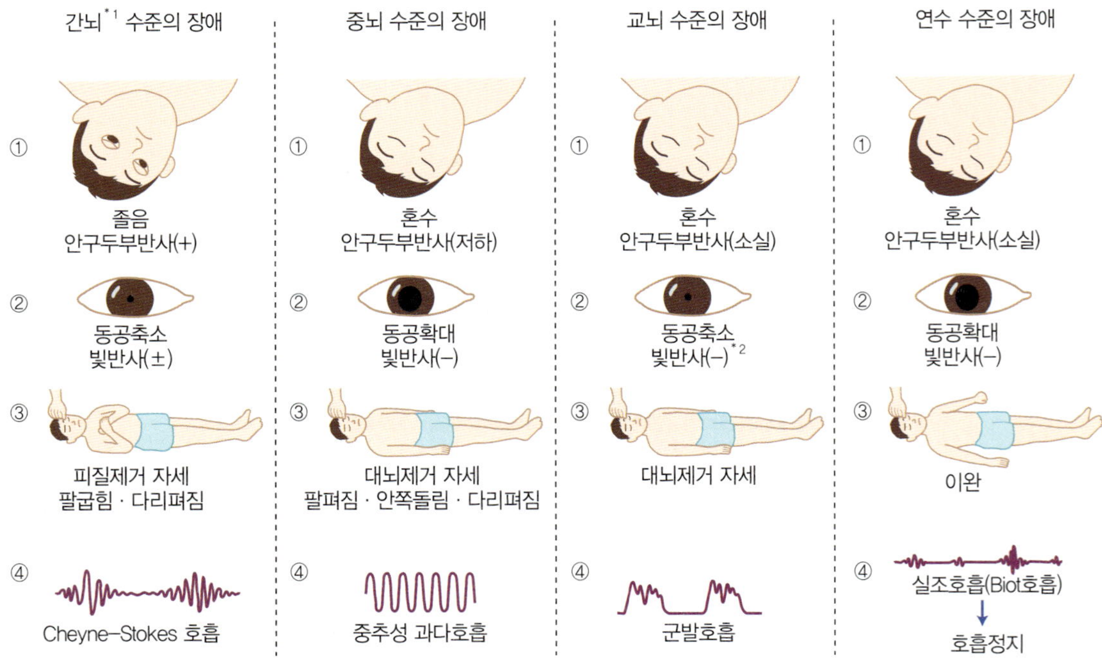

[*1] 여기서 간뇌란 시상 및 시상상부를 가리킨다.
[*2] 교뇌출혈과 같이 교뇌만의 장애라면 빛반사는 유지된다. 그러나 이 경우에는 장애가 간뇌에서 중뇌, 중뇌에서 교뇌로 진행한다는 것을 상정하고 있으므로 교뇌까지 장애가 진행된 경우에는 중뇌 수준의 장애를 포함하기 때문에 빛반사(−)로 했다.

[그림 5-1] 의식장애의 감별

1) 안구운동 이상

의식장애 환자의 안구운동이상은 안구두부반사로 검사한다. 이것은 환자의 머리를 수동적으로 재빨리 돌렸을 때, 눈이 향하고 있는 방향이 유지되는(인형 눈 현상) 반사인데, 이것으로 하부 뇌줄기 기능을 검사할 수 있다.

2) 동공이상

교뇌 출혈에서는 양쪽의 동공수축(pin-point pupils)이 나타난다. 중뇌 장애에서는 양쪽의 동공확대와 빛반사의 소실이 나타난다.

3) 자세이상

통각자극(삼차신경 제1가지의 출구인 상안와/위눈확 부분 안쪽의 압박이나 피부를 꼬집는 자극)을 가하면 자세이상이 양측성으로 나타난다. 양쪽 대뇌반구의 광범위한 장애에서는 피질제거경직(팔의 굽힘, 모음과, 다리의 폄, 안쪽돌림, 발의 바닥쪽굽힘)이 나타난다(**표 5-2**).

4) 호흡이상

Cheyne-Stokes 호흡은 간뇌 수준(시상 및, 시상 상부)의 장애로 나타난다. 연수/숨뇌의 호흡중추에 대해 전두엽으로부터 지배가 단절되기 때문에 $PaCO_2$의 변동으로 인해 호흡상태가 크게 달라지기 때문에 발생한다.

피질제거경직(decorticate rigidity)	대뇌제거경직(decerebrate rigidity)
팔 : 어깨관절의 모음, 팔꿈치·손목·손은 굽힘 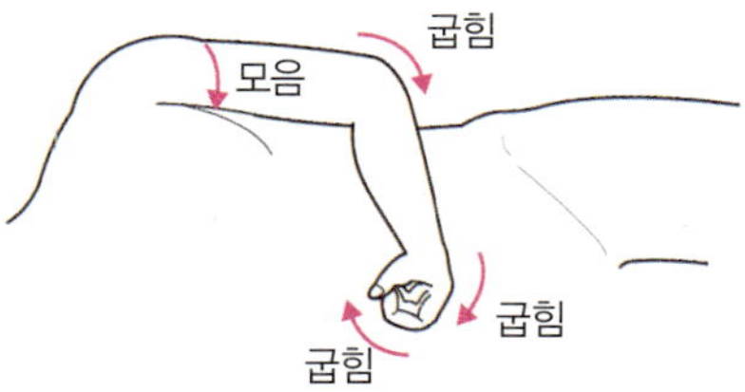	팔 : 폄, 모음, 안쪽돌림 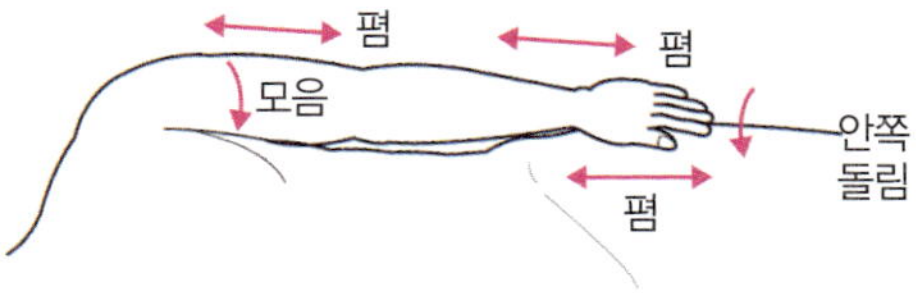
다리 : 엉덩관절 모음, 무릎관절 폄, 발은 바닥쪽굽힘, 안쪽돌림 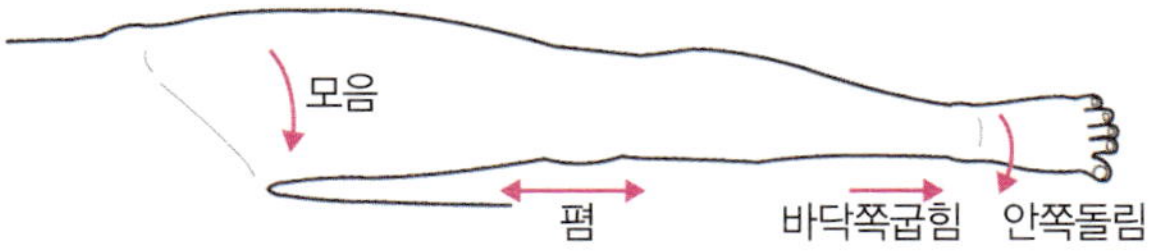	다리 : 왼쪽과 같다
양쪽 피질(대뇌반구)의 광범위한 장애	중뇌, 교뇌상부 뒤판(tegmentum)의 양측성 장애 (천막뇌탈출일 때)

* 양쪽에서 나타나는 자세는 의식장애일 경우 목 주변의 피부를 꼬집는 자극을 주면 나타난다. 또 피질제거경직에서 나타나는 자세는 Wernicke-Mann 자세라고 하는데, W. M. 자세라는 말은 편마비로서, 한쪽에만 위와 같은 자세가 나타날 때 사용한다.

[표 5-2]

뇌사와 식물상태

1 뇌사란?

뇌사란 대뇌반구 · 뇌간까지도 포함하는 전 뇌척수기능의 불가역적인 정지상태를 말한다(표 5-3).

말하자면, 뇌사라는 것은 의료가 만들어낸 상태로서, 순환계는 기능하고 있지만 호흡기능이 정지되어 있는 경우에 인공호흡기를 장착함으로써 성립된다(즉, 인공호흡기가 없으면 뇌사는 없다).

장기 이식법에 의하면 장기이식을 전제로 한 경우에만 뇌사를 죽음이라고 인정한다. 장기이식을 하지 않는 경우에는 종래의 3징후(동공확대, 순환정지, 호흡정지)가 있을 때에만 죽음이라고 인정한다.

2 식물상태란?

① 자력 이동의 불가능
② 자력 섭식의 불가능
③ 대변 · 소변실금 상태
④ 소리를 낼 수 있어도 의미 있는 발언은 완전히 불가능
⑤ '눈을 떠라', '주먹을 쥐어라' 등의 간단한 명령에는 간신히 반응하는 경우도 있지만 그 이상의 의사소통은 불가능
⑥ 안구는 간신히 사물을 쫓아가도 인지는 불가능

치료에도 불구하고 이상의 6항목이 3개월 이상 지속되는 경우 식물상태로 간주한다. 식물상태에서는 뇌간의 일부는 기능하고 있으므로 자력으로 호흡을 할 수 있고, 수면 · 각성 리듬 및 빛반사도 나타난다.

	심장사	뇌사	식물상태
뇌의 기능	기능 정지 (동공확대)	대뇌반구·뇌줄기도 포함한 전체 뇌수기능이 불가역적으로 정지	뇌줄기 기능은 잔존, 또는 일부 잔존(회복 가능성 있음)
의식의 유무	없다	없다	고도의 의식장애(자극에 반응하는 경우도 있다)
자발호흡의 유무	없다	없다(인공호흡기로 호흡)	대부분은 자발호흡이 있다
경과	회복 가능성이 없다	회복 가능성 없다 보통 1주일~수주일 정도 지나면 심장정지	회복되는 경우가 드물게 있다 몇 년이고 생존하기도 한다

[표 5-3] 뇌사의 비교

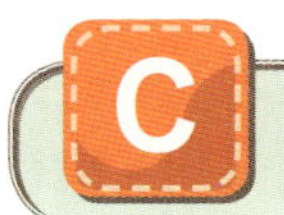

두개내압 항진·뇌부종·뇌탈출

머리뼈는 뇌와 뇌척수액이 들어있는 단단한 '그릇'으로서 그 용량이 정해져 있다.

그 안에 보통 체적의 뇌와 뇌척수액이 존재한다면 문제는 없지만, 어떤 원인에 의해 '내용물'의 체적이 증가하면 두개내압(뇌압)의 항진이 발생한다.

이 때문에 압박을 받는 뇌 부위가 나타나고 그 부위와 일치된 기능장애가 나타난다. 두개내압 항진이 진행되면 뇌의 일부가 본래의 위치(뇌는 소뇌천막과 대뇌겸 등으로 나누어져 있다)로부터 편위되고, 경우에 따라서는 좁은 곳에 박혀버려 제자리로 돌아가지 못하게 된다.

이것이 뇌탈출로서 그 압박 부위에서 특징적인 증상을 나타낸다. 뇌탈출은 신속하게 원인을 제거하여 뇌를 본래의 위치로 되돌려 놓지 않으면, 대개의 경우 치명적이다.

두개내압 항진의 원인

두개내압이 상승하면 뇌관류압이 저하해, 뇌허혈이나 $PaCO_2$의 상승을 일으킨다. 그렇게 되면 다시 두개내압이 상승하는 악순환이 일어난다.

두개내압의 상승을 방치하면 뇌탈출로 이행할 위험이 있기 때문에 조기 대응이 중요하다.

두개내압 항진의 원인은 다음과 같이 정리할 수 있다.

① 뇌실질의 증가…뇌부종 등

② 뇌순환 혈액량의 증가
- $PaCO_2$의 상승으로 뇌혈관이 확장되기 때문

③ 뇌척수액의 증가
- 뇌척수액 흡수의 저하…정맥동혈전증 등
- 뇌척수액 통과 장애…수두증/물뇌증(기형, 종양) 등

④ 두개내 점거성 병변…종양, 혈종, 농양 등

⑤ 기타…비타민 A 과잉섭취 등

두개내압 항진의 증상

① 두통

② 구역, 구토

③ 울혈 유두(급성 두개내압 증가시에는 나타나지 않는 경우가 많다)

④ 의식 수준의 저하

⑤ 복시(=안근 마비. 특히 외측직근은 외전신경의 주행이 길기 때문에 장애를 받기 쉽다)

⑥ Cushing 현상…혈압상승(맥압 증대), 서맥, 느린 심호흡(두개내압 증가 상태에서는 뇌혈관 저항도 상승하여, 뇌혈류가 감소하는데, 여기에서 혈압>뇌압으로서 뇌혈류를 유지하려는 기전이 작동한다. 서맥은 미주신경반사에 기인한다.)

⑦ 뇌 헤르니아의 징후(급성 두개내압 증가시에는 중요)

두개내압 항진에 의한 증상은 급성과 만성으로 다음 **표 5-4**와 같이 다르다.

3 두개내압 항진의 치료

1) 과환기

$PaCO_2$가 저하되어 뇌내의 혈관을 수축시킨다.

2) 글리세롤 glycerol의 투여

뇌혈관에는 혈액뇌장벽(blood-brain barrier ; BBB)이 존재하여 글리세롤 등이 쉽게 뇌실질 내로 들어갈 수 없다.

3) 부신피질스테로이드제의 투여

혈액뇌장벽의 보호작용과 혈관투과성 항진 억제작용을 한다. 뇌혈관질환으로 발생하는 것 이외의 뇌부종에 사용된다.

	급성	만성
원인	• 두개내혈종(뇌혈관장애·외상 등) • 악성 뇌종양(신경교아종 등) • 뇌농양 • 수두증/물뇌증(무교통물뇌증)	• 양성 뇌종양(수막종 등) • 선천이상(협두증 등) • 특발성 두개내압항진증
자각적 증상	• 심한 두통 • 구역질·구토	• 두통(수면이 끝날 무렵에 많다) • 구역질·구토 (소화기증상은 동반하지 않는다) • 시력장애(울혈유두가 원인) • 현기증
타각적 증상	• Cushing 현상(서맥, 혈압상승) • 의식장애 • 망막출혈 • 동공확대 • 경련	• 울혈유두 • 외전신경마비 • 기억장애 • 인격변화
	뇌탈출(위험)	

[표 5-4] 두개내압 항진의 증상

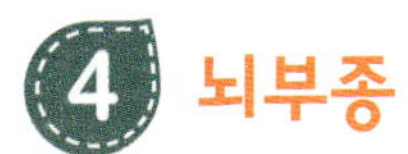

4 뇌부종

뇌조직의 수분량이 증가해 용적이 증가된 상태로 두개내압 항진의 원인이 된다.

1. 병태생리

보통의 부종은 세포간질에 수분이 저류하지만, 뇌부종에서는 세포간질뿐만 아니라 세포 자체에도 수분이 저류하는 경우가 있어 뇌의 용적이 증가한다.

뇌부종이 발생하면 두개내압이 항진하기 때문에, 뇌탈출을 일으킬 위험이 있다.

보통의 부종에서는 세포간질에 수분이 저류하는데 뇌부종에서는 세포와 세포간질에 수분이 저류한다.

V

2. 영상소견

1) CT 소견

부종의 존재는 CT나 MRI로 용이하게 진단이 가능하다. PET를 이용하면 더욱 명확하게 병태를 파악할 수 있다.

부종은 CT에서 저흡수영역을 나타낸다.

2) MRI 소견

부종은 MRI T_1 강조상에서 저신호, T_2 강조상에서 고신호가 된다.

FLAIR상에서는 더욱 분명한 고신호를 얻을 수 있다.

3. 검사 및 치료

두개내압 항진이 의심스러운 경우, 우선 CT로 원인에 대한 검색을 실시한다. 두개내압을 모니터링하는 방법으로는 뇌실내압, 경막하강압(경질막밑공간압), 경막외강압(경질막바깥공간압), 뇌조직압을 측정하는 방법이 있다.

확정진단으로는 두개내압을 측정한다.

두개내압 항진에 대한 치료에서 중요한 것은 뇌탈출로의 이행을 적극적으로 막는 것이다. 두개내압을 저하시키는 혈압강하요법과 원인질환에 대한 근치적 치료(종양의 적출 등)를 실시한다.

D 두통

두통은 신경내과를 찾는 환자가 가장 많이 호소하는 증상이다. 두통 환자를 보면 ① **두통의 성질**, ② **두통의 부위**, ③ **그 외의 증상의 유무** ④ **신체소견**에 주의해야 한다. **표 5-5**에 요점을 정리해 놓았다.

또 녹내장, 부비강염의 두통은 각각 안과, 이비인후과에서 계속 반복되므로 여기서는 대략적으로 살펴보자.

성질	부위	두통 이외의 주요 소견	질환	비고
• **급성 두통** • **일단 발생하면 지속된다**	• 머리부위 전체	• 수막자극증상⊕ — • 발열⊖ • 발열⊕	• 지주막하출혈 • 뇌수막염	• CT, 때로는 뇌척수액검사로 확진
	• 눈~머리 전체	• 시력장애, 홍시, 안압 항진에 의한 안구경직	• 녹내장	• 복통과 오심을 호소하는 경우도 있다
• **급성~아급성의 두통·두중감** • **일단 발생하면 지속된다**	• 이마부위~얼굴	• 농성콧물, 콧소리	• 부비강염	• X-선 사진에서 축농이 발견
	• 머리 전체	• 국소신경증상⊕ 두개내압항진⊕ • 국소신경증상⊖ 두개내압항진⊕ • 감기증상 • 대사이상이나 중독 • 정신증상, 증세의 호소가 많음, 증상에 집착	• 뇌종양 • 뇌농양 • 약인성 두통 • 감기성 두통 • 중독성 두통 • 심인성 두통	• 특히 아침에 잠에서 깰 때의 두통 • 니트로글리세린 등 • 혈관확장제 • 저산소 등으로 발생한다
	• 뒤통수~머리 전체	• 목·어깨 결림	• 근육긴장성 두통	• 휴식으로 경감, 가장 많은 두통
• **급성~아급성의 박동성 두통** • **발생하면 지속된다**	• 관자부위	• 시력장애, 관자동맥 비후, 압통, ESR 항진	• 관자동맥염	• 근력저하가 없는 사지 근위근 통증을 동반
• **급성 두통** • **반복된다**	• 눈부위(편측성)	• 결막충혈, 콧물, 눈물흐름, Horner 증후군	• 군발 두통	• 수면 중에 연일(2~6주일) 발생
• **급성 전격통** • **반복된다**	• 얼굴(삼차신경 영역)	• 유발대에 접촉되거나, 식사·대화 중에 유발	• 삼차신경통	• 통증 시 감각과민
	• 뒤통수부위	• C2 tenderness(뒤통수 압통)	• 뒤통수신경통	
	• 귀의 가쪽부위~목부위, 인두	• 연하나 발성으로 유발	• 설인신경통	
• **급성~아급성의 박동성 두통**	• 편측성 이마~관자부위	• 전구증상⊕ (섬광암점, 시야·감각이상) • 전구증상⊖	• 전형적 편두통 • 보통형 편두통	• 여성에게 많이 발생하며 종종 가족성으로도 발생

[표 5-5] 두통의 감별

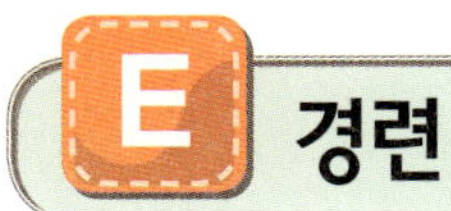

경련

경련이란 전신 또는 국소 근육의 수축, 이완의 반복을 말한다. 증상에 따라 3가지로 나뉜다.

1) Convulsion

간질성 경련이다. 강직성 또는 간대성 수축, 뇌의 자극 증상을 동반한다.

2) Spasm

통증을 동반하지 않는다. 발작적인 근육긴장의 이상항진을 동반한다. 뇌 · 척수 · 말초신경에 병변이 있다.

3) Cramp

강한 통증을 동반한다. 수의운동으로 유발되기 쉽다(장딴지에 쥐가 나는 것이 바로 이것). 척수 · 말초신경 · 근육에 병변이 있다.

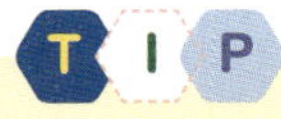

경련과 간질

경련(convulsion)과 간질(epilepsy)은 같은 것 아닌가 하고 생각하는 사람을 위해 설명하겠다. 확실히 공통점은 많지만 동의어는 아니다.

경련은 근육을 중심으로 생각할 수 있는 것(근육의 발작성 불수의 수축)이고, 간질은 대뇌를 중심으로 생각할 수 있는 것(대뇌 회색질 신경세포에 의해 발생하는 과잉되고 무질서한 전기적 발사)이다. 예를 들면, 강직(tetany)에서 뇌파이상을 동반하지 않는 경우는 경련이지만, 간질은 아니다.

또 반대로 근육이상을 동반하지 않고, 의식이 갑자기 없어지는 실신발작(소발작 p.280) 등은 간질이고 경련은 아니다. 이 둘 사이에는 다음과 같은 관계가 성립된다.

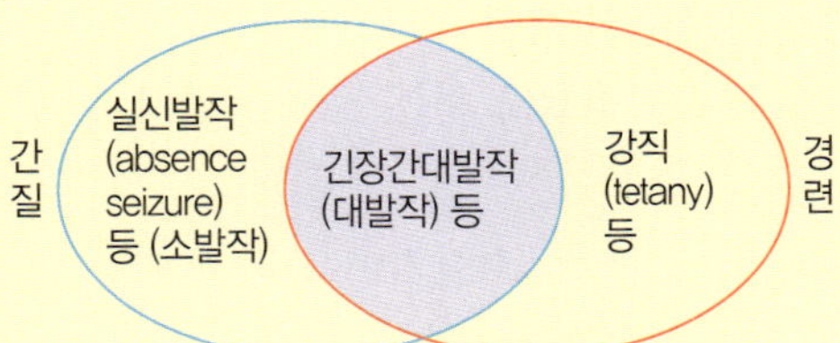

1 경련의 원인 (표 5-6)

간질	XIII장 참조
뇌기질성 질환	① 뇌종양 ② 머리부위 외상 ③ 뇌혈관질환(모야모야병과 동정맥기형을 포함) ④ 감염증, 염증성 질환 ⑤ 탈수성 중추성 신경질환(다발경화증 등) ⑥ 선천 기형, 선천성 질환(Bourneville-Pringle병, Sturge-Weber 증후군 등) ⑦ 주산기 뇌손상
전신질환 · 대사이상	① 선천성 대사이상(아미노산 대사이상, 지질축적증, 미토콘드리아 뇌근병증 등) ② 저산소 혈증(Adams-Stokes 증후군 등) ③ 저혈당 ④ 요독증 ⑤ 전해질 이상(저칼슘, 저마그네슘, 고나트륨 등) ⑥ 피리독신(pyridoxine, 비타민 B_6) 의존증
중독 · 약물	① 중독(납, 비소, 리튬 등) ② 약물(알코올의 중단, 바르비탈계의 중단)
기타	① 열성경련 ② 해리성(전환성) 장애(히스테리) ③ 고혈압성 뇌증

[표 5-6] 경련의 원인

경련에 대한 대처

1) 전신성 강직간대경련

대부분 처치를 필요로 하는 것이 전신성 강직간대경련이다.

- 강직기 : 의식이 소실되어 쓰러져 이를 악물고 몸통과 사지의 근육을 단단하게 강직시킨다. 호흡은 흡기에 멈춰 있다.
- 간대기 : 사지의 율동적인 굴신운동이 나타난다. 주기는 점차 길어(늦어)진다.

간대기가 끝날 때까지 기본적으로 호흡은 정지되어 있다. 경련 후의 최초의 호기(exhalation)에서 기도내 분비액이 밀려나오기 때문에 거품을 내뿜고 있는 것처럼 보인다. 일반적으로 경련에 의해 뇌가 이상 흥분이 되면 산소 소비량이 증가하는데 이것이 보충되지 않으면 젖산산증이 발생하며, 또한 신경세포가 파괴된다.

뉴퀴놀론계 항생물질과 NSAIDs의 병용으로 경련의 역치가 낮아진다는 것은 잘 알려져 있다.

V

2) 경련중첩증

경련에서 문제가 되는 것은 물론 쓰러졌을 때의 외상도 중요하지만, 1)에서 기술한 것처럼 저산소뇌증이 발생하는 것이다.

특히 경련이 30분 이상 계속되거나 경련발작이 발작과 발작 사이에 의식회복 없이 반복되어 일어나는 경련중첩 상태에서는 호흡부전 및 뇌의 산소 소비 증가가 계속되므로 신속한 처치가 필요하다.

3) 경련에 대한 대처

(1) 경련을 하다가 멈추었을 때

일상에서 경험하는 것은 대부분 이 경우이다. 급히 달려가도(또는 급하게 반송해도) 이미 경련은 멈춰 있고 입 주변에 분비물이 묻어 있는 의식이 몽롱한 환자가 누워 있는 경우가 많다. 경련 직후는 호흡이 불안정한 경우가 많으므로 감시하면서 장시간 작용이 지속되는 항간질제(phenytoin이나 phenobarbital)를 투여하고 원인을 찾는다.

(2) 경련중첩상태일 때

뇌세포, 그리고 생명유지를 위해 최대한 신속하게 대처한다.

① 경련의 중지

혈관을 확보하여 diazepam을 천천히 정맥주사한다. 근육주사로는 늦다.

② 기도 확보

최소한 기도의 흡인 · 산소투여가 필요하다. 의식이 없어서 설근/혀뿌리 침하를 초래하기 쉽기 때문에 airway 등을 이용하는 것이 안전하다. 경련이 멈추지 않거나 또는 멈추더라도 바로 다시 일어나는 경우에는 삽관하여 인공호흡기를 준비한 다음 정맥마취제(호흡억제력 있음)를 사용한다.

③ 뇌파의 정상화

①, ②에서 겉으로 보기에는 경련이 멈추었다고 해도 뇌의 이상 흥분이 지속되고 있으면 신경세포의 파괴가 진행되고 있는 것이다. 뇌파가 진정될 때까지 항간질제, 정맥마취제를 투여한다.

④ **뇌부종에 대한 대책**

경련중첩상태에서는 반드시, 어느 정도의 저산소뇌증에 빠져 있기 때문에 뇌부종이 일어난다. 방치하면 두개내압 항진에서부터 여러 가지의 2차적인 장애가 발생하기 때문에 글리세롤 등을 사용하여 뇌부종을 개선시키도록 한다.

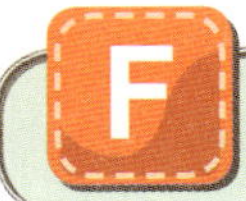

F 수막자극 증상

수막은 가장 바깥층으로부터 경질막, 지주막, 연질막의 순서로 이루어져 있다.

경질막과 지주막/거미막의 사이가 경막하공간/경질막밑공간, 지주막과 연질막의 사이가 지주막하공간/거미막밑공간이다. 지주막하공간은 뇌척수액이 채우고 있다. 수막자극 증상은 이 수막, 뇌척수액에 출혈 · 감염 또는 견인 등의 자극에 의해 발생한다. 대표적인 것에는 다음과 같은 것들이 있다.

1. 경부경직/목경직 (그림 5-2)

염증, 출혈 등에 의해 자극성이 증가되었을 때, 머리를 앞으로 구부리면 매우 아픈 느낌을 받는다. 그것이 괴롭기 때문에 사람들은 머리가 앞으로 굽어지지 않도록 근육을 경직시키는 것이다. 이러한 일종의 방어반응이 경부경직이다.

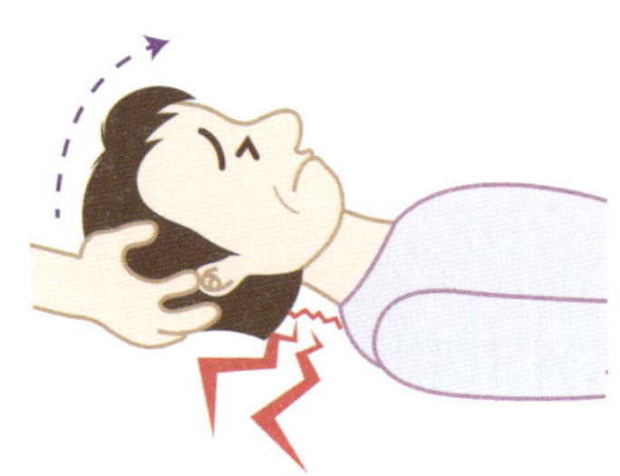

• 똑바로 누운 자세에서 머리를 앞으로 구부리게 하면 저항이 있다.

[그림 5-2] **경부경직/목경직**

2. Kernig 징후 (그림 5-3)

똑바로 누운 자세에서 고관절/엉덩관절을 구부려 종아리를 수동적으로 들어올리고, 무릎을 펴려고 하면 무릎이 구부러지고 저항이 있으며 통증이 동반된다(수막자극에 의해 무릎의 굴근/굽힘근이 연축되기 때문이다).

3. Brudzinski 징후 (그림 5-4)

똑바로 누운 자세에서 환자의 머리를 굽히게 하면 고관절과 슬관절이 자동적으로 굽혀진다. 소아인 경우에 검사하기 쉬운 징후이다.

4. 두통

반드시 발생하는 증상이다.

수막의 혈관투과성이 자극에 의해 증가되어 부종을 발생시키고, 그 결과 bradykinin, serotonin, histamine 등 통증 유발물질이 생성, 유리되는 것이 두통의 원인이다.

수막자극 증상은 뇌출혈, 뇌종양 등에서도 나타나지만 대부분은 지주막하출혈과 수막염에서 나타나므로 수막자극 증상이 나타났을 때에는 CT로 지주막하출혈을 확인하고 뇌척수액검사로 수막염을 확인한다.

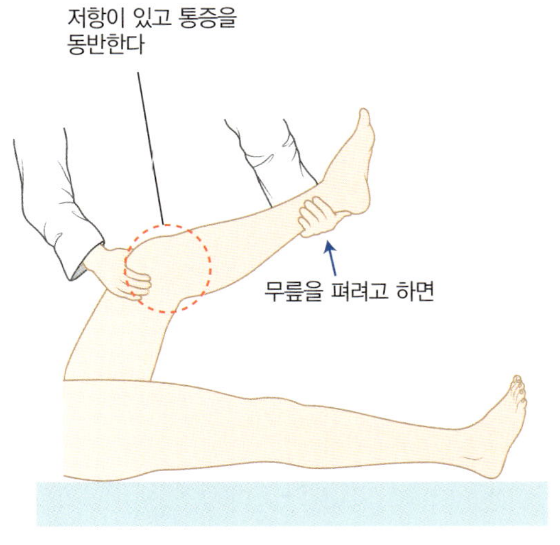

[그림 5-3] Kernig 징후

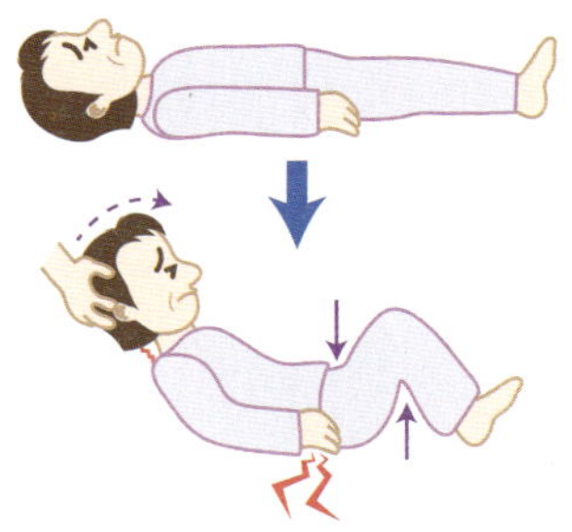

[그림 5-4] Brudzinski 징후

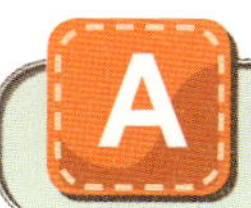

검사

A 뇌척수액 검사

뇌척수액의 생리

1. 생산부위와 양

측뇌실맥락총/가쪽뇌실맥락얼기에서 뇌척수액(cellebrospinal fluid ; CSF)의 대부분이 생산된다. 하루에 500mL 정도 생산되며 또 같은 양이 흡수된다. 요약하면 다음과 같다.

① 생산부위

- 측뇌실맥락총/가쪽뇌실맥락얼기(대부분)
- 뇌실상의세포 신경세포

② 생산량(=흡수량)

- 500mL/일(0.35mL/분)

③ 존재량

- 100~150mL(성인)

④ 분포

- 척수지주막하공간 75~80mL
- 소뇌연수조/소뇌숨뇌수조 25~30mL
- 측뇌실/가쪽뇌실 10~15mL
- 제3 · 4뇌실 5~10mL

2 뇌척수액 검사의 방법과 금기

1. 검사의 목적

뇌척수액(CSF)의 상태를 검사하기 위해(단백질 · 당 · 세균 등) 실시한다. 또한 CSF의 압력을 검사하는 것도 중요하다.

2. 검사의 종류

① **요추천자(lumbar puncture)**
가장 일반적인 방법이다.

② **후두하/뒤통수밑 천자**
위험이 크기 때문에 그다지 이용되지 않는다.

③ **뇌실천자**
뼈에 구멍을 뚫거나(성인) 또는 대천문/앞숫구멍(유아)에 바늘을 찌른다.

3. 요추천자 방법

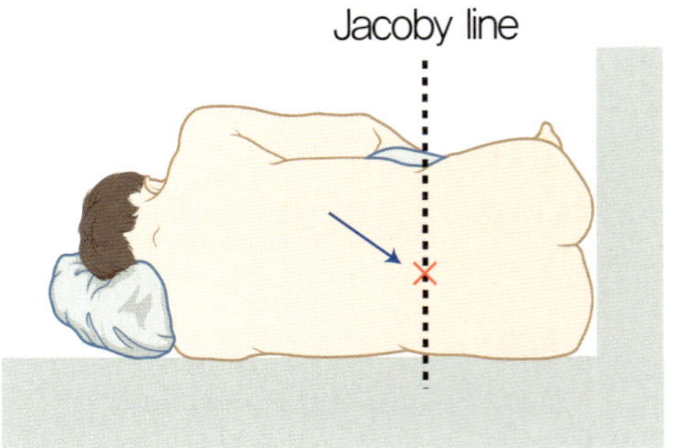

[그림 6-1] Jacoby line

① 옆으로 눕히고 척주를 수평이 되게 한다.
② 극돌기/가시돌기 사이를 벌리기 위해 무릎을 껴안고 "새우"와 같은 자세를 취하게 한다.
③ isodine® 등으로 넓게 소독하고 국소마취를 한다(모두 무균처리).
④ 양쪽 장골능선/엉덩뼈능선의 위모서리를 연결하는 선은 Jacoby line(**그림 6-1**)이라 하고, 척주 위의 교차점이 대략 L_4의 가시돌기가 되는데 이 부근을 천자한다(**그림 6-2**). 소아는 척수가 좀 더 아래부분까지 있으므로 1추체 밑으로 조금 이동시킬 필요가 있다.
⑤ 바늘이 황색인대에 닿으면 탄력성이 강한 저항을 느끼고, 더욱 찔러 넣으면 경질막이 파손되어 갑자기 저항이 없어진다(바늘은 5~6cm 들어간다). 거기에서 안쪽 대롱을 빼면 뇌척수액이 나온다.

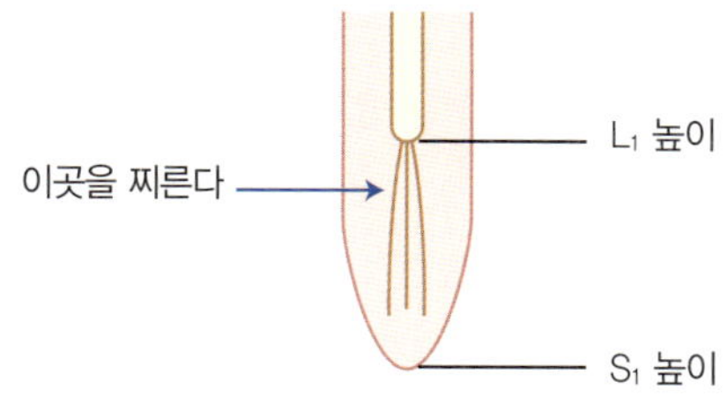

[그림 6-2] 마미/말총

4. 검사 후의 주의

검사, 채취 후에는 천자 부위를 보호하고 끝내지만, 채취 후 1일 정도는 머리를 낮게 하고 안정해야 한다.

수압이 저하되어 있기 때문에 만약 일어나면 천자후 두통이 발생하는 경우가 있다.

VI

5. 금기

1) 종양, 농양 등에 의해 두개내압 상승이 확실한 경우

안저에 유두부종이 보이지 않는지, 두통, 오심, 고혈압 등이 없는지를 확인한 후 시행한다.

2) 바늘을 삽입하는 피부에 감염증이 있을 경우(욕창 등)

감염증이 수막이나 지주막하공간에 파급될 위험이 있기 때문이다(→ 요추천자가 불가능할 때에는 후두하 천자를 실시하는 경우가 있다).

3) 출혈 경향이 높은 환자의 경우

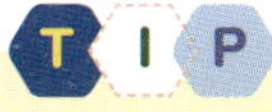

주의

"새우"와 같은 자세에서는 복압이 걸려 있어 압력이 높기 때문에 발을 펴고 긴장을 풀게 하여 안정 상태에서 측정한다. 또, 압력은 정상에서도 호흡성·맥박성의 동요가 있다(10mmH_2O 이하의 변동). 기침으로 40mmH_2O, 숨을 들이켜 배에 힘을 준 상태에서 50~100mmH_2O 상승하지만, 정상이라면 곧 원래대로 돌아온다(뇌척수액은 정맥에 흡수되기 때문에 정맥환류의 압력이 관여한다. 기침 → 흉강내압의 상승 → 정맥환류의 정지 → 뇌척수액압의 상승).

반대로 뇌척수액압이 낮을 때에는 임상적으로 그다지 문제가 되지 않는다. 만일 뇌척수액의 흐름이 어딘가에서 저지당하면 요추천자는 저지당한 장소보다도 아래쪽에서 실시되므로 외견상으로는 뇌척수액압이 내려간 것처럼 보일 수 있다.

B CT Computed tomography

CT는 신경 중에서도 뇌척수액 검사와 함께 임상에서 매우 중요한 항목이다. 그렇다면, CT(comput〈eriz〉ed tomography)란 과연 무엇인가. CT란 한 마디로 신경방사선학적 검사법의 하나이다.

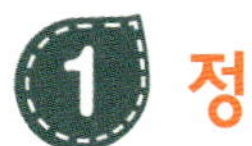 정상 소견

1. 정상 소견에서의 X-선 흡수

CT에서는 뇌실은 검고 뼈는 하얗게 찍힌다. 주의해야 할 것은 백색질과 회색질의 관계이다. 백색질 쪽이 더 검게 찍힌다(**그림 6-3**).

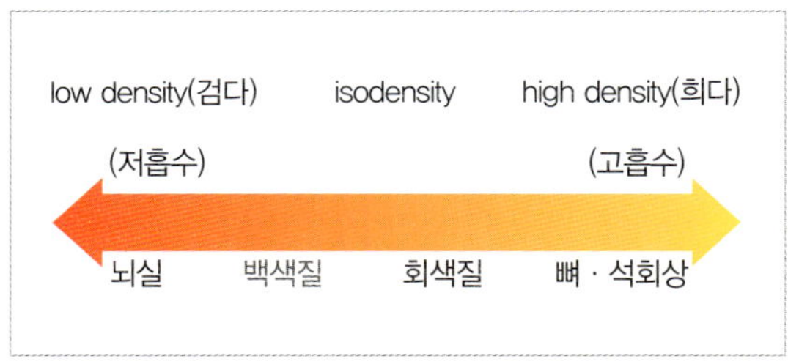

[그림 6-3] 흡수역의 차이

2. CT에 필요한 해부학

CT는 뇌의 수평단면을 묘사한다. 그 경우 기준이 되는 수평면이 하나 있어야 하는데 그것이 안와외이도선/눈확귓구멍선(orbitomeatal line : OML)이라 불리는 기준선이다. 이 선에 평행으로 단층면이 찍힌다. 각 단층면에 어떠한 뇌 부위가 찍히는지 **표 6-2**에 나타냈다.

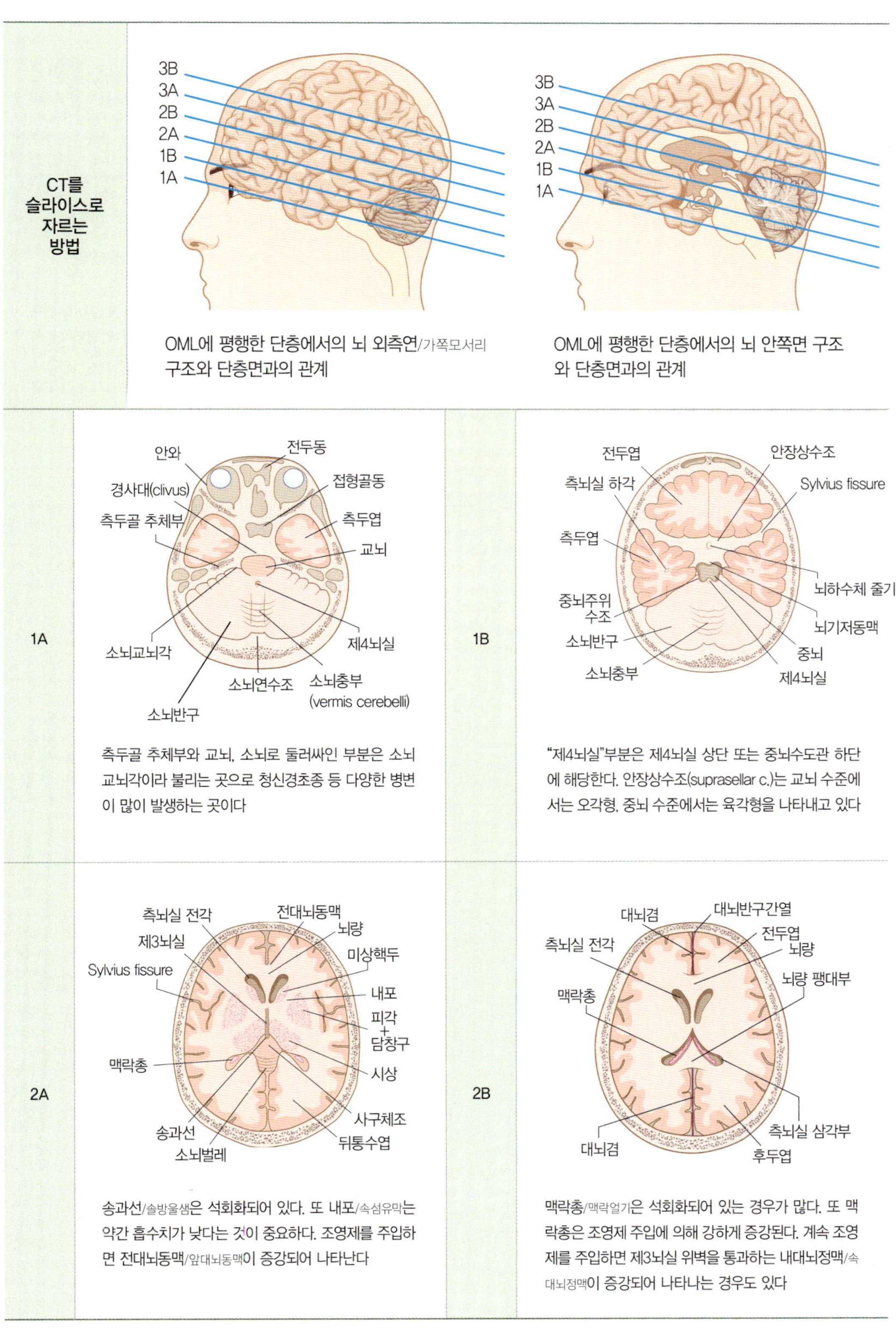

OML에 평행한 단층에서의 뇌 외측연/가쪽모서리 구조와 단층면과의 관계

OML에 평행한 단층에서의 뇌 안쪽면 구조와 단층면과의 관계

측두골 추체부와 교뇌, 소뇌로 둘러싸인 부분은 소뇌교뇌각이라 불리는 곳으로 청신경초종 등 다양한 병변이 많이 발생하는 곳이다

"제4뇌실"부분은 제4뇌실 상단 또는 중뇌수도관 하단에 해당한다. 안장상수조(suprasellar c.)는 교뇌 수준에서는 오각형, 중뇌 수준에서는 육각형을 나타내고 있다

송과선/솔방울샘은 석회화되어 있다. 또 내포/속섬유막는 약간 흡수치가 낮다는 것이 중요하다. 조영제를 주입하면 전대뇌동맥/앞대뇌동맥이 증강되어 나타난다

맥락총/맥락얼기은 석회화되어 있는 경우가 많다. 또 맥락총은 조영제 주입에 의해 강하게 증강된다. 계속 조영제를 주입하면 제3뇌실 위벽을 통과하는 내대뇌정맥/속대뇌정맥이 증강되어 나타나는 경우도 있다

[표 6-2] 뇌의 CT 단층면①

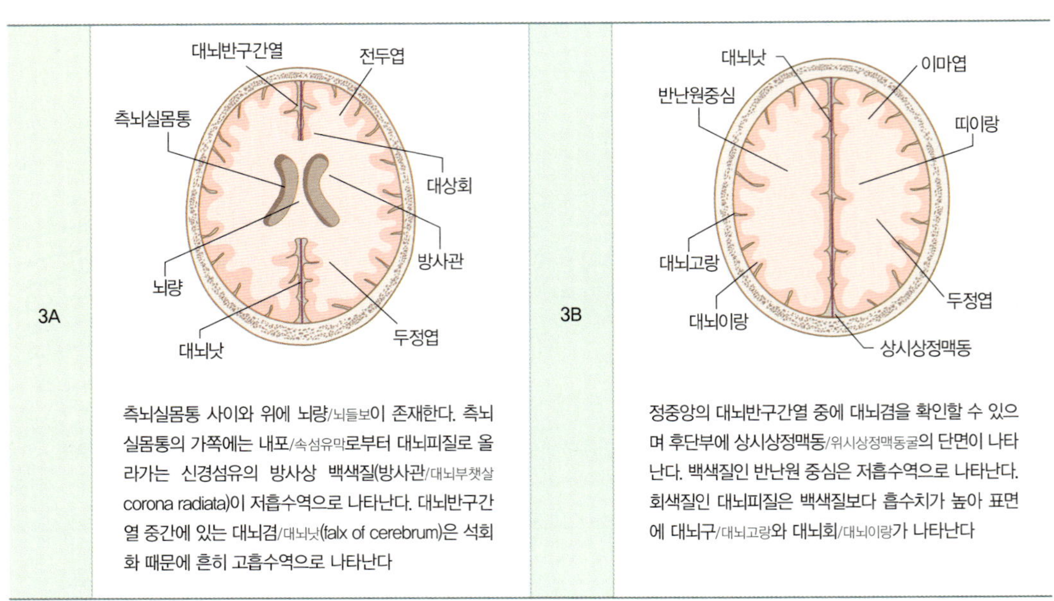

3A	측뇌실몸통 사이와 위에 뇌량/뇌들보이 존재한다. 측뇌실몸통의 가쪽에는 내포/속섬유막로부터 대뇌피질로 올라가는 신경섬유의 방사상 백색질(방사관/대뇌부챗살 corona radiata)이 저흡수역으로 나타난다. 대뇌반구간열 중간에 있는 대뇌겸/대뇌낫(falx of cerebrum)은 석회화 때문에 흔히 고흡수역으로 나타난다
3B	정중앙의 대뇌반구간열 중에 대뇌겸을 확인할 수 있으며 후단부에 상시상정맥동/위시상정맥동굴의 단면이 나타난다. 백색질인 반난원 중심은 저흡수역으로 나타난다. 회색질인 대뇌피질은 백색질보다 흡수치가 높아 표면에 대뇌구/대뇌고랑와 대뇌회/대뇌이랑가 나타난다

[표 6-2] 뇌의 CT 단층면②

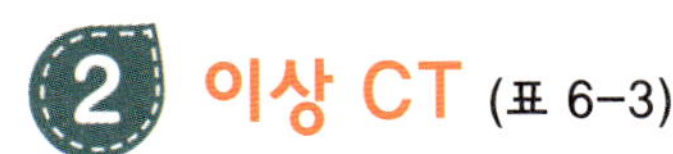

2 이상 CT (표 6-3)

뇌 위축 시	알츠하이머병 (Alzheimer disease)	전체적인 대뇌피질 위축이 나타난다.
	픽병(Pick disease)	대뇌피질, 특히 전두엽·측두엽이 심하게 위축되는 것이 특징이다.
	만발성 피질소뇌위축증 (late cortical cerebellar atrophy ; LCCA)	소뇌의 위축 때문에 대조, 소뇌교각조 등의 확대가 나타난다.
	척수소뇌변성증/올리브다리소뇌위축증 (olivopontocerebellar atrophy : OPCA)	소뇌 반구와 교뇌 배쪽에 고도의 위축이 나타난다. 그 때문에 뇌수조(cistern), 제4뇌실의 확대가 나타난다.
기타	수두증/물뇌증	뇌척수액의 저류에 의한 뇌실 확대가 나타난다.
	헌팅톤 무도병 (Huntington's chorea)	미상핵 머리의 위축에 의해 측뇌실 전각이 확대된다.
	다발경화증	뇌실 주변에 플라크(plaque, low density)가 생기기 쉽다.
	결절경화증	뇌실 상피 아래에 석회화상이 보이는 것이 특징이다.
	좁쌀결핵	증강(enhance)하면 균일한 크기의 흰색 점이 많이 보인다.

[표 6-3] 그 외의 이상 CT 소견

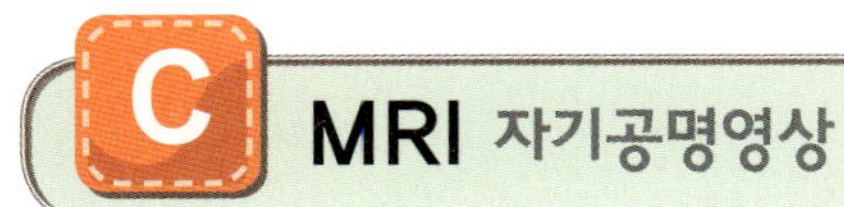

C MRI 자기공명영상

1 CT와의 차이점

MRI(magnetic resonance imaging)는 CT와 함께 강력한 영상진단 도구의 하나이다. CT와 비교하면 다음과 같은 이점이 있다.

① 뼈의 허상(artifact)이 없기 때문에 후두개와/뒤머리뼈우묵에 존재하는 뇌종양 병변 등 CT로는 찍기 힘든 부분도 잘 나온다.
② 뇌경색 등의 폐쇄성 뇌혈관 병변은 발병 초기에 CT에서는 검출되기 힘든 데 비해 MRI에서는 발병 수시간 후와 초기에 발견할 수 있다.
③ 작은 뇌경색이나 MS의 탈수반 등 5mm 이하의 작은 병변도 검출이 가능하다.
④ 수평면뿐만이 아니라 관상면, 시상면의 영상을 얻을 수 있다.

따라서 MRI가 많이 사용되는 경우는 뇌종양, 뇌경색, 다발경화증이다.

각론

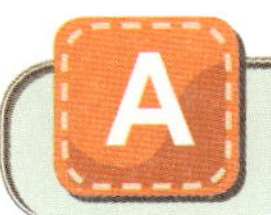

VII 뇌혈관질환

A 총론

뇌혈관질환(cerebrovascular disease : CVD)에 의한 증상과 치료의 근거가 되는 이론을 이해하기 위해서는 뇌순환의 해부와 생리에 관한 지식이 필요하다.

VII

1 뇌혈관의 해부

1. 동맥계의 주행

우총경동맥/오른온목동맥(right common carotid a.)은 완두동맥/팔머리동맥(brachiocephalic a.)에서 시작되고 좌총경동맥/왼온목동맥(left common carotid a.)은 대동맥궁(aortic arch)에서 시작되며, 척추동맥(vertebral a.)은 쇄골하동맥(subclavian a.)에서 나온다**(그림 7-1)**. 또, 뇌는 2개의 동맥계(내경동맥〈internal carotid a.〉, 뇌기저동맥〈basilar a.〉)에 의해 영양을 공급받는다.

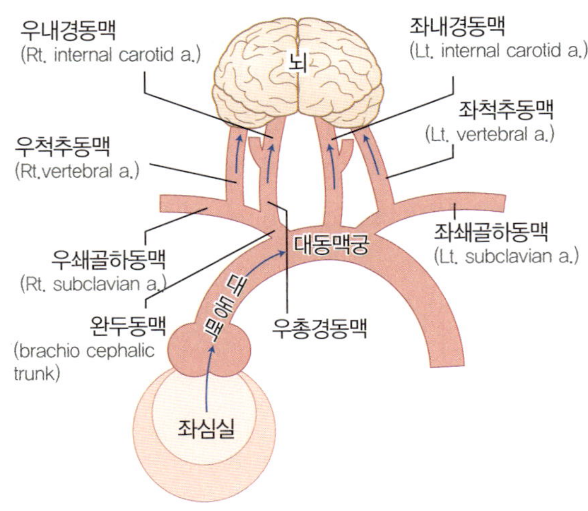

[그림 7-1] 동맥계의 주행

2 뇌순환의 생리

뇌기저부의 해부학에서 벗어나 뇌순환의 생리학에 대해서 살펴보자. 건강한 성인의 뇌 혈류량은 50~60mL/100g 뇌/분(성인의 뇌는 약 1,500g이므로 약 750mL/분)이고, 뇌 산소소비량은 3.3~3.6mL/100g뇌/분(약 50mL/분)이며, 대개 나이가 들면서 감소되어 간다. 우선은 이 뇌혈류를 조절하는 인자에 대해서 살펴보기로 하자.

1. 신경조절인자

뇌순환에서 중요한 것은 생리적인 혈압변동에 대해서 자동조절기능(autoregulation)이 작용하고 있다는 것이다. 즉, 혈압에 대응해서 혈관이 수축하거나 확장하거나 하면서 혈압의 변동에 대해 뇌혈류를 일정하게 유지하려고 한다.

2. 화학조절인자

뇌순환 조절에는 또 하나, 뇌 대사의 변화에 대한 화학조절이 있다. 이것은 즉, CO_2와 그에 따른 pH 변화와 같은 대사적인 요인에 의한 혈관 긴장의 조절이다. 구체적으로는 뇌의 기능이 항진하여 대사가 활발해지면 CO_2의 생산이 높아진다. CO_2는 혈관을 확장시키는 작용을 하기 때문에 혈류를 증가시킨다. 뇌로 가는 혈류가 증가함으로써 수요에 맞추어 산소를 뇌로 보낼 수가 있다.

3 뇌혈관질환의 정의

뇌혈관질환(CVD : cerebrovascular disease)이란 뇌혈관 자체에 병적 과정이 일어나는 모든 병태의 총칭이다. 병적 과정이란 혈관이 막혔거나 찢어졌거나 새거나 하는 상태를 모두 통틀어 말하는 것이다. 뇌혈관질환에는 뇌경색, 뇌색전, 뇌내출혈, 지주막하출혈(subarachnoid hemorrhage : SAH), 동정맥기형(arteriovenous malformation : AVM), 모야모야병 등의 질환이 포함된다.

특히, 뇌혈관질환의 증상으로서 급격하게 국소적인 신경증상이 나타나는 것을 뇌혈관발작(cerebrovascular stroke)이라고 한다.

뇌혈관질환의 병태생리

뇌혈관질환 병태의 중심이 되는 것은 다음과 같다.

① 뇌순환의 이상(허혈 · 출혈에 의한 뇌대사장애)
② 뇌순환 조절기전의 장애(autoregulation의 장애, CO_2 반응성의 장애)

뇌혈관질환(CVD)에 의해 뇌 혈류량이 감소하면 충분한 산소를 얻을 수 없기 때문에 우선, 뇌대사에 이상을 초래한다. 산소부족에 빠진 뇌에서는 혐기적 당분해에 의해 어떻게든 지탱해 나가려고 하지만 그것도 오래 가지 않는다.

차츰 젖산 산증의 상태가 되어 pH가 저하되고 장애를 받지 않았던 혈관도 확장된다. 혈관확장이 증가하면 뇌부종을 일으키게 되는데 뇌부종은 전신에 생기는 부종과는 달리 다음과 같은 특수성을 가지고 있다.

• 뇌의 체액 영역에서는 세포외액이 적다.

	뇌	몸체
세포외용적(ECF)	20%	30%
세포내용적(ICF)	80%	70%

[표 7-1] 체액의 용적

• 뇌는 두개골로 둘러싸여 있다.

즉, 뇌에 부종이 생기면 팽창된 체적을 감당할 수 없다. 따라서 뇌의 부종에서는 "다리의 부종" 등 전신성 부종과는 달리 세포외액뿐만 아니라 세포내액도 증가하는 특수성이 발생한다. 이것은 신경세포내의 환경에 큰 영향을 미치는 것을 의미한다. 또 한정된 공간 안에 물이 고임으로써 두개내압의 상승을 초래한다.

이상과 같이 대뇌반구의 혈종이나 광범위한 부종이 생기면 두개내압(intracranial pressure ; ICP)이 상승하는데, 이것이 계속 진행되면 뇌탈출(brain hernia)이 유발된다.

뇌탈출은 뇌간장애와 의식장애의 악화를 초래하고 진행되면 뇌사를 일으킨다. 뇌부종은 1주일이 고비로서, 이 기간의 대처가 생명예후를 결정한다.

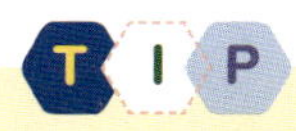

뇌졸중이란?

우리가 흔히 사용하는 뇌졸중(cerebral apoplexy)이란 말은 어원적으로는 뇌의 순환장애에 의해 "갑자기" 쓰러져 의식장애가 나타나고 편마비도 동반하는 증후군을 가리키지만 뇌혈관질환(CVD)과 같은 의미로 사용되는 경우가 많으므로 뇌혈관 질환을 통틀어 뇌졸중이라고 생각하면 된다.

5 뇌혈관질환의 위험인자

뇌혈관질환의 위험인자에는 역학적 인자와 교정 가능한 인자가 있다.

역학적 인자에는 나이, 성별, 인종, 지역적 차이, 가족력 등이 있다.

교정 가능한 인자로는 흡연, 음주, 고혈압, 당뇨, 고지혈증, 고호모시스테인혈증, 경구피임제, 임신, 편두통, 뇌졸중 과거력, 일과성 뇌허혈(TIA), 심방세동, 심부전, 항응고치료 등이 있다.

뇌혈관질환의 증상

1. 발병의 양상

급격하게 증상이 나타나기 때문에, 대부분 문진으로 발병시기를 알 수 있으며, **그림 7-2**와 같이 증상이 나타나는 형태와 양상만 보아도 어느 정도 병의 종류를 분류할 수가 있다.

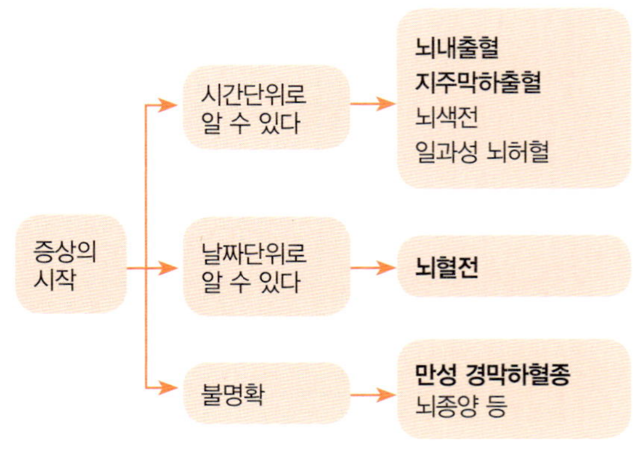

[그림 7-2] 발병의 양상과 원인질환

2. 뇌의 국소신경증상 Focal sign

뇌혈관이 파손되거나 막힌 경우, 결국 혈액은 뇌로 갈 수 없게 된다. 뇌로 혈액이 가지 않으면 뇌는 장애를 받는다. 장애를 받은 부위에 따라 증상도 각기 다르게 나타나는데, 국소적인 장애에 의한 이러한 뇌의 증상을 "국소신경증상(focal sign)"이라고 한다.

뇌내출혈, 뇌경색 모두가 국소신경증상을 나타내는데, 특히 뇌내출혈의 경우는 혈종에 의한 ICP 상승으로 초래되는 증상이 가세하기 때문에 두통과 의식장애 등이 나타난다.

또 SAH(지주막하출혈)는 뇌가 광범위하게 장애를 받기 때문에 격렬한 두통, 의식장애, 수막자극 증상이 나타나지만, 반대로 국소신경증상은 보통 나타나지 않는다.

3. 의식장애

- 뇌간과 시상의 손상
- 대뇌의 광범위한 장애

이 두 가지로 인해 의식장애에 빠진다. 전자는 돌발적으로, 후자는 병소의 진행과 함께 서서히 의식장애가 심해지는 것이 특징이다. 각각의 예로서 교뇌출혈(potine hemorrhage)과 광범위한 지주막하출혈(SAH)을 들 수 있다.

4. 증상의 시간적 추이

뇌혈관질환(CVD)에 의한 국소증상은 1분 이내에 완성되는 것, 수 분~수 시간에 걸쳐 진행되는 것, 2~3일에서 수일에 걸쳐 진행되는 것 등 여러 가지가 있다. 또, 증상이 완성된 후에도 치명적이지 않으면 점차 회복된다. 1주일 이상 수 주일에 걸쳐 서서히 진행되는 것은 뇌혈관질환(CVD)이 아닌 경우가 많다. 이러한 경우에는 뇌종양 등을 의심해 보아야 한다.

VII

5. 기타 증상

1) 두통

두통은 뇌출혈 · 뇌경색의 20~30%에서 발생한다. 특히 소뇌출혈에서는 높은 비율로 발생하며, 또 SAH에서는 격렬한 두통이 발생한다.

2) 현기증

전정신경계와 소뇌의 장애에 의해 발생한다.

3) 구토

ICP 항진, 뇌수막자극, 뇌간장애 등이 원인으로 발생한다.

4) 경련발작

대뇌피질을 광범위하게 침범하는 뇌경색, 뇌내출혈, 지주막하출혈 등이 원인으로, 발작 후 3일 이내에 발생한다.

6. 기초질환

뇌혈관질환의 대부분은 기초질환을 가지고 있다. 예를 들어 고혈압, 당뇨병 등을 이러한 기초질환으로 들 수 있다.

7 뇌혈관질환의 치료

1. 급성기의 치료

지금까지 서술해 온 뇌혈관질환의 병태생리를 요약하면 **그림 7-3**과 같다. 이 그림을 보면 알 수 있듯이 급성기에는 뇌부종(뇌압 상승)이 치명적인 영향을 미친다. 더욱이 뇌부종은 호흡순환장애와 체액균형장애 등 전신상태의 악화에도 관여한다. 여기에 폐렴 등 감염증이 동반되면 전신의 증상은 점점 더 악화된다. 따라서 급성기의 치료는 뇌뿐만 아니라 전신성으로 진행시킬 필요가 있다. 그 내용을 간단히 정리하면 다음의 두 가지이다.

- 뇌부종에 대한 치료
- 전신상태(vital sign)의 관리

1) 뇌부종에 대한 치료

뇌부종은 3~4주일 지나면 자연히 개선되지만 급성기의 악화인자로서, 1주일 이내의 치료가 생명예후를 좌우한다.

고장액 요법은 뇌부종에서 가장 먼저 선택해야 할 치료법이다. 고장액은 삼투압차에 의해 세포 밖에 고인 부종액을 혈관내로 끌어들이는 작용을 하는데, 그러기 위해서는 다음의 두 가지 약제가 이용된다.

- 20~25% D-만니톨(mannitol) : 생체내에서 대사되지 않는다.
- 10% 글리세롤(glycerol) : 생체내에서 대사된다.

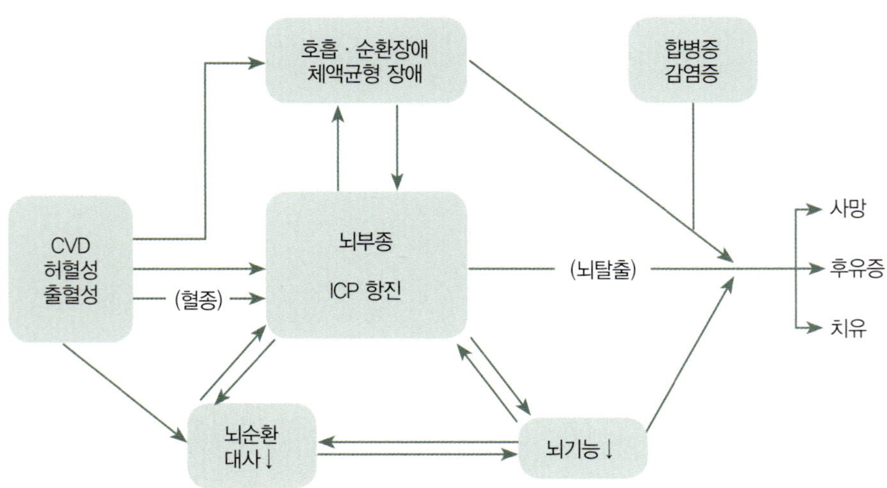

[그림 7-3] 뇌혈관질환의 병태생리

Rebound 현상(반동현상)

고장액 요법을 쓸 때, 반동현상(rebound phenomenon)이 문제가 되는 경우가 있다. 이것은 고장액 투여 후 두개내압에 반동이 일어나는 현상이다. 정맥주사를 맞고 있을 때에는 혈관 내 삼투압이 높기 때문에 부종액을 혈관내로 끌어들일 수 있지만 시간이 경과하면 서서히 D-만니톨과 글리세롤이 혈액뇌장벽을 지나 뇌내로 이행하여, 이것이 오히려 뇌조직 내로 물을 끌어들이기 때문에 발생한다.

2) 전신상태 Vital sign 의 관리

① 혈압

심한 고혈압은 혈액뇌장벽을 파손시켜 뇌부종을 악화시키고, 반대로 저혈압은 허혈부의 혈류를 저하시켜 저산소 상태를 악화시킨다. 따라서 뇌허혈 시에 적합한 혈압을 정하는 일은 매우 어렵다. 고도의 고혈압(200mmHg 이상) 또는 저혈압(100mmHg 이하)을 없애기 위해 함부로 혈관작용제를 사용하는 것은 삼가야 하며, 이보다는 차라리 ICP 항진의 개선에 의해 혈압의 정상화를 꾀하는 것이 좋은 치료라고 할 수 있다.

② 호흡

저환기 상태에서는 고CO_2혈증이 발생하므로 뇌혈관을 확장시킨다. 이것은 뇌부종을 악화시키며, 또 ICP를 상승시키는 원인이 된다. 따라서 저환기가 되지 않도록 치료할 필요가 있다. 반대로, 심한 과다환기($PaCO_2 < 20mmHg$)는 뇌혈류 저하에 의해 저산소상태를 증강시킨다. 따라서 $PaCO_2$를 25~30mmHg 정도로 유지하는 것이 이상적이라고 할 수 있다. 즉, 약간 과다환기라고 할 정도의 호흡을 유지시키는 것이 이상적이다.

2. 만성기의 치료

급성기의 치료는 뇌혈관질환에서 거의 공통적이지만, 만성기에는 각 질환에 맞추어 약물요법과 기초질환(고혈압, 당뇨병 등) 관리를 잘 해야 한다. 재발 예방을 위해 혈관외과에서 수술을 하는 경우도 있다.

8 뇌혈관질환의 후유증

뇌혈관질환이 발병한 사람에서는 급성기를 지난 후에도 어떤 증상이 남는 경우가 많다. 기능의 회복과 유지를 위해서 재활치료가 중요하다(**그림 7-4**).

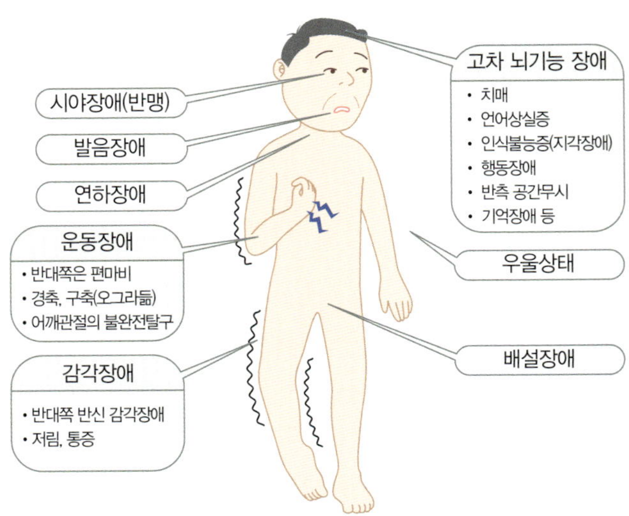

[그림 7-4] **뇌경색의 후유증**

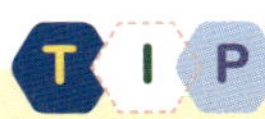

뇌혈관질환에 스테로이드는 사용하지 않는다.

스테로이드 요법은 뇌혈관질환(CVD)에 의한 뇌부종보다 오히려 뇌종양에 동반되는 부종에 유효하다고 알려져 있다.

그 작용 기전으로서는,

- 혈액뇌장벽 또는 세포막의 안정화 작용
- 세포막으로부터 아라키돈산 유리억제
- 뇌척수액 생산의 억제

등을 생각할 수 있다. 뇌혈관질환으로 인한 뇌부종에 사용되는 스테로이드의 효과에 대해서는 찬반양론이 있는데, 현재는 감염성 증가, 당뇨병, 비케톤성 당뇨병성 혼수, 소화관 출혈 등, 유익하지 못한 면이 조장된다고 하여 그다지 사용되지 않는다.

뇌졸중 핵심정리

병태생리로 보는 뇌졸중

뇌졸중은 뇌동맥이 손상되어 뇌조직에 허혈현상이 일어나 뇌기능이 손상되는 증상이다. 뇌출혈로 인한 뇌졸중은 뇌혈관의 탄력성 감소로 파열된다. 우리가 흔히 사용하는 뇌졸중(cerebral apoplexy)이란 말은 어원적으로는 뇌의 순환장애에 의해 "갑자기" 쓰러져 의식장애가 나타나고 편마비도 동반하는 증후군을 가리키지만 뇌혈관질환(CVD : Cerebrovascular disease)과 같은 의미로 사용되는 경우가 많으므로 뇌혈관 질환을 통틀어 뇌졸중이라고 생각하면 된다. 뇌혈관질환에는 뇌경색, 뇌내출혈, 지주막하출혈(subarachnoid hemorrhage : SAH), 동정맥기형(arteriovenous malformation : AVM), 모야모야병 등의 질환이 포함된다.

VII

병 인	• 고혈압, 고지질혈증, 적혈구용적율(헤마토크리트) 상승, 심혈관 질환, 흡연, 음주, 가족력, 당뇨병, 약물남용 등이 위험요인이 된다. • 죽상경화증, 혈관수축, 흡연, 고지방식이 등 → 허혈성 뇌졸중(뇌경색) • 동정맥 기형, 뇌동맥류, 고혈압 등 → 출혈성 뇌졸중(뇌출혈)
병 태	• 뇌순환의 이상 • 뇌순환 조절기전의 장애
증 상	• 의식장애, 두통, 현기증, 구토, 경련발작 • 경련, 혼수, 발열, 고혈압, 서맥 • 인지기능장애, 지남력 상실, 실어증, 실독증, 구음장애 • 편측무시증상, 반맹증, 시각장애, 청각장애 • 운동실조, 사지마비, 안면마비, 삼킴곤란, 쇠약 • 요실금, 요정체 *** 뇌졸중 후 초기에는 이완성 마비, 후기에는 근육의 수축성 기형을 동반하는 경직성 마비가 온다.**

치 료	**급성기 치료** • 뇌부종에 대한 치료 –고장액 요법(가장 먼저 선택해야 할 치료법) – 20~25% D-만니톨 – 10% 글리세롤 • 전신상태 관리 –혈압 관리: 혈관작용제를 함부로 사용하는 것은 삼간다. –호흡 관리: 저환기가 되지 않도록 주의한다. • 약물치료: 혈전용해제 등 투여 • 중재치료: 혈전제거술(Thrombectomy), 뇌동맥류 코일색전술 • 수술치료: 뇌압감압을 위한 두개절제술(Craniectomy), 뇌동맥류 수술 등 실시 **만성기 치료** • 기초질환(고혈압, 당뇨병 등) 관리 • 약물치료 : 항응고제, 항혈소판제, 항경련제, 항고혈압제, 스테로이드제, 칼슘통로차단제 등 투여 • 중재치료: 스텐트삽입술, 뇌동맥류 코일색전술 등 • 수술치료 : 동맥내막 절제술, 두개강 내외 우회술, 뇌동맥류 수술, 두개절개술 등 실시

TIP

* 허혈성 뇌졸중은 흔히 수면 중 또는 수면 후에 발병한다.
* 뇌졸중 환자가 혼수상태이며 극소동공(pin point pupil)일 때에는 뇌교를 누르는 병변이나 출혈이 있는 상태이다.

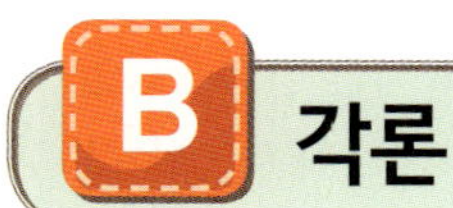

각론

뇌혈관질환(CVD)을 초래하는 각 질환에 대해서 살펴보도록 하자. 뇌혈관질환의 각 질환은 대략적으로 보면 아래와 같다.

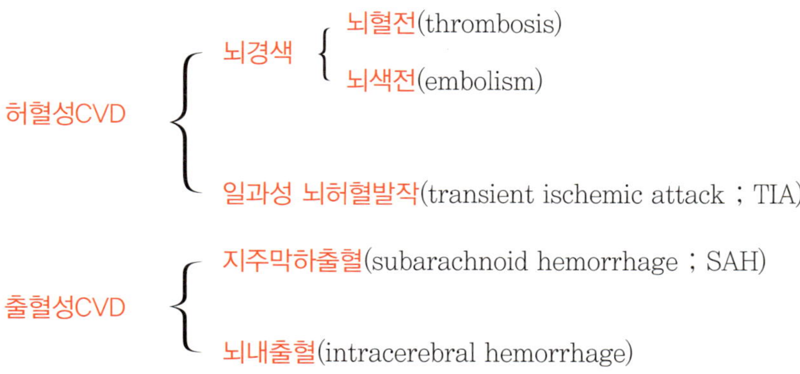

크게 구분하면 허혈성과 출혈성의 두 가지로 나뉜다. 허혈성은 혈관이 막혀 뇌로 혈액이 가지 않는 경우이고, 출혈성은 혈관이 파손되어 출혈하기 때문에 뇌로 혈액이 가지 않는 경우이다. 결국 양쪽 모두 뇌로 혈액이 가지 않음으로써 뇌가 장애를 받아 증상이 나타나는 것이다**(그림 7-5)**.

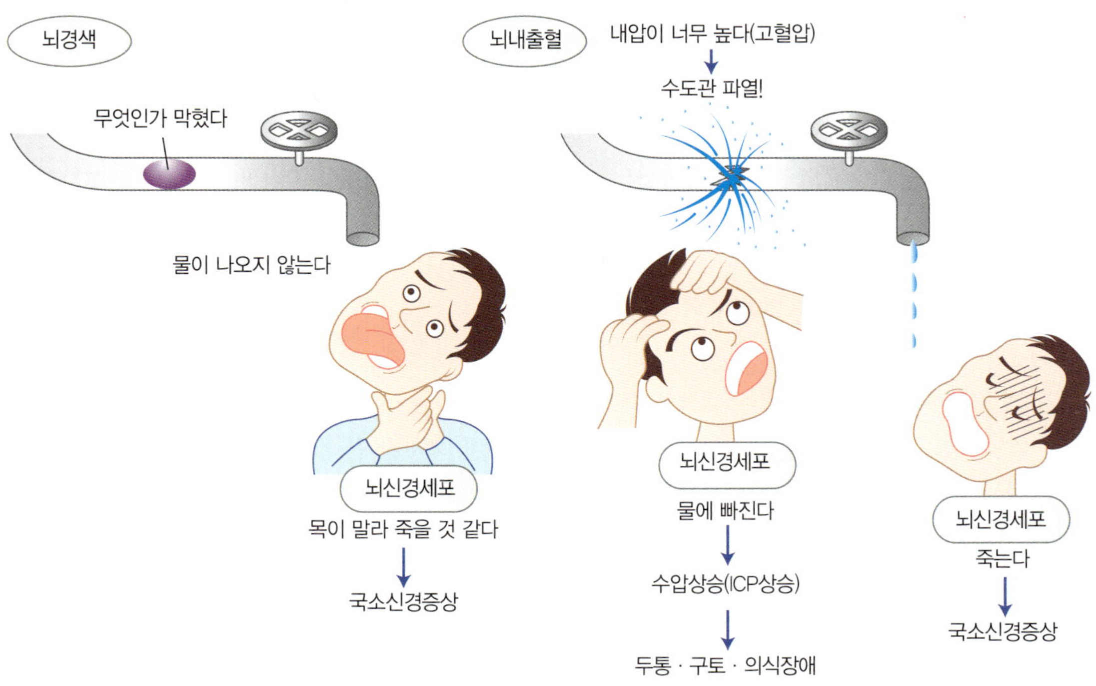

[그림 7-5] 뇌혈관질환(CVD)을 초래하는 질환

VII

그런데 이 두 가지를 임상증상으로 구별하는 것은 아주 중요하다. 갑자기 국소적인 신경증상을 나타내는 사람이 외래에 오면 우선 아래의 **표 7-2**에 요약해 놓은 감별점을 기초로 해서 양쪽을 구별해야 한다.

그럼, 허혈성 뇌혈관질환과 출혈성 뇌혈관질환에 관해 각각 자세히 살펴보기로 하자.

	뇌경색	뇌내출혈
일과성 뇌허혈발작의 선행	많다	없다
발병하는 시간	안정 시(뇌색전증에서는 활동 시)	활동 시
발병에서 최고점까지	1시간~1일	발병 직후~6시간 이내
고혈압의 기왕력	있거나 또는 없다	많이 있다
두통, 구토	거의 없다	많이 있다
경부경직	없다	가끔 있다
마비와 의식장애	마비>의식장애	의식장애>마비

[표 7-2] 뇌경색과 뇌내출혈의 차이

1 허혈성 뇌혈관질환

1. 허혈성 뇌혈관질환이란?

허혈성 뇌혈관질환의 원인에는 크게 혈전과 색전의 두 가지가 있다. 또 경동맥의 협착이나 심장정지 등에 의한 순환혈액량의 감소로 인해 말초 뇌조직으로 가는 혈액량이 감소하여 경색이 발생하는 경우도 많다(혈행 역학성).

1) 혈전성

혈전 생성의 원흉이 되는 것은 동맥의 죽상경화(atherosclerosis)이다.

죽종(atheroma)이라는 것은 혈관의 안쪽에 형성된 죽처럼 끈적끈적한 병변이다. **그림 7-6**에서는 총경동맥/온목동맥으로부터 외경동맥/바깥목동맥이 갈라지는 부근의, 바로 내경동맥/속목동맥의 기시부 근처에 생긴 동맥경화를 보여주고 있다.

이 죽상(동맥)경화가 그대로 비대해져서 혈관의 내강이 좁아져 폐쇄되는 경우도 있다(**그림 7-6-b**).

그러나 대부분의 경우에는 죽종에 혈소판이 부착하여 그곳에서 혈전이 만들어지며 그 결과 생긴 "벽재혈전(mural thrombus)"이 혈관을 폐쇄한다(**그림 7-6-c**).

또 **그림 7-6** 속의 d와 e는 혈전의 일부가 떨어져 날아가 버리거나, 죽종 그 자체의 일부가

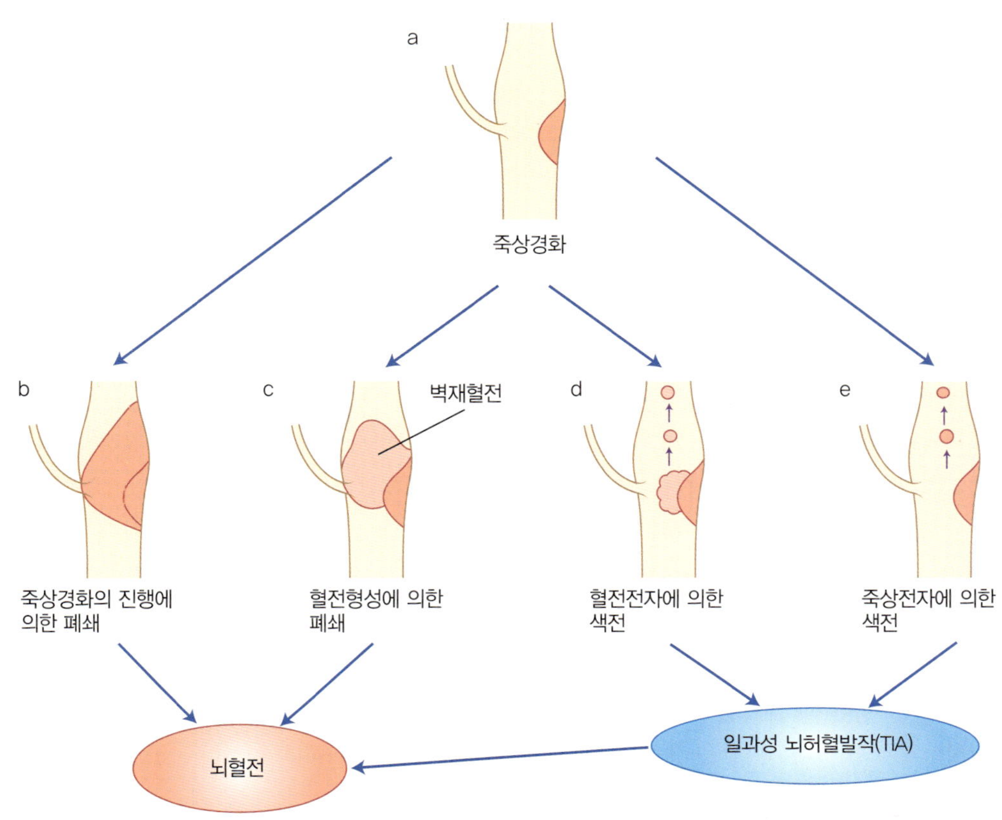

[그림 7–6] 죽상 경화의 진행에 기인하는 각종 질환

떨어져 날아가 버리는 경우이다. 이러한 경우에는 날아가 버린 전자(obturator)가 모여 하류의 혈관 부분에 쌓인다. 대부분은 그 증상이 일과성으로만 나타나기 때문에 일과성 뇌허혈발작(TIA)이라고 한다. 이러한 TIA는 뇌경색이 일어날 조짐으로 매우 중요하다.

혈전은 비교적 천천히 동맥에 협착과 폐쇄를 일으킨다. 협착이 서서히 진행된다는 것은 혈관 쪽에서 보면 만일의 경우에 대비해 측부순환로/곁순환로(collateral circulation)를 발달시키는 등의 준비를 가능하게 하는 것이다. 따라서 동맥이 완전히 폐쇄되어도 곧바로 증상이 나타나지 않고 비교적 서서히 발병하는 것이다.

뇌혈전은 어느 정도 두께의 동맥이 폐쇄되는가에 의해 다시 두 가지로 크게 나뉜다. **그림 7–5**에서는 내경동맥/속목동맥(int. carotid a.)의 기시부 부근의 동맥경화를 예로 들었다. 이렇게 심장에 가까운 굵은 동맥에 경화가 생기는 것은 동맥경화가 발생한지 얼마 지나지 않은 시점이다(그러나 보통은 몇 년이나 발생한다). 시간이 더 경과하면, 계속해서 말초의 동맥까지 죽상(동맥)경화가 진행된다. 결국 **그림 7–5**와 같은 병변이 실제로는 뇌에서 더욱 가까이에 있는 동맥에서도 발생하는 것이다. 혈전이 비교적 굵은 동맥(즉, 전 · 중 · 후대뇌동맥)에 발생하는가, 그렇지 않으면 관통동맥(뇌실질 안에 들어가 문합혈관을 갖지 않는 동맥)에 발생하는가에 따라 크게 둘로 나눈다. 전자를 죽상혈전성 경색이라 하고 후자를 열공경색증(lacunar infarction)이라고 한다.

정리해 보면 다음과 같다.

- 죽상혈전성 경색 ……굵은 동맥에 병변이 있다.
- 열공경색증 …………관통동맥에 병변이 있다.

양쪽 모두 뇌혈전이지만 일반적으로 뇌혈전증이라고 하면 죽상혈전성 경색을 가리킨다(그림 7-7).

2) 색전성

색전이란 폐쇄혈관 부위와는 다른 장소에서 생긴 전자가 그 부위에서 갑자기 혈류를 저지하는 경우를 말한다. 뇌동맥에 색전을 일으키는 원인 중 대부분은 심장 내에서 생긴 전자가 혈류를 타고 흘러가 뇌동맥을 폐쇄하는 경우이다. 판막증이나 심방세동의 좌심방벽, 심근경색의 우심실벽에서 발생하는 혈전 등이 경색의 원인이 된다.

3) 혈행역학성

심박출량을 충분히 유지할 수 없는 경우나 뇌에 혈류를 보내는 경동맥이 협착되어 뇌경색이 발생하는 경우가 있다. 이것을 혈행역학적으로 발생한 경색(hemodynamic infarct)이라고 하며, 주로 경계역 경색(border-zone infarct)의 형태를 취한다.

마지막으로 뇌혈전과 뇌색전의 차이에 대해서는 표로 정리해 놓았다(표 7-3).

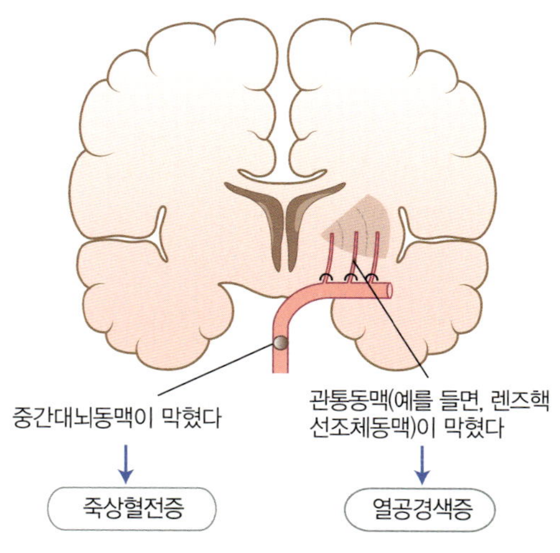

[그림 7-7] 뇌혈전증

	뇌혈전증		뇌색전증
	죽상혈전성	열공경색성	
빈도	10%	60%	30%
연령	고령자	고령자	젊은이~고령자
기초질환	고혈압, 당뇨병		심방세동, 심근경색
TIA의 선행	많다 (약 반수에서)	20%에서 발생	10%에서 발생
발병시간	안정 시	안정 시	활동 시
발병양식	서서히	돌연~서서히	돌연
의식장애	있다	없다	있다
폐쇄부위	있다	없다	있다
병소부위	경계역	기저핵	동맥지배영역 전부
급성기치료	혈전용해제, 글리세롤		urokinase
예방	아스피린, 염산티클로피딘		와파린, 아스피린

[표 7-3] 뇌경색의 분류와 각각의 특징

2. 뇌경색 Cerebral infarction

1) 뇌경색의 정의

뇌혈류가 감소하여 뇌에 불가역적 변화가 일어나는 것을 임상적으로 뇌경색(cerebral infarction)이라고 한다. 뇌경색은 그 발생 원인에 따라 다음과 같이 나누어진다.

(1) 뇌혈전

(동맥경화, 특히 죽상경화에 의한 뇌동맥의 폐쇄)

(2) 뇌색전

(주로 심장 내에 생긴 혈전으로부터 전자〈obturator〉가 흘러와서 뇌동맥을 폐쇄)

(3) 기타 원인에 의한 것

- 동맥염(결핵, 매독, 측두동맥염/관자동맥염, 결절성 다발동맥염, 전신홍반루푸스〈SLE〉, 대동맥염 증후군 등)
- 혈액질환(혈전성 혈소판감소성 자반증, 파종성(범발성) 혈관내응고 증후군〈DIC〉, 진성 다혈증)
- 경구피임약 복용(혈전이 생기기 쉽게 한다. 예 : 에스트로겐, 프로게스테론 합제)
- 해리성 대동맥류(dissecting aneursym)
- 저혈압
- 뇌동맥 촬영의 합병증
- 섬유근성 형성이상(fibromuscular dysplasia: FMD)

(4) 원인불명인 것

2) 죽상 혈전성 경색

(1) 증상

뇌혈전증의 임상적 특징으로는 다음과 같은 것들이 있다.

① 전구증상이 있어 뇌경색의 약 15~50%에서 일과성 뇌허혈발작(TIA)이 보인다고 알려져 있다.

② 혈전에 의한 뇌경색은 수면중, 또는 아침에 일어나 바로 발생하는 경우가 많은 것이 특징이다.

③ 증상의 시간적 변화에 특징이 있다. 뇌혈전증에서는 수시간~수일에 걸쳐 개선과 급격한 악화가 교차되면서 단계적으로 진행(stepwise development)되는 경우가 많다.

④ 신경증상은 경색의 부위와 크기, 측부순환/곁순환(collateral circulation)의 혈액량에 의해 결정된다.

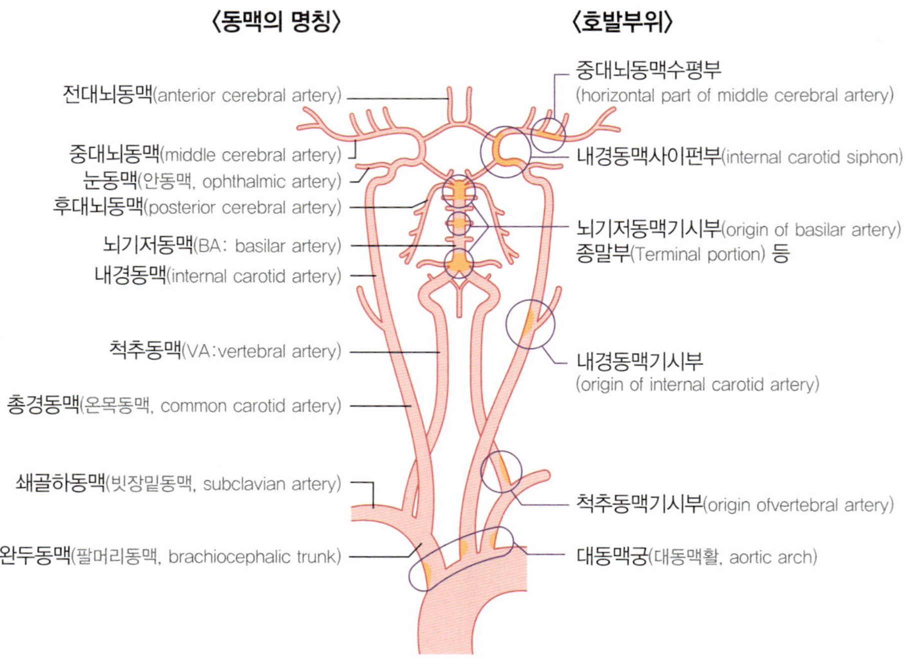

[그림 7-8] 죽상경화의 호발부위

(3) 진단

① 뇌척수액 검사

뇌혈전증에서는 일반적으로 뇌척수액 소견이 정상이다.

② CT · MRI

뇌경색은 발병 후 24시간 이내에는 CT에서 나타나지 않는다. 2, 3일째가 되어야 비로소 서서히 low density가 된다. MRI라면 경색 부위가 작거나 또는 천막 밑의 뇌간부위에 있어도 발견된다. 또 CT에서는 경색부위가 발견되지 않는 시기의 병변도 명확하게 나타난다. 따라서 24시간 이내의 조기 뇌경색을 발견하기 위해서는 CT보다도 MRI쪽이 유용하다.

③ 뇌혈관 조영

동맥(특히 내경동맥)의 폐쇄 · 협착을 알기에 가장 유효하다.

(4) 치료

① 급성기에는 안정이 필요하다.

② 혈압

뇌경색 급성기에 나타나는 혈압상승은 기초질환으로서의 고혈압과 승압중추(pressor center)의 자극, 스트레스 등 교감신경계의 과잉반응이 원인으로 생각되고 있다. 대개는 혈압

강하제를 사용하지 않아도 안정이나 항부종 치료에 의해 수일에서 수주일 지나면 개선된다.

③ 항응고요법 · 항혈소판요법

Heparin과 warfarin 칼륨에 의한 항응고요법과 저용량 아스피린에 의한 항혈소판요법이 뇌경색의 치료와 재발예방에 이용된다.

④ 섬유소용해요법

뇌혈전에 대한 섬유소용해요법은 이전에는 뇌출혈이 많이 동반되었기 때문에 많이 시행되지 않았지만 심근경색에서 섬유소용해요법이 성공했던 적도 있어서 뇌경색 급성기에는 적극적으로 섬유소용해요법이 행해지게 되었다.

조직플라스미노겐활성제(tPA ; tissue Plasminogen Activator)라는 혈전용해제를 사용하는 혈전용해요법이 현재 우리나라에서도 보험 적응이 되고 있다.

⑤ 뇌부종의 치료

글리세롤과 D-만니톨 등의 삼투압 이뇨제를 이용한다. 일반적으로 D-만니톨은 글리세롤보다도 강력한 항부종작용을 갖고 있지만, rebound 현상(중지한 후에 오히려 뇌부종이 심해지는 현상)을 일으키기 쉬워 개두술을 전제로 한 경우 외에는 사용하지 않는다. 한편, 글리세롤은 미세순환 개선작용을 하며, 또한 rebound 현상도 적기 때문에 자주 이용된다. 뇌혈관질환에 대한 부신피질스테로이드제의 효과에는 의문점이 있어 원칙적으로는 사용하지 않는다.

⑥ 생활지도 · 재활치료

재발방지를 위해 섭생에 주의하는 것도 중요한 치료의 하나이다.

(5) 예후

폐쇄되는 혈관에 따라 예후가 다르다.

편마비는 6개월, 언어상실증 · 말더듬증 · 소뇌실조는 1년 이상, 지각장애는 2년, 반맹은 3주 정도까지 개선의 가능성이 있다.

3) 열공경색증 Lacunar infarction

뇌의 심부에 생기는 작은(0.5~15mm 또는 수백 미크론) 경색성 병소로서 구멍을 형성하고 있는 것을 열공(lacuna)이라고 한다. 이 열공(lacuna)은 뇌동맥 관통동맥의 혈전으로 발생한다. 고령자 층에 많이 나타나며 고혈압에 의한 뇌의 세동맥 수준의 경화가 발생기전에 관여한다고 생각된다. 그리고 다수의 열공(lacuna)에 의한 증후군을 열공경색증이라고 한다.

(1) 증상

보통 증상이 없지만 장소가 나쁘거나 다수의 열공(lacuna)이 생기면 여러 종류의 증상을 나타낸다. 예를 들어 다수의 열공(lacuna)에서는 거짓연수마비, 사지의 경직, DTR의 항진, Babinski 반사 양성, 종종걸음(brachybasia), 지능저하, 정동장애(억지웃음, 억지울음) 등의 증상이 나타난다. 이와 같은 증상들은 임상에서 중요하다.

(2) 진단

고혈압 환자에서 위와 같은 증상이 나타나는 것을 소경색(lacune) 발작이라고 한다. 또 CT에서 큰 뇌경색, 출혈, 종양 등을 제외하면 열공경색증(lacunar infarction)의 확진이 가능하다.

(3) 치료

죽상 혈전성 경색의 치료에 준한다. 특히 혈압을 조절하는 것이 중요하다.

4) 뇌색전증

뇌색전증은 혈전 등의 전자(obturator)에 의한 뇌동맥의 폐쇄를 말한다.

(1) 원인

색전의 원인으로는 여러 가지가 있지만 대부분 심장 내의 혈전이 떨어져서 막히는 것이 원인이다. 주요한 원인은 다음과 같다.

① 허혈성 심장질환 또는 류머티스성 심장질환에 의한 만성 심방세동

전자는 심이/심방귀 내의 벽재혈전(mural thrombus)으로서, 판막증(특히 승모판협착증)이 원인으로 심방세동이 되는 경우에 벽재혈전이 가장 많이 떨어져 나간다.

② 벽재혈전을 가지고 있는 심근경색

③ 심장외과 특히 판막치환술 후

④ 감염성 심내막염

⑤ 심한 소모성 질환

⑥ 좌심방점액종

(2) 증상

갑작스러운 발병이 나타난다.

심장으로부터 혈전이 떨어져 나가기 때문에 뇌경색 중에서도 갑자기 발병하는 것이 특징이며 증상의 완성도 수초~2, 3분 이내로 빠르다. 보통 TIA 등의 전구증상이 나타나지 않는다는 점에서 뇌혈전증과는 크게 다르다. 또 뇌혈전증은 자고 있을 때에 발병하는 경우가 많지만 뇌색전증은 활동 시에 많이 발병한다는 점도 큰 차이이다.

발생 부위를 보면 심원성인 것은 중간대뇌동맥의 피질가지에 폐쇄를 일으키는 경우가 많아 편마비, 반신지각장애 외에도 종종 언어상실증 · 행위상실 · 인식불능 등의 고차신경 기능장애, 반맹을 동반한다.

출혈성 경색을 일으키기 쉬운 것도 특징의 하나이다.

출혈성 경색이라는 것은 경색이 발생한 후 경색 영역 내의 혈관이 약해져 있기 때문에 출혈이 발생하는 것을 말한다.

그림 7-9와 같이 혈관이 막히는 원인이 되는 전자(obturator)가 말초쪽으로 이동하는 결과, 경색 영역 내의 혈관에 혈액재관류가 나타나며 이 때에 출혈이 발생한다. 이처럼 전자의 이동이 발생하는 것은 뇌혈전증인 경우보다 뇌색전증인 경우가 많다.

왜냐하면 뇌혈전은 그 혈관 부위에서의 기질적인 협착이므로 장소가 이동되는 경우가 없는데, 뇌색전은 심장에서 흘러나온 전자가 우연히 어떤 혈관 부위에 쌓여서 발생하는 것이므로 그 전자가 다시 말초로 흘러갈 가능성도 크기 때문이다.

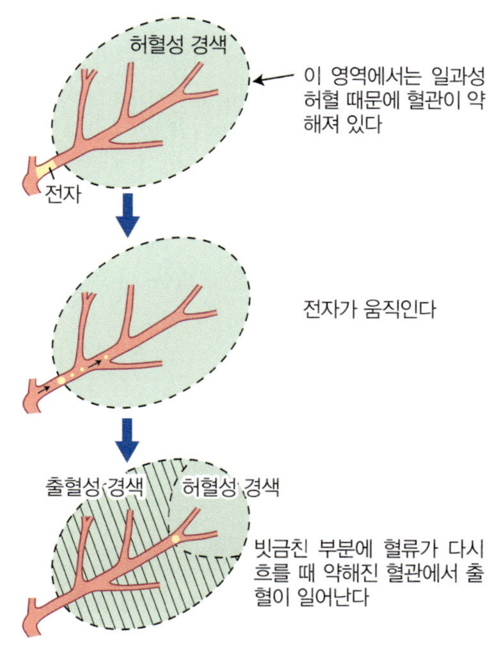

[그림 7-9] 출혈성 경색의 발생기전

(3) 진단

① 뇌척수액 검사

뇌척수액 검사에서 혈성(출혈) 또는 황색변색증(xanthochromia ; 원심분리 후 상층이 황색을 나타내는 경우로 진구성 출혈의 존재를 의미한다)이 나타난다. 이것은 주로 출혈성 경색에 의한 것이다.

② 심전도 · 심장초음파

또, 섬유소용해요법을 실시하기 위해서는 CT로 병소의 출현이 확인되기 전에 색전증을 진단해야만 하기 때문에 색전의 원인이 될 수 있는 심장질환을 심전도나 심장초음파로 찾아내는 것이 중요하다.

③ CT

경색병소는 low density이다. 출혈성 경색에서는 low density 안에 high density의 출혈 부위가 확인된다.

④ 뇌혈관 조영

색전에 의한 폐쇄부위는 다시 개통되는 경우가 종종 있기 때문에 뇌혈관조영에서는 동맥폐쇄가 확인되지 않는 경우가 많다.

(4) 예후

경과 및 예후는 뇌혈전증과 같다. 단지 생명예후는 출혈성 경색으로의 이행, 색전의 재발(수일~수주일 이내), 기초질환의 중증도에 따라 크게 달라진다.

(5) 치료

죽상혈전성 경색의 치료와 원칙적으로 같다. 단지, 출혈성 경색을 일으키기 쉽기 때문에 급성기에는 항응고제를 사용하지 않는다. 1주일 정도 지난 후에는 재발예방을 위해 사용한다.

TIP

출혈성 경색

경색으로 인해 허혈성 변화를 일으킨 혈관에 다시 혈액이 유입하면 경색부분 조직에 출혈이 발생하는 경우가 있는데 이것을 출혈성 경색이라고 한다. 발병 후 며칠 이내에 나타나기 쉽다.

출혈성 경색은 어떤 유형의 뇌경색에서도 일어날 수 있지만, 특히 심원성 뇌색전증에서 많이 볼 수 있다.

신경증상의 변화가 나타나지 않는 경우도 있지만, 때로는 혈종을 형성해 뇌부종이나 뇌탈출의 악화를 초래하면, 증상이 더욱 악화되는 경우가 있기 때문에 주의가 필요하다.

뇌경색 핵심정리

병태생리로 보는 뇌경색

뇌혈류가 감소하여 뇌에 불가역적 변화가 일어나 신경학적 결손이 일어나는 것을 임상적으로 뇌경색이라 한다. 뇌경색은 병인에 따라 죽상혈전성, 열공경색성, 뇌색전증 및 기타 원인으로 분류할 수 있다.

병 인	• 죽상혈전 : 동맥경화, 특히 죽상경화에 의한 뇌동맥의 폐쇄 • 열공경색 : 주로 고혈압으로 인한 뇌 소혈관의 폐쇄 • 뇌색전 : 주로 심장 내에 생긴 혈전으로부터 떨어져 나온 색전에 의한 뇌동맥의 폐쇄 • 기타원인 : 동맥염(결핵, 매독 등), 혈액질환(혈전성 혈소판감소성 자반증 등), 경구피임약 복용, 모야모야병 등
병 태	• 죽상혈전성 뇌경색은 전구증상으로 일과성 뇌허혈발작(TIA)이 나타나는 것이 특징이며, 수면 중, 또는 아침에 일어나 바로 발생하는 경우가 많다. • 뇌색전증에 의한 뇌경색은 발생 시 증상이 가장 심한 것이 특징이며, 보통 뇌경색의 크기가 커서 예후가 좋지 않은 경우가 많다.
증 상	• 전대뇌동맥 폐쇄 : 치매, 인격변화, 자발성 결여, 이상반사 • 중대뇌동맥 폐쇄 : 의식장애, 편마비, 지각장애, 언어상실증 • 후대뇌동맥 폐쇄 : 시야장애, 시각인식불능, Anton 증상
진 단 및 검 사	• CT: 뇌경색 발병 2, 3일째 서서히 low density • MRI: 뇌경색 발병 초기에 병변 확인이 가능함 • 뇌혈관 조영 : 동맥의 폐쇄·협착을 알기에 가장 유효함 • 뇌척수액 검사 : 뇌경색에서는 일반적으로 뇌척수액 소견이 정상

치 료	**생활지도** • 급성기에는 안정 필요 • 혈압조절 : 안정이나 항부종 치료에 의해 개선 **약물요법** • 항응고요법·항혈소판요법 • 혈전용해제(조직플라스미노겐활성제, 유로키나제) *** 발병 후 4~5시간 이내에 t-PA(정맥용 혈전용해제)를 투여하면 효과가 있다.** • 글리세롤, D-만니톨(뇌부종의 치료)

3. 소뇌경색

1) 개념

소뇌는 상소뇌동맥/위소뇌동맥, 전하소뇌동맥/앞아래소뇌동맥, 후하소뇌동맥/뒤아래소뇌동맥의 3개의 동맥에서 영양을 공급받는다. 소뇌경색은 후하소뇌동맥 관류영역인 소뇌 뒤아래면에 호발한다. 현기증 · 구토로 발병해, 소뇌실조증상을 초래한다. 때로는 뇌부종으로 인해 뇌간이 압박을 받아, 의식장애의 급격한 악화나 호흡정지를 일으키는 일이 있으므로, 주의가 필요하다.

중장년으로 동맥경화의 위험인자(고혈압, 당뇨병, 지질이상증, 흡연, 대량음주)가 있는 사람 또는 심장질환(비판막증성 심방세동 등)이 있는 사람에게서 호발한다.

2) 증상

소뇌경색에서는 두통, 현기증, 구역질 · 구토와 함께 여러 가지 소뇌실조 증상이 나타난다. 현기증을 초래하는 다른 질환(양성 발작성 두위현기증, 전정신경염 등)과의 감별이 중요하며, 뇌부종에 의한 의식장애, 호흡장애의 출현에는 주의가 필요하다.

① 두통, 현기증, 눈떨림, 조음장애, 구역질 · 구토

② 소뇌실조증상

- 사지의 운동실조 : 측정장애, 변환운동장애 등
- 체간의 운동실조 : 체간실조, 술에 취한 듯한 보행

3) 영상진단

소뇌경색에서는 CT에서 정상 또는 저흡수역이 나타나고, MRI 확산강조상에서 고신호역이 나타나며, T_1 강조상에서 등신호역 또는 저신호역, T_2 강조상이나 FLAIR상에서 고신호역의 경색병소가 나타난다.

CT, MR로 경색병변의 검출(소뇌출혈과의 감별)과 뇌실확대(수두증), 뇌간의 압박소견의 유무 등을 검토한다.

경색병소의 검출에는 뼈의 허상(artifact)이 적은 MRI가 특히 유용하다.

4) 치료

(1) 뇌부종에 의한 뇌간부의 압박이나 뇌탈출, 제4뇌실의 폐쇄 등에 의한 수두증/물뇌증이 보이는 경우에는 외과적 치료를 검토한다.

(2) CT에서 수두증이나 뇌간의 압박이 없고, 의식이 청명하면 보존적 치료를 한다.

(3) CT에서 수두증이 있고, 중등도의 의식장애가 있으면 뇌실배액을 실시하고, CT에서 뇌간의 압박이 있고, 중증도의 의식장애가 있으면 개두외감압술을 실시한다.

4. 일과성 뇌허혈발작 Transient ischemia attack : TIA

1) 개념 및 진단기준

뇌의 허혈로 인해 일과성 신경증상을 보이는 발작을 TIA라고 한다. 즉, 뇌허혈을 일으킨 원인이 바로 제거되어 뇌경색에 이르지 않고 끝나는 것을 TIA라 부르는 것이다. 신경증상의 발현은 일과성인데, 이 "일과성"의 정의는 어떻게 내릴 수 있는가? 국제적으로는 24시간 이내로 제한한다(대개는 1시간 이내에 회복된다). 만약 그 이상 증상이 지속되는 경우는 TIA로 진단하지 않는다. TIA가 임상적으로 중대한 의의를 갖는 것은 다음의 두 가지 이유 때문이다.

① 뇌경색으로 이행되기 쉽다. 또 뇌경색이 나타나는 전구증상으로서 중요하며, 이것이 경고 신호이다.

② TIA의 단계에서 치료하면 어느 정도의 뇌경색을 예방하는 것이 가능하다. TIA로 진단된 사람의 약 20%가 6개월 안에 뇌경색을 일으키는 것으로 알려져 있다.

2) 증상

내경동맥계 TIA와 척추뇌기저동맥계 TIA는 증상이 달라 **표 7-4**와 같이 분류된다.

	내경동맥계 TIA	척추동맥계 TIA
운동장애	증상은 몸의 반쪽에 나타난다	증상은 몸의 반쪽, 양쪽 등에서 다양하게 나타난다
감각장애	증상은 몸의 반쪽에 나타난다	증상은 몸의 반쪽, 양쪽 등에서 다양하게 나타난다
시력장애	일과성 흑내장, 드물게 같은쪽 반맹	중심회피형 시야결손 한쪽 또는 양쪽의 같은쪽 반맹
소뇌증상	나타나지 않는다	운동실조
뇌신경증상	거의 나타나지 않는다	복시, 조음·연하곤란
발작횟수	발작횟수가 적고, 발작시 증후는 같다	발작횟수가 많고, 발작시의 증상은 변동한다
경색으로 이행	경색을 일으키기 쉽다	경색을 일으키는 경우는 적다
기타	언어상실증(전체 언어상실증도 있고 경우에 따라 읽기언어불능증(alexia), 쓰기언어불능증, 계산능력불능증을 동반한다)	실조·평형감각장애(소뇌장애에 기인함)
TIA의 증상이라고 간주되지 않는 것	• 의식장애(실신을 포함) • 강직성 또는 긴장경련 • 감각장애가 진행되는 것 • 회전성(진성) 현기증뿐 • 구어장애(logophasia)뿐 • 연하곤란뿐 • 대변·소변실금	• 비회전성 현기증뿐 • 의식장애에 동반되는 시력장애 • 편두통에 동반되는 국소증상 • 섬광암점(teichopsia) • 착란뿐 • 건망뿐 • drop attack*

* drop attack(급격한 다리 무력에 의해 의식장애 없이 쓰러지는 발작)은 실신과 혼동되기 쉬우므로 기준에서 제외된다. 하지만 확실히 drop attack이라고 신뢰할 수 있는 경우는 TIA라고 생각해도 좋다.

[표 7-4] 내경동맥계 TIA와 척추동맥계 TIA

3) 진단

진단의 열쇠는 상세한 병력청취이다. 24시간, 대부분의 경우에는 1시간 이내에 증상이 사라져 버리기 때문에 병원에 올 때에는 아무런 증상도 없는 경우가 많다. 따라서 발작 시의 상태를 환자로부터 잘 들어야 한다.

그리고 신체소견에서 발작시의 증상이 남아 있지 않은 것이 확인되고 CT · MRI로 뇌경색이 확인되지 않으면 TIA로 진단할 수 있다.

4) 치료

치료에는 기초질환의 조절, 항혈소판제, 경동맥내막 박리술의 3가지가 있다.

(1) 기초질환으로는 고혈압이 가장 중요하므로 우선 혈압조절을 시도한다.

(2) 미세전자의 근원이 되는 벽재혈전의 형성을 억제하기 위해서 항혈소판요법이 실시된다. 구체적으로는 저용량의 아스피린(low-dosage aspirin)을 이용하여 cyclooxygenase를 억제하고 혈관수축과 혈소판응집 촉진작용이 있는 TXA2의 생성을 억제한다.

(3) 외과적 요법이지만 경동맥내막 박리술도 행해지고 있다. 이것은 경동맥을 직접 절개해서 동맥경화 병소를 긁어내는 것으로, 뇌혈관 조영에서 내경동맥이 80~90% 이상 협착되어 있는 경우에 적용한다.

Ⅶ

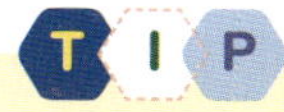

아스피린

아스피린은 TXA2와 완전히 반대되는 작용을 하는 PGI2(혈관확장과 혈소판응집 억제작용을 한다)까지 억제해 버린다. 이것을 아스피린딜레마라 하는데 이 딜레마를 피하기 위해 TXA2만을 선택적으로 억제하도록 아스피린의 양을 조절하는 연구가 계속되었다. 그 결과 아주 소량을 복용해야 한다는 사실이 판명되었기 때문에 반드시 낮은 용량의 아스피린을 투여해야 한다.

그 밖에 우리 귀에 익숙하지 않은 ticlopidine hydrochloride라는 약도 사용된다. 이것은 ADP에 의한 adenyl cyclase의 억제를 저해해서 cAMP를 증가시켜 혈소판의 응집을 억제시키는 약이다. 최근, TIA 후의 뇌졸중 예방에 효과가 있다는 것이 밝혀졌다.

2 출혈성 뇌혈관질환

1. 출혈성 뇌혈관질환이란?

출혈성 뇌혈관질환은 출혈이 일어나는 부위에 따라 다음과 같이 분류된다.

- 뇌내출혈(intracerebral hemorrhage)
- 지주막하출혈(subarachnoid hemorrhage)
- 경막하출혈(subdural hemorrhage)

뇌는 두개골에 부착되는 경질막(dura mater), 그 안쪽에 표면장력으로 부착되어 있는 지주막(arachnoid membrane), 그리고 뇌의 실질을 덮는 연질막(pia mater)으로 싸여 있다(**그림 7-10**). 경질막 아래, 즉 경질막과 지주막 사이에 출혈이 있는 경우를 경막하출혈, 마찬가지로 지주막 아래에 출혈이 있는 경우를 지주막하출혈, 연질막 아래의 뇌실질내에 출혈이 있는 경우를 뇌내출혈이라고 한다.

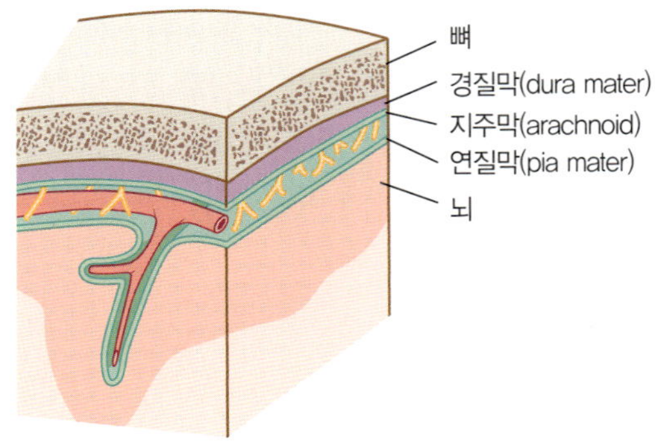

[그림 7-10] **경질막·지주막·연질막**

2. 뇌내출혈 Intracerebral hemorrhage

1) 원인

뇌내출혈에서는 기초질환으로서 고혈압이 중요하다. 높은 압력이 혈관벽에 계속 걸리면 뇌내의 세동맥혈관이 괴사되어 그 부분이 미세동맥류(microaneurysm)가 되는데, 그것이 파열되면 뇌내출혈이 되는 것이다.

뇌내출혈의 다른 원인으로서는 다음과 같은 것이 있다.

- 외상성
- 출혈성 소인(혈우병, 백혈병, 혈소판감소증 등)
- 뇌종양

2) 분류

뇌출혈이 많이 발생하는 부위는 미세동맥류가 생기기 쉬운 곳이라고 할 수 있다. 미세동맥류가 생기기 쉬운 곳은 관통동맥이다. 고혈압성 뇌출혈의 빈도와 그에 대응하는 관통동맥은 다음과 같다.

50%	피각출혈	중대뇌동맥의 선조체 분지
30%	시상출혈	중대뇌동맥의 선조체 분지
10%	교뇌출혈	뇌기저동맥의 교뇌 분지
10%	소뇌출혈	각 소뇌동맥의 피질 분지
수%	피질하출혈	각 대뇌동맥의 피질 분지

3) 증상

뇌내출혈의 병태는 우선 일시적으로 출혈한 혈액이 굳어져 생긴 혈종(hematoma)이 직접 뇌실질을 파괴한다. 거기에 뇌부종(cerebral edema)이나 순환장애에 의한 2차적인 뇌손상이 가해진다. 미세동맥류는 한 곳만 파괴되어도 매우 넓은 범위에 걸쳐 장애를 입기 때문에 뇌경색일 때만큼 증상이 국소적으로 나타나지 않는다. 뇌출혈에서는 혈관이 파괴되어 그 주위에 혈종이 '폭발하는' 것 같은 모양이 된다.

대표적인 4대 출혈에 대해서 그 증상을 요약해 정리하였다(**표 7-5**). 출혈부위를 감별하는데 있어서 중요한 증상은 눈증상과 운동장애이다. 이 표는 매우 중요하므로 기억하기 바란다.

4) 진단

뇌출혈의 진단에는 다음 항목이 중요하다.

① 고혈압 병력
② 증상이 갑자기 나타난다(발병 형태의 특징).
③ 증상에서 서술한 것과 같은 신경증상의 출현
④ 두부 CT

두부 CT에서는 출혈 부위에 고흡수역이 확인되고, 그 주위에 뇌부종에 의한 저흡수역을 확인할 수 있다. 그러나 뇌출혈 범위 내에 생긴 혈종에 의한 고흡수역은 약 3주일 만에 저흡수역으로 변화하여, ring enhancement를 나타낸다.

5) 치료

뇌출혈에 대한 치료는 1차적으로 생긴 혈종을 제거하는 것과 2차적으로 생기는 뇌부종을 막는 것으로 나눌 수 있다.

출혈부위	눈증상	운동장애
피각/조가비핵 **출혈**	피각의 출혈병소 병소쪽으로의 공동편시 빛반사(+)	편마비 (+)
시상출혈	하방 공동편시(코끝 응시), 병소쪽으로의 공동편시 동공수축(2mm), 동공부동빛반사(±)	편마비 (+)
교뇌 출혈	정중위, 뚜렷한 동공수축(pin-point pupils) 빛반사(+) oculocephalic 반사(인형눈 현상)(−)	사지마비 (+)
소뇌출혈	소뇌의 출혈병소 병소와 반대쪽으로의 공동편시 외전신경마비 빛반사(+), 운동실조(+)	사지마비 (−)

[표 7-5] 뇌내출혈에 있어서의 눈증상과 출혈부위

① 긴급적 치료

긴급 응급치료 A B C가 중요하다(air way, breathing, circulation). 뇌출혈의 합병증과 사망 원인의 No.1은 폐렴이다. 의식장애가 있을 때나 구토가 심할 때에는 이 오연성 폐렴을 막기 위해 기관내 삽관을 실시한다(air way).

과호흡을 실시하여 $PaCO_2$를 내리고 뇌혈관을 수축시킨다. 즉, 혈관수축에 의한 급성기의 출혈을 억제하려는 것이다(breathing).

혈압에 대해서는 뇌경색일 때와 마찬가지로, 뇌순환의 자동조절기능에 장애가 있으므로 과도의 혈압강하는 피한다(circulation).

② 보존적 치료

혈종에 대해서는 대처할 방법이 거의 없다. 혈전에 대해서 사용하는 섬유소용해요법은 여기에서는 출혈을 악화시키므로 물론 금기이다. 그러므로 보존적 치료에서는 뇌경색일 때와 마찬가지로 뇌부종의 예방이라는 점이 목표가 된다. 총론에서 설명한 것처럼 글리세롤을 사용한다. 외과적 치료를 실시할 때까지 그 사이에 강력한 D-만니톨(mannitol)을 사용하는 경우도 있다.

③ 외과적 치료

수술은 주로 혈종의 제거를 목적으로 실시한다.

뇌내출혈, 지주막하출혈 핵심정리

병태생리로 보는 뇌내출혈, 지주막하출혈

뇌는 두개골에 부착되는 경질막, 그 안쪽에 표면장력으로 부착되어 있는 지주막, 그리고 뇌의 실질을 덮는 연질막으로 싸여 있다. 출혈성 뇌혈관질환은 출혈이 일어나는 부위에 따라 뇌내출혈, 지주막하출혈, 경막하출혈의 3가지로 분류된다.

병 인	• 고혈압(뇌내의 세동맥혈관의 괴사로 그 부분이 미세동맥류가 되는데 그것이 파열되면 뇌내출혈이 된다) • 뇌동정맥기형, 모야모야병 • 뇌종양 • 외상성 • 출혈성 소인(혈우병, 백혈병, 혈소판감소증 등) • 낭상 동맥류(saccular aneurysm)의 경우 동맥 분지부에 가해지는 혈역학적 부담(Hemodynamic stress)으로 인한 내측탄력층(internal elastic lamina)의 손상과 중막(media)의 결손이 주된 원인이라 여겨짐

병 태	• 뇌내출혈 : 연질막 아래의 뇌실질내에 출혈이 있음 • 지주막내출혈 : 지주막 아래에 출혈이 있음 • 경막내출혈 : 경질막과 지주막 사이에 출혈이 있음

증 상	• 피각/조가비핵(putamen)출혈 : 내포/속섬유막의 바깥쪽에 위치(바깥쪽 출혈) – 피각의 출혈 시 출혈양에 따라 의식 소실, 심한 반신마비(dense hemiparesis), 병소 측으로 안구 deviate, spatial disorientation(none dominantside 병변시) 등의 신경학적 증상이 나타남 • 시상 출혈 : 내포의 안쪽에 위치(안쪽 출혈) – 점진적인 반대측 반신 부전마비와 시상내의 지각핵 침범하여 반대측 지각소실 야기, 저린감이 초기 증상일 수 있음. 안증상.

증 상

- 뇌교출혈 : 안면신경, 외전신경, 삼차신경 등의 뇌신경이 출입하는 장소이다.
  - 출혈양이 적더라도 심한 증상, 두통이 갑자기 발생하고 점진적 의식 악화, 환자의 2/3정도가 12시간 내에 혼수 상태에 빠지기도 한다. 출혈이 국한된 경우 증상의 발현이 비교적 느리고 전형적인 일측성의 뇌신경마비와 동반된 운동실조 등이 나타난다.
- 피질하출혈(뇌엽출혈) : 고령자에게 발병.
  - 임상적 특징은 출혈의 위치와 정도에 따라 다름. 두통의 위치가 출혈의 위치를 시사하기도 함.
- 소뇌 출혈 : 운동실조 발생, 두통 오심 구토, 현기증, 평형장애 발생
- 두통, 구토, 간질발작, 의식장애
- 위궤양 : 뇌출혈에 동반하며 쿠싱궤양이라고 한다.

진 단 및 검 사

진단

- 고혈압병력 및 환자의 병력, 특징적인 임상 증상과 징후를 토대로 임상적 진단

검사

- 두부 CT, MRI, X-선 검사
- DSA(Digital Subtraction Angiogram)

치 료

긴급적 치료

- 의식장애, 구토 : 기관내 삽관 실시
- 뇌혈관수축 : 초반 필요시 과호흡 실시

보존적 치료

- 뇌부종의 예방 : 만니톨 사용
- 항고혈압제 투여
- 두개강내압 상승과 뇌 관류압(Cerebral perfusion pressure)의 조절
- 전해질과 영양분 투여
- 배설 기능의 유지
- 합병증 예방(파열성동맥류의 경우 vasospasm예방)

외과적 치료

- 혈종 제거
- 개두 혈종제거술 : 뇌표면으로부터의 깊이가 1cm 이하인 경우에 실시

* 너무 깊은 심부의 출혈이나 생명의 중추라고 할 수 있는 뇌간 부분의 출혈에 대하여는 수술이 불가능하다. 즉 시상출혈(내측형 출혈), 교뇌출혈이 이에 해당된다.

- 동맥류의 경우 결찰(clipping) 혹은 GDC (Guglielmi detachable) 시행

3. 지주막하출혈/거미막밑출혈 Subarachnoid hemorrhage : SAH

1) 개념

주로 뇌 표면의 혈관병변(일차성 질환)의 파열로 인해 지주막하공간에 출혈이 생긴 병태를 말한다.

2) 원인과 기전

지주막하출혈은 어떤 원인질환으로 인해 지주막하공간에 존재하는 뇌표면 동맥이 파열되어 발생한다(표 7-6).

가장 많은 원인은 뇌동맥류 파열(aneurysmal rupture)에 의한 것으로, 전체의 80% 이상을 차지하며, 중노년(40~60대) 여성에게서 호발한다.

3) 증상

"지금까지 경험한 적이 없던 형태의 심한 두통이 갑자기 나타난다"가 키포인트이다(그림 7-11).

지주막하에 출혈이 발생하면 두개내압이 급속히 상승하고 그 때문에 막이 팽팽하게 당겨져서 통각신경이 자극되는 것이다. SAH는 특별한 원인 없이 돌발적으로 일어나는 것이 특징이다. 이 두통 외에도 수막자극 증상으로서 경부경직, 그리고 두개내압 항진에 의한 의식장애 등이 나타난다.

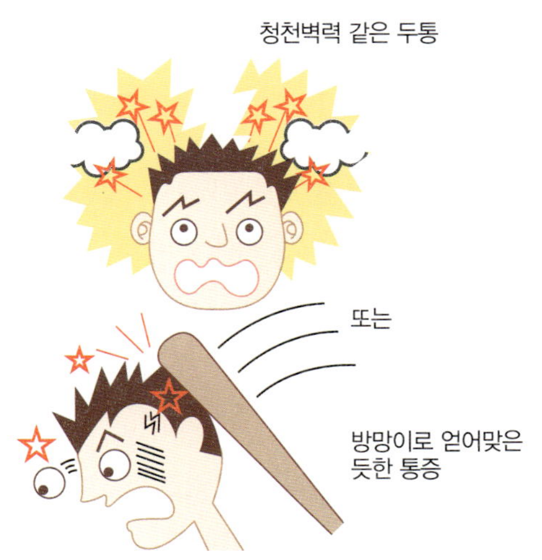

[그림 7-11] 지주막하출혈의 증상

원인질환		지주막하출혈의 기전
두개내질환	뇌동맥류 파열	동맥류가 파열한다.
	뇌동정맥기형(AVM)	이상혈관(nidus)이 파열한다.
	뇌출혈	출혈이 지주막하공간으로 흐른다.
	모야모야병	측부로의 혈관이 파열한다.
	뇌종양	종양의 신생혈관으로부터 출혈이 일어난다.
전신성 질환	뇌혈관염	혈관 염증으로 인해 출혈이 일어난다.
	혈액질환(백혈병, 혈우병)	응고나 섬유소용해의 이상으로 출혈하기 쉽다.
외상	출혈성 소인	약제에 의해 출혈하기 쉽다.
	사고·외상 등	외상으로 출혈이 일어난다.

[표 7-6] 지주막하출혈의 원인질환

4) 진단

SAH의 진단에는 임상증상이 중요하며, 진단이 내려지면 바로 원인 질환의 검색을 위해 보조 검사를 실시한다.

① 두부 CT(brain CT)

급성기(1주일 정도 이내)에는 뇌수조내 지주막하공간의 혈종, 뇌내혈종, 뇌실내혈종, 경막하혈종 등에 의해 고흡수역이 나타난다. 또, 뇌혈관연축에 의한 허혈성 병변이 동반되면 저흡수역이 나타난다. 한편, MRI는 발병 직후에 진단 목적으로 사용되는 경우는 드물다.

② 뇌혈관 조영(four vessel angiography : 양쪽 내경 · 양쪽 척추동맥 조영)

출혈의 원인 부위가 되고 있는 뇌동맥류, 동정맥 기형의 위치나 크기 등을 알고 있으므로 수술 전에 해야 할 중요한 검사이다. 그러나 SAH의 정도를 직접 보는 것은 불가능하고 뇌내 혈종의 부위나 크기도 정확히 판정할 수는 없다.

5) 치료

3대 합병증을 막아야 한다.

① 수술전 관리 … 재출혈, 뇌탈출을 막는다.

혈압강하제로 혈압을 관리하며 항뇌부종약(글리세롤, 만니톨)으로 두개내압을 관리한다.

진통 · 진정을 위해 디아제팜, 펜타조신 등을 정맥주사하며, 경련에 대해서는 항경련제를 투여한다.

② 수술 ……… 재출혈을 막고 혈종을 제거함으로써 뇌혈관연축을 막는다.

③ 수술후 관리 … 뇌혈관연축에 의한 뇌허혈(뇌경색)을 막는다.

- triple H요법 : 순환혈액량 증가, 인위적 고혈압, 혈액희석

기타 뇌수조 배액 유치나 염산파스딜 · 오다그렐 Na 정맥경유 투여 등을 실시한다.

6) 합병증과 예후

SAH의 3대 합병증으로는 재출혈, 뇌혈관연축, 정상압 수두증이 있다(그림 7-12).

① 재출혈

재출혈은 24시간 이내에 많이 발생하며 재출혈되면 예후가 매우 나빠 사망률이 높다.

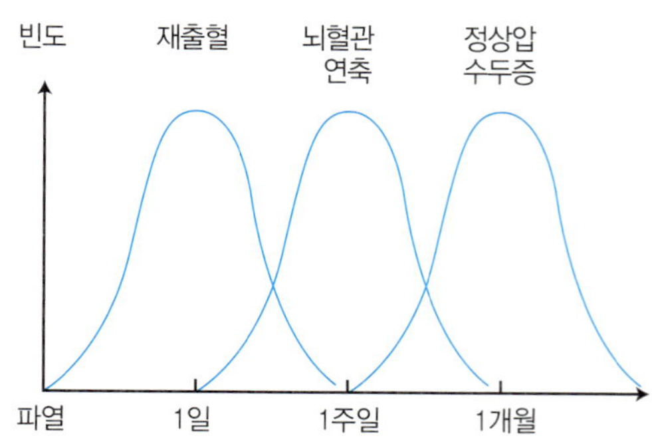

[그림 7-12] 지주막하출혈의 합병증

② **뇌혈관연축**

초기(4일~2주일)에 나타난다. 특히 나타난지 7일째 전후가 고비이다. 뇌동맥 주위가 혈종으로 충만해지면 혈관이 좁아져 연축(spasm)을 일으킨다. 연축에 동반하여 뇌혈류량이 저하되면 원위부에 뇌경색을 일으키는 경우가 있다.

급성 두개내혈종

1) 개념

두부외상 등으로 두개내에 출혈이 일어나 혈종이 형성된 것이다.

두개골에는 신축성이 없기 때문에 두개 내에서 출혈이 일어나면 두개내압이 상승하는데, 두개내압이 고도로 상승하면 뇌탈출을 일으키고 사망에 이르는 경우가 있다.

	급성 경막외혈종	급성 경막하혈종	뇌내혈종
출혈 부위	뼈와 경질막 사이에 출혈 뼈 경질막 지주막	경질막과 지주막 사이에 출혈	뇌실질 내에 출혈
출혈혈관	중간경질막동맥, 판간정맥	뇌표의 동정맥, 가교정맥	뇌실질내 혈관
골절과의 관계	관계가 있다.	반드시 관계가 있는 것은 아니다.	
증상	• 의식장애 • 편마비 • 두개내압항진 증상(두통, 구토 등)		
의식 청명기	• 손상을 입은 직후의 의식장애에서 일시적으로 회복되는 의식청명기가 존재한다(15~60%).*	• 손상을 입은 직후부터 의식장애가 나타나며(30~40%), 서서히 악화된다.**	• 혈종이 커짐에 따라 악화된다.
혈종의 위치	손상을 입은 쪽에 많다.	손상을 입은 쪽의 반대쪽에 많다.	손상을 입은 쪽의 반대쪽에 많다.
혈종의 모양	볼록렌즈 모양	초승달 모양	깨 모양의 점상 출혈
치료	개두에 의한 혈종의 제거		보존적 치료
예후	양호	불량	

* 혈종의 급격한 증가에 따라 의식청명기가 없는 경우도 있다.
** 극히 경도인 경우에는 의식청명기가 존재하는 경우도 있다.
※ 일반적으로 두개골과 경질막, 경질막과 지주막은 밀착되어 있고 병적인 상태에서만 구멍이 생긴다.

[표 7-7] 급성 두개내혈종의 분류

2) 치료

치료의 기본은 개두수술에 의해 혈종을 제거하는 개두혈종제거술이다.

의식장애, 두개내압항진, 정중편위 등을 보이는 증례에는 수술을 실시하는데 혈종이 광범위하거나 뇌부종이 보이는 경우가 있으므로 원칙적으로 개두 범위를 넓혀서 혈종을 제거한다.

1. 급성 경막외혈종

1) 개념

두개골 골절 등으로 두개골과 경질막 사이에 출혈이 발생하는 병태를 말한다. 출혈량이 많아지면 혈종이 커지고 두개골과 경질막의 박리가 진행되며 뇌조직을 압박한다. 출혈원은 중간뇌막동맥이 많기 때문에 측두부에 가장 많다. 다른 출혈원으로 판간정맥/판사이정맥, 상시상정맥동/위시상정맥동굴, 횡정맥동/가로정맥동굴이 있다.

2) 병태생리

경질막을 주행하는 중간뇌막동맥이 외상에 의해 파열되면 혈액은 두개골과 경질막 사이에 저류하며 혈종을 형성한다. 경질막과 두개골은 비교적 밀접하게 결합해 있기 때문에 혈종은 확산되기 어렵다.

3) 증상 및 경과

혈종이 생긴 반대쪽에 편마비가 일어난다. 일시적인 의식청명기(lucid interval)를 동반하는 의식장애가 나타나는 경우가 있다. 의식청명기(lucid interval)가 나타나는 증례는 약 15~60%이며 손상부위나 중증도에 따라 다양하게 나타난다. 의식청명기(lucid interval)가 나타난 후 뇌탈출을 동반한 혼수(동공부동, 제뇌경직, 호흡억제 등)가 발생하여 생명의 위기를 맞게 된다. 뇌탈출이 일어나기 전에 혈종의 제거 및 지혈을 실시하면 예후는 양호하다.

뇌좌상을 동반하는 경우는 의식청명기가 없는 경우도 있다.

4) 검사

진단 및 진료법을 선택하기 위해서는 CT검사가 필수적이다.

부상을 입은 직후에는 혈종이 형성되지 않거나 소량인 경우도 있다. 따라서 경과를 추적하면서 반복해서 촬영하여 재출혈의 유무를 관찰해야 한다.

두개골과 경질막은 밀접하게 결합해 있기 때문에 혈종은 확산되기 어렵고 볼록렌즈 모양의 이미지를 보인다.

단순 X-선상에서 두개골 골절이 보이고, 두부 단순 CT상에서 손상부위와 일치한 볼록렌즈 모양의 고흡수역 및 뇌실의 압박소견이 보이면 급성 경막외혈종을 의심한다(**그림 7-13**).

성인의 경우 이 질환의 70~90%에서, X-선상에서 중간뇌막동맥을 가로지르는 선모양 골절이 손상을 입은 쪽에 보인다.

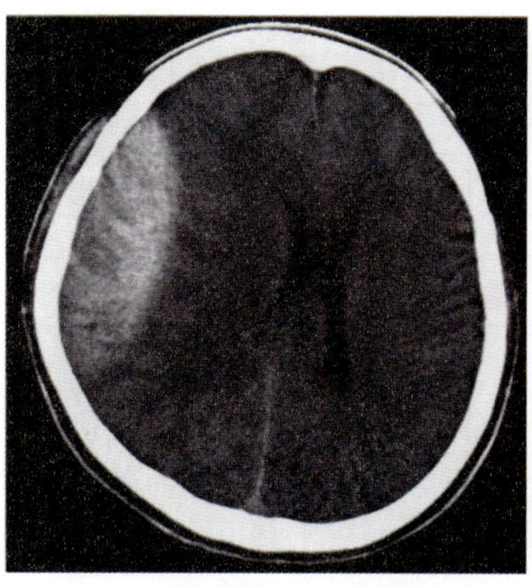

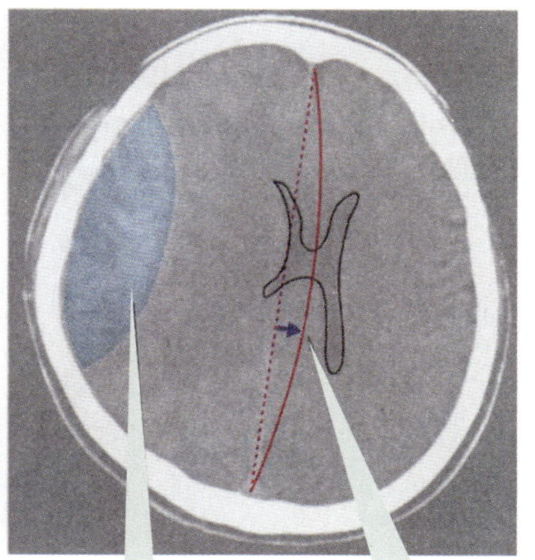

• 오른쪽 두개골 바로 아래에 고흡수영역을 보이는 볼록렌즈 모양의 혈종이 보인다.
• 반대쪽에 대한 뇌의 압배에 따라 정중편위(midline shift)가 나타난다.

[그림 7-13] 머리 단순 CT

5) 치료

긴급하게 개두하여 혈종을 제거하고 지혈을 실시한다. 방치하면 경과가 나빠져 종종 사망에 이르게 된다.

2. 급성 경막하혈종

1) 개념

두부 외상 등으로 경막하공간에 출혈이 일어나는 병태이다. 뇌표의 동정맥이나 가교정맥의 단절, 뇌내혈종의 뇌표로의 파급 등이 원인이 된다. 뇌좌상을 동반하는 경우가 많고 부상을 입은 직후부터 의식장애가 나타난다.

아동학대의 사인 중 1위는 이 질환이다.

2) 병태생리

급성 경막하혈종은 주로 뇌표동맥이 파괴되어 일어난다(약 65%). 그 밖에 상시상정맥동/위시상정맥동굴에서 개구하는 가교정맥이 출혈해서 경질막과 지주막 사이에 혈종을 형성한다. 경질막과 지주막 사이의 결합은 약하고 혈종이 확산되기 쉽다.

3) 증상 및 경과

급성 경막하혈종에서는 급성 경막외혈종에 비해 뇌부종 및 뇌종창의 정도가 중증이며, 혈종도 급격하게 커진다.

또 심각한 뇌좌상 및 뇌내혈종을 동반하는 경우가 많아 예후는 매우 불량하다.

부상 직후부터 의식소실이 나타나는데(50~60%), 간혹 의식청명기(lucid interval)가 보이는 경우도 있다. 혈종이 커짐에 따라 의식수준이 저하되며 빠르게 악화된다.

동맥에서 출혈이 일어난 경우에는 급속하게 악화된다.

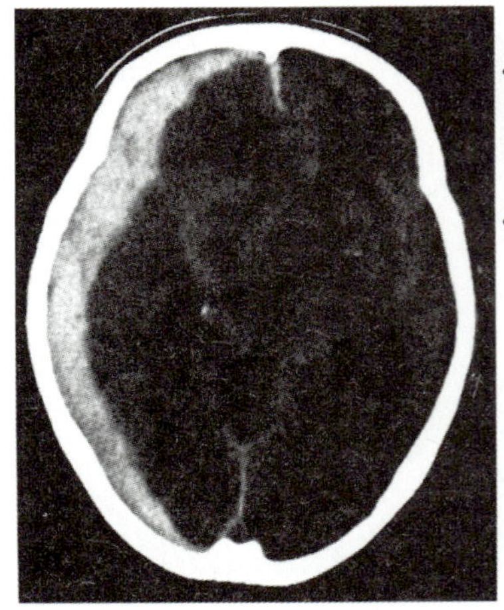

- 오른쪽 대뇌반구에 고흡수역의 초승달 모양 혈종이 나타난다.
- 오른쪽 측뇌실은 거의 소실되고 정중편위(midline shift)가 뚜렷해진다.

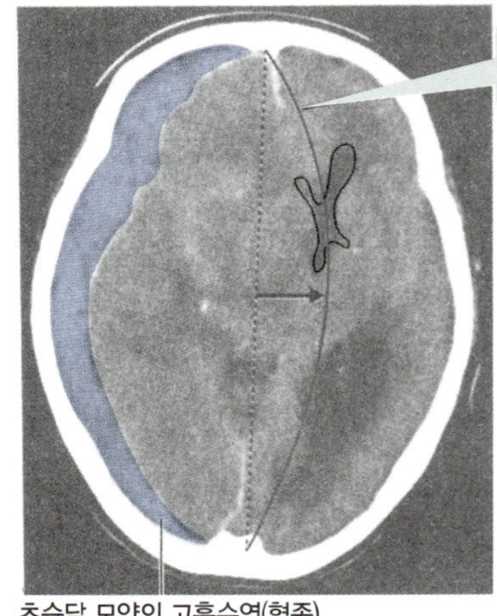

[그림 7-14] 두부 CT

4) 검사

경질막과 지주막 사이에 출혈이 나타나고 경막하공간에 혈액이 확산되기 때문에 초승달모양의 출혈영상이 보인다.

두부 CT에서 부상부위와 반대쪽에 초승달모양의 고흡수역을 보이면 급성 경막하혈종을 의심한다(그림 7-14).

5) 치료

긴급하게 개두하여 혈종을 제거하고 지혈술을 실시한다.

조기에 수술을 해도 뇌부종이 심하기 때문에 사망률도 40~60%로 높다.

3. 뇌좌상

1) 개념

두부외상으로 뇌의 국소에 좌멸, 작은 출혈 및 부종 등이 발생한 것을 말한다. 타박부위의 뇌에 직격손상으로 생기는 경우도 있지만, 전두엽이나 측두엽의 아래면의 손상 또는 대측손상(contrecoup injury)으로 나타나는 경우가 많다.

머리에 강한 타격을 받았을 때 생기는 뇌좌상에는 직격손상(coup injury)과 대측손상(contrecoup injury)이 있다. 대측손상이 보이는 경우에는 반대쪽 뇌의 손상이 큰 경우가 많다.

전두부의 부상은 대부분이 전두엽으로의 직격손상이고 대측손상은 적다. 후두부나 두정부의 부상은 직격손상이 적고 전두엽이나 측두엽 가장자리에 대측손상이 많이 나타난다.

2) 증상

뇌좌상에서는 부상부위에 점상출혈(salt and pepper appearance)이 보인다.

점상출혈이란, 저흡수 영역(뇌부종) 안에 고흡수 영역(작은 출혈)이 산재해 있어 깨 모양을 나타내는 소견으로, 집합된 상태로 보이는 경우가 많다.

점상출혈은 시간이 경과함에 따라 커지고 융합되어 혈종이 된다. 또 부종도 발생해서 커지기 때문에 뇌의 압박이 일어난다.

중증인 경우에는 진행성 의식장애나 뇌탈출 징후를 보인다.

3) 검사 및 진단

두부 CT에서 뇌실질내의 저흡수역 안에 얼룩모양의 고흡수역(점상출혈)이 보이고 혈종주위에 저흡수역이 보이면(부종) 뇌좌상을 고려한다.

4) 치료

- Mass effect의 정도에 따라 보존적 치료나 개두술을 선택한다.
- 외상에 속발하는 혈종, 뇌부종, 감염증 등의 예방 및 치료를 실시한다.

4. 만성 경막하혈종 Chronic subdural hematoma

1) 개념

경미한 두부외상에 의한 미량의 출혈 등이 원인이며, 피막을 동반한 혈종이 경질막 아래에 형성되어 서서히 확대된다. 다량의 알코올 섭취자 및 고령자에게 많고(외상을 입은 기억이 없는 경우도 많다), 외상을 입은 후 3주일이 지나(대부분 2~3개월 후)에 발병하는데 천두배액술로 완치시킬 수 있다.

2) 역학

만성 경막하혈종을 초래하는 환자의 80~90%는 머리 외상의 경력이 있다. 그러나 나머지 10~20%는 뚜렷한 외상의 경력이 없다. 또 고령자나 술을 즐겨 마시는 사람에게 많이 나타나는 경향이 있다.

3) 병태생리

경도의 외상 등으로 경질막 아래에 출혈이 일어나 피막(외막, 내막)이 형성된다.

육아조직인 외막은 혈관이 풍부하고 쉽게 출혈하는데 파괴된 혈관은 수복되지 않고 출혈을 반복하기 때문에 서서히 혈종이 커진다.

피막이 형성되는 기전은 명확하게 밝혀지지 않았다.

4) 원인

가벼운 외상에 의해 bridging vein(연결정맥)이 손상됨으로써 경질막과 지주막 사이에 혈종이 형성된다(**그림 7-15**). 연결정맥은 지주막하공간으로부터 경질막을 관통하여 상시상정맥동으로 주행하는 혈관이다.

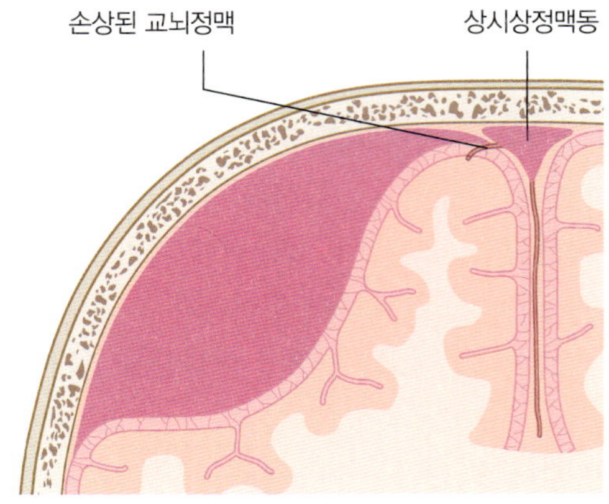

[그림 7-15] 교뇌정맥(pontine vein)의 손상에 의한 경막하혈종

5) 증상 및 경과

신경증상은 극히 적은 것이 특징으로, 표면으로 나타나는 증상은 명확하지 않은 경우가 많다. 혈종에 의한 두개내압의 항진 때문에 두통을 호소하는 경우도 있지만, 지주막하출혈과 같이 격렬한 호소는 아니다. 또 방향감각(지남력) 상실 등의 가벼운 의식장애를 보이는 경우가 있지만 변동적이며 일과성으로 개선되기도 한다.

경도의 외상으로 미세한 출혈이 발생하고 시간이 지나면서 혈종이 커지고 증상이 나타난다. 초발증상은 가벼운 두통이 많으며 서서히 정신장애(인지장애), 운동장애(편마비), 보행장애, 요실금 등이 나타난다. 치매, 정상압 수두증, 뇌졸중, 뇌종양 등과의 감별이 필요하다.

6) 치료

만성 경막하혈종의 치료는 외과적으로 실시하는 것이 원칙이다. 신경증상이 나타나는 경우, 천두배액술로 혈종을 제거한다.

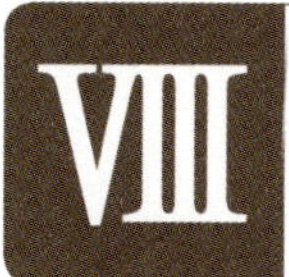

뇌종양 Brain tumor

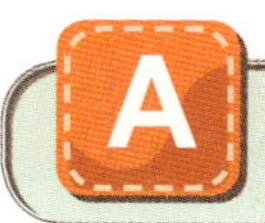

총론

뇌종양이란?

뇌종양의 원인은 아직 잘 밝혀지지 않았다.

일반적으로 뇌종양이라고 하지만 정확하게 표현하면 두개내종양이다. 뇌종양이란 두개내(뇌실질만이 아니라 수막, 뇌신경 등도 포함)에 발생하는 신생물이라고 정의되어 있기 때문이다. 다시 말해 뇌종양은 뇌실질의 종양만이 아니라는 것을 기억하자. 원발성 뇌종양은 인구 10만 명 중 10명 정도의 비율로 발생한다고 알려져 있다. 대부분 10세 이하 소아와 30~50세의 성인에서 발생한다.

분류

뇌종양(두개내종양)은 ① 뇌실질에서 발생하는 종양, ② 뇌실질 이외에서 발생하는 종양, ③ 태생기 조직에서 발생하는 종양, 여기에 ④ 전이성 종양을 추가한 4가지 형태의 종양으로 크게 분류할 수 있다.

1. 뇌실질에서 발생하는 종양 신경아교종

뇌실질은 신경세포와 신경아교세포로 구성되어 있다. 그리고 성숙된 신경세포에서는 종양이 발생하지 않는다고 알려져 있으므로, 뇌실질에서 발생하는 종양은 신경아교종(glioma)으로 제한된다. 종양의 경계는 선명하지 않고 뇌실질 내에 침윤성으로 증식한다.

2. 뇌실질 이외에서 발생하는 종양

뇌실질 이외의 두개내에는 뇌수막, 뇌신경, 뇌하수체, 혈관 등이 존재하므로, 순서대로 **뇌수막**

종, 신경초종, 뇌하수체선종, 혈관모세포종의 발생 모체가 된다. 뇌조직과의 경계가 명료한 것이 많고 조직학적으로는 양성인 것이 많다.

3. 태생기 조직에서 발생하는 종양 선천성 종양

생식세포종(배아종이나 기형종), 수모세포종/속질모세포종(신경아교세포종에 포함되는 경우도 있다), 두개인두종 등이 포함되는데, 이것을 선천성 종양이라고도 한다. 발생학적 성질로 보아 대부분의 선천성 종양은 중심선 부근에서 발생한다.

4. 전이성 종양

전이성 종양의 원발 병소로서 가장 많은 것은 폐암(50%)이고, 그 다음이 유방암(15%), 흑색종(10%)이다. 일반적으로 다발성으로 나타난다.

증상

뇌종양에 의한 공통적인 증상은 대략 ① 두개내압 항진에 의한 증상, ② 뇌의 국소신경 증상으로 분류된다.

1. 두개내압 항진에 의한 증상

일반적으로 어떤 형태의 종양에도 나타나는 증상으로 **두통, 구토, 유두부종**이 있는데, 이것을 **3대 징후(triad)**라고 한다(**그림 8-1**). 두통은 아침에 심해지는 경우가 많아, 아침 두통(morning headache)이라고 한다. 또 구토는 두통에 동반해서 발생하며, 구역질을 동반하지 않고 갑자기 토하는(분출성 구토) 특징을 가지고 있다.

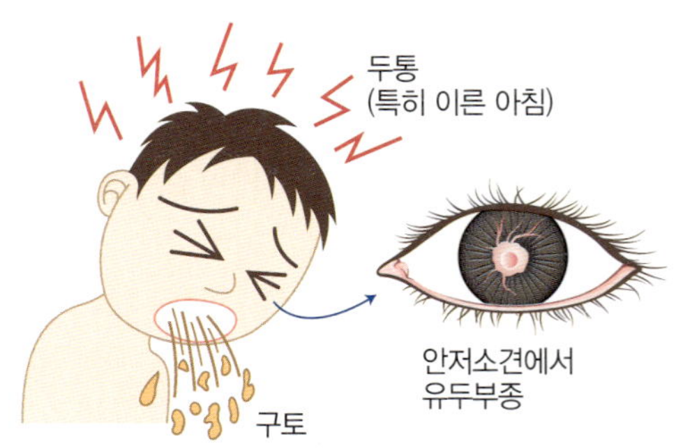

[그림 8-1] 두개내 종양의 3대 증상

2. 뇌의 국소신경 증상

운동장애(초기증상으로서 가장 많다고 알려져 있다), 언어상실증 등의 증상 자체는 다른 질환에 의한 것과 마찬가지이지만, 뇌종양에 의한 국소신경 증상의 경우에는 진행성으로 악화되는 것이 특징이다.

또 자극증상으로서 간질발작이 환자의 30% 정도로 나타난다고 한다. 20세 이후에 간질발작을 처음 일으킨 환자를 보면 우선 뇌종양을 의심해야 한다.

검사

1. 뇌척수액 검사

두개내압 항진이 명백할 때에는 금기이다. 그러나 임상적으로는 두개내압 상승 증상을 확인하지 않고 천자를 했을 경우 뇌척수액 압력이 상승하는 경우가 있다.

2. 단순 X-선 검사

두개골의 부자연스러운 편위, 안장의 변화, 석회화된 송과선/솔방울샘의 편위 등을 볼 수 있다. 또, 두개인두종, 뇌수막종 등에서는 종양 자체가 석회화된 상이 나타난다.

3. CT 검사

뇌종양은 종양의 형태, 발생 부위에 따라 저흡수역~고흡수역, 또는 흡수역이 혼재되어 있는 것 등 다양한 상을 나타낸다.

4. MRI 검사

뇌간/뇌줄기, 소뇌, 뇌하수체 등 CT에서는 뼈의 허상(artifact) 때문에 충분히 관찰할 수 없었던 부위의 관찰이 가능하다. 출혈의 정도, 위치, 그리고 석회화와 뇌부종도 확인할 수 있다.

Ⅷ

5 치료

1) 외과적으로 제거하는 것이 치료의 원칙이다.
2) 시설에 따라서는 γ-knife에 의한 뇌정위 방사선 수술이 시행되고 있다.
3) 보조요법으로는 방사선 요법이 많이 시행되고 있으며 수모세포종, 배아세포종 등에서 효과적이다.
4) 또 화학요법과 방사선요법이 병용되는 경우도 있으며,
5) 혈액뇌장벽을 통과할 수 있는 니트로소요소(nitrosourea) 계통 약제가 치료의 중심이 된다.
6) 뇌종양에 의해 두개내압이 상승할 때에는, CVD(뇌혈관질환)에서 효과가 부정적이었던 스테로이드가 제1선택이 된다.

TIP

① 원발성 뇌종양의 발생 빈도

순위	빈도	종양
1위	20%	뇌수막종
2위	10~15%	뇌하수체선종
3위	9~10%	신경초종
4위	7~8%	아교모세포종
5위	6~7%	별아교세포종

② 석회화를 동반하는 뇌종양

- 희소돌기 아교세포종
- 두개인두종
- 배아세포종(생식세포종)
- 별아교세포종
- 뇌실막세포종
- 뇌수막종

③ 소아에서의 원발성 뇌종양의 발생빈도

순위	빈도	종양
1위	40%	신경아교세포종 (수모세포종이 가장 많다)
2위	10~15%	생식세포종
3위	10%	두개인두종

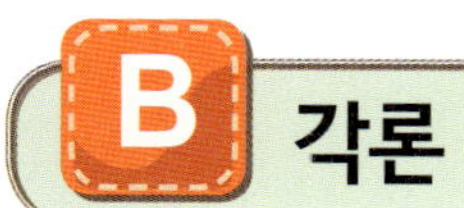

각론

뇌종양의 종류는 매우 많지만 여기에서는 대표적인 것들에 대해서 살펴보겠다. 우선은 발생조직, 많이 발생하는 부위, 영상진단의 특징 등을 중심으로 익혀 나가자. 증상에 대해서는 발생조직에 따른 성질과 많이 발생하는 부위에 따른 장애부위를 대응시켜 생각해 보자.

뇌실질에서 발생하는 종양

신경아교세포종(glioma)

신경아교세포종은 뇌종양 중에서 가장 많이 발생하여, 전체의 30% 정도를 차지한다.

신경아교세포종의 발생조직이 되는 신경아교세포는, 뇌실질 내에서 신경세포의 지지, 영양, 대사 등을 담당하는 세포(즉, 뇌실질 내의 신경세포 이외의 세포)의 총칭이다.

신경아교세포에는 영양과 대사에 관여하는 별아교세포, 말이집을 형성하는 희소돌기아교세포, 뇌실의 표면을 감싸는 뇌실막세포(상의세포) 등이 있으며, 이들 각각으로부터 별아교세포종, 희소돌기아교세포종, 뇌실막세포종(상의세포종)이 발생된다. 특히, 별아교세포종 중에서 미분화로 진행이 빠르고 악성도가 높은 것을 아교모세포종(glioblastoma)이라고 한다.

VIII

1. 별아교세포종 Astrocytoma

많이 발생하는 부위	성인에서는 대뇌반구, 특히 전두엽에 발생하는 경우가 많고, 소아에서는 소뇌반구에 발생하는 경우가 많은데 그 외의 어느 부위에서도 발생할 수가 있다.
영상진단	대개의 경우 CT에서는 경계가 불명확한 저흡수역(낭포를 형성하기 때문)으로 묘사되고, 조영 CT에서도 거의 증강되지 않는다. MRI에서는, T_1 강조영상에서 저신호, T_2 강조영상에서는 약간 고신호로 나타난다.
치료	수술은 가능하지만 뇌실질 내에서 침윤성으로 발육하는 종양이므로 일반적으로 전체적인 절제는 곤란하다. 5년 생존율이 68%이다.

2. 희소돌기아교세포종 Oligodendroglioma

많이 발생하는 부위	성인의 전두엽 백색질에 발생하는 경우가 많다.
방사선학적 진단	CT, MRI의 소견은 별아교세포종과 별로 다르지 않지만 희소돌기아교세포종에서는 석회화의 빈도가 높다(약 70%).
치료	수술이 기본이지만, 방사선요법, 화학요법도 시행되고 있다. 5년 생존율이 78%이다.

3. 뇌실막종 Ependymoma

많이 발생하는 부위	소아(5세 미만)의 뇌실에 발생하는 경우가 많은데, 그 중에서도 제4뇌실에서 많이 발생한다.
방사선학적 진단	CT에서 저~등(等) 흡수역으로 나타나는 경우가 많고 조영 CT에서는 증강효과가 나타난다. MRI의 소견은 다른 신경아교세포종과 별로 다르지 않다.
치료	수술이 기본이지만, 방사선요법, 화학요법도 실시된다. 5년 생존율이 72%이다.

4. 아교모세포종 Glioblastoma

많이 발생하는 부위	30~60세의 남성에게 많고 많이 발생하는 부위는 성인의 경우 대뇌반구이고, 소아의 경우는 뇌간부위이다. 매우 급속하게 증식되어 뇌실질로 침윤해 간다.
영상진단	CT에서는 고흡수역과 저흡수역이 혼재하고 가장자리가 고르지 않은 병변이다. 출혈을 동반하는 곳은 고흡수역이 되고, 괴사나 부종을 일으키는 곳은 저흡수역이 된다. 또 조영 CT에서는 고리조영증강(ring enhance-ment)이 나타난다. MRI에서도 T_1, T_2 모두 저 · 고신호역이 혼재하는 병변을 볼 수 있다.
치료	외과적으로 전부 절제, 또는 부분 절제한다. 전체 절제는 곤란한 경우가 많기 때문에 잔존하는 부위에서 재발을 일으키기 쉽다. 방사선 감수성도 낮지만, 다른 방법이 없기 때문에 방사선요법, 화학요법을 실시한다. 예후는 극히 나빠 5년 생존율이 5%이다. 대개 수술 후 1년 이내에 사망한다.

VIII

 뇌실질 이외에서 발생하는 종양

1. 뇌수막종 Meningioma

뇌수막종은 신경아교세포종(glioma) 다음으로 두 번째로 많아, 전체의 20% 정도를 차지한다. 뇌수막(주로 지주막 세포)에서 발생하며, 성인 여성에게 많고 소아에서 발생하는 경우는 드물다. 증상으로 두통과 간질발작 등이 나타난다.

많이 발생하는 부위	뇌실질 외, 특히 뇌활부위(원개부), 시상열부위, 대뇌겸(falx of cerebrum) 부위에 발생하는 경우가 많다.
영상진단	단순 X-선으로 종양 일부의 석회화를 볼 수 있다. CT에서는 경계가 명료한 경도의 고흡수역으로, 조영 CT에서는 뚜렷하게 증강된 병변으로 나타난다. MRI에서는 T_1 강조영상에서 약간의 저신호, T_2 강조영상에서는 고신호로 나타난다.

치료	양성 종양인 경우가 많으며, 수술로 전체를 절제할 수 있으면 근치도 가능하다. 방사선요법 및 보존요법을 실시한다. 5년 생존율이 96%이다.

2. 신경초종 Schwannoma neurinoma

신경초종은 뇌신경을 덮고 있는 슈반세포(Shwann cell)에서 발생하는 종양이다. 신경초종의 90%가 청신경의 슈반세포를 발생 모체로 하고 있다. 청신경에서 유래된 신경초종을 청신경초종(acoustic neuroma)이라 하는데 청신경초종에서는 이명/귀울림, 난청 등의 달팽이신경 증상과 현기증, 눈떨림 등의 전정/안뜰신경증상이 나타난다. 또 청신경초종은 폰레클링하우젠병(von Reck-linghausen's disease)을 동반하는 경우가 많다.

많이 발생하는 부위	소뇌교뇌각 부위에 발생하는 경우가 많으며, 이 부위에 나타나는 점거성 병변의 80%는 청신경초종이다.
영상진단	단순 X-선에서 내이도의 지름에 차이가 확인되면 이 종양을 의심해야 한다. CT에서는 저~등(等) 흡수역으로서 나타나고, 조영 CT에서는 비교적 균일하게 증강되는 경우가 많다. MRI에서는, T_1 강조영상에서 저신호, T_2 강조영상에서 고신호로 나타난다.
치료	피막이 있는 경계가 명료한 종양이므로 수술로 전체 절제가 가능하면 근치를 기대할 수 있다. 3cm 이하의 종양에서는 방사선요법, 2cm 이하에서는 보존요법을 실시한다. 5년 생존율은 98%이다.

3. 뇌하수체선종 Pituitary adenoma

뇌하수체선종은 뇌하수체 전엽세포에서 발생하는 양성 종양이다. 안장에서 발생하며, 종양이 커지면 시각교차부(optic chiasm)를 압박하여 전형적인 양이측반맹을 초래하는 경우가 많다. 뇌하수체 전엽은 각종 호르몬을 생성하는 장소이다. 그 호르몬을 만들 수 있는지, 아니면 무엇을 만들 수 있는지에 따라 증상이 달라진다. 따라서 뇌하수체의 내분비기능을 가진 것과 갖지 않은 것 즉, 기능성 선종(functioning adenoma)과 비기능성 선종(non-functioning adenoma)으로 크게 나뉜다. 이것은 다시, 기능성 선종(functioning adenoma)을 생성하는 호르몬 별로 프로락틴(prolactin) 생산 종양, 성장호르몬 생산 종양, ACTH 생산 종양 등으로 나눌 수 있다. 기능성 선종 중에서 많은 것이 prolactin 생산 종양으로, 이것이 유즙분비, 무월경을 초래한다. 또 성장호르몬 생산 종양에서는 거인증을, ACTH 생산 종양에서는 쿠싱병을 초래한다. 여기에 관해서는 본 시리즈『9. 내분비』를 참고하라. 여기에서 기억해 두어야 할 것은 뇌하수체선종(functioning이라면)은 양이측반맹 등의 일반적인 뇌종양 증상 외에도 내분비 이상을 동반한다는 점이다.

많이 발생하는 부위	흔히 발생하는 부위는 안장 주변이다. 뇌하수체가 들어있는 장소이므로 당연하다고 할 수 있다.
영상진단	단순 X-선에서 안장이 풍선 모양으로 확대(ballooning)되어 나타나는 경우가 많다. 또 강하게 압박된 부위가 아래쪽으로 돌출해 있기 때문에 안장이 이중바닥(double floor)을 나타내거나 얇게(thinning) 나타나는 경우도 있다. CT에서는 저~등(等)흡수역으로 나타나지만 뼈의 허상(artifact)이 있기 때문에 이 부위를 진단하는 데에는 MRI가 유리하다. T_1에서 저신호, T_2에서 고신호의 영역으로 묘사된다. 또 MRI는 미세한 선종을 발견하는 데에도 유용하다.
치료	수술(trans sphenoidal adenoidectomy : TSA)로 선종을 제거하는 것이 기본이지만, 방사선요법, 화학요법도 실시된다. 뇌하수체선종은 예후가 좋아서 전체 절제가 가능한 경우 5년 생존율이 거의 100%라고 알려져 있다. 따라서 중요한 것은 생명을 연장시킨 다음에 시야의 회복을 꾀하고 내분비의 이상을 교정하는 것이다.

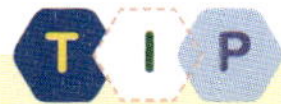

현기증보다도 빠른 이명

청신경(VIII)에는 전정신경과 달팽이신경이 있다. 청신경초종은 그 중 전정신경에서 발생하는 경우가 많다. 그렇다면 그 증상은 현기증 등의 전정신경 증상으로부터 시작되는 것일까? 답은 No이다. 그림 8-2를 보면 전정신경에서 발생한 청신경초종이 평행하게 주행하는 달팽이신경을 압박하고 있다. 이 압박에 의한 증상이 먼저 나타나는 경우가 많기 때문에 청신경초종에서는 대체로 이명 등의 달팽이신경 증상이 초기증상으로 나타난다.

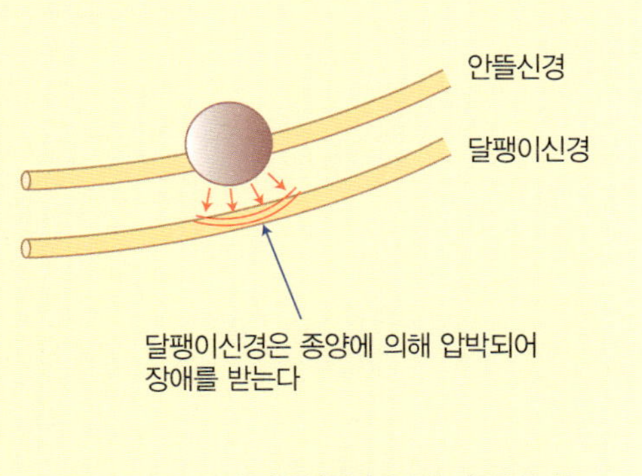

[그림 8-2] 청신경초종의 초기증상

4. 혈관모세포종 Hemangioblastoma

혈관모세포종은 혈관을 발생조직으로 하는 혈관계 종양의 하나로서, 전체 뇌종양의 약 2%를 차지한다. 유전성인 것은 폰 히펠-린다우병(von Hippel-Lindau disease)을 동반하는 경우가 많다. 70%의 증례에서 낭포를 동반한다. 또 혈관모세포종은 에리스로포에틴(erythropoietin)을 생산하는 경우가 있어, 약 20%의 증례에서 적혈구증가증을 초래한다.

많이 발생하는 부위	대부분 소뇌반구에서 발생한다. 또 다발성일 경우도 있으므로 주의가 필요하다.
증상	증상은 대부분 서서히 나타나며, 두개내압 항진에 의한 두통, 울혈유두, 구토 등이 나타나는데 특히 두통이 많이 나타난다. 소뇌증상으로는 운동실조, 어지럼증, 눈떨림 등이 나타난다. 또, 종양이 생산하는 에리스로포에틴에 의해 적혈구증가증을 동반하는 경우가 있다. 20~30%의 증례는 von Hippel-Lindau병의 합병증으로서 나타나는데 그 경우, 골수 등에도 다발성으로 나타나는 경우가 많다.
영상진단	CT에서 낭포를 가진 종양이 저흡수역으로 나타난다. 또한 낭포벽의 일부에 등흡수역의 종양실질(벽재결절)이 나타나는 경우가 많다. 벽재결절은 조영 CT로 증강된다. MRI에서는, T_1 강조영상에서 저신호, T_2 강조영상에서 고신호로 나타난다. 벽재결절은 T_1 강조영상에서 등신호, T_2 강조영상에서 고신호로 나타난다.
치료	수술로 전체 절제가 가능하면 근치할 수 있지만 다발성인지 검색하는 것을 잊지 않도록 한다. 양성 종양이며 전적출을 할 수 있다면 치유도 가능하다. 종양이 남아있는 경우 재발할 수 있지만 생명예후는 양호하다. 5년 생존율이 92%이다.

5. 악성 림프종 Primary malignant lymphoma

개념	두개내에 발생한 림프성 종양이다. 중추신경계 원발림프종(PCNSL)과 전이성 림프종으로 분류되는데, 전자가 대부분을 차지한다. 최근 증가경향을 보이지만 발생기전은 밝혀지지 않았지만 면역억제제의 투여, HIV/AIDS, EB 바이러스 등의 영향으로 추정되고 있다.
발생부위와 증상	50대 이상의 남성에게서 많이 발생한다(남녀비율이 3 : 2). 발생부위에 따라 다양한 국소증상을 보이는데 수액강(뇌실, 지주막하 공간) 주변을 중심으로 다양한 장소에서 발생하며, 진행이 매우 빠르다. 대뇌반구(특히 전두엽)에서 발생하는 증례가 절반을 차지하며, 대뇌기저핵이나 소뇌 주위에 많이 발생한다. 수액강 내에서 전이되는 경우도 있고, 다발하는 경우도 적지 않다.
영상진단	CT에서 낭포를 가진 종양이 저흡수역으로 나타난다. 또한 낭포벽의 일부에 등(等)흡수역의 종양실질(벽재결절)이 나타나는 경우가 많다. 벽재결절은 조영 CT로 증강된다. MRI에서는, T_1 강조영상에서 저신호, T_2 강조영상에서 고신호로 나타난다. 벽재결절은 T_1 강조영상에서 등신호, T_2 강조영상에서 고신호로 나타난다. **① 대뇌반구** 뇌 국소증상으로 마비, 언어상실증 등이 나타나고 정신증상으로는 기명력 장애, 인격변화 등이 나타난다. **② 뇌간, 중뇌수도, 대뇌기저핵** 두통, 구토, 울혈유두 등 두개내압항진 증상이 나타난다. **③ 소뇌, 제4뇌실** 두통, 구토, 울혈유두 등 두개내압항진 증상이 나타난다.
검사	수액검사에서 β_2－미크로글로불린의 유의한 상승이 보인다. 영상검사에서는, 수액강 주변에 단순 CT에서는 같거나 높은 흡수영역이, MRI T_1 강조영상에서는 같거나 약간 낮은 신호가, T_2 강조영상에서는 높은 신호가, 조영 CT 및 조영 MRI T_1 강조영상에서는 균일하게 증가되는 병변이 보인다.

치료 및 예후	원칙적으로 수술은 하지 않고 메토트렉세이트(MTX)를 대량 투여한 후에 방사선요법을 추가한다. 5년 생존율은 24%이다. 예후가 불량한 악성 종양으로 진행이 매우 빠르며 재발하기 쉽다.

태생기 조직에서 발생하는 종양

1. 생식세포종 Germ cell tumor

생식세포에서 발생하는 선천성 종양의 하나로, 10대의 남아에게서 많이 발생한다. 배아세포 종양이라고도 한다. 조직학적으로는 배아세포종(germinoma)이나 기형종(teratoma) 등이 있다.

1) 많이 발생하는 부위

송과선과 뇌하수체 부근에 많이 발생한다(송과선 : 뇌하수체 부근 = 3 : 1). 뇌하수체 부근에 발생한 경우에는 요붕증(ADH의 분비부전)으로 처음 나타난다. 또 송과선에 발생했을 때에는 수두증 외에 Parinaud 징후, Argyll Robertson 동공이 나타난다. 또, 기형종에서는 종양에 의한 hCG의 이소성으로 발생하며, 그 결과 고환이 자극되어 테스토스테론이 증가되기 때문에 성의 발달이 조숙해지는 경우도 있다.

2) 증상

10대 남아에게서 호발하며, 종양의 발생부위에 따라 증상이 다르게 나타난다. 즉, 종양의 주위조직 압박에 따라 다음과 같은 다양한 증상이 나타난다.

① 뇌하수체전엽 기능장애

GH 저하 증상에 의한 저신장, 비만이 나타난다. 또, LH 저하, FSH 저하에 의한 2차 성징의 지연 및 무월경이 나타난다.

② 시신경 및 시교차 압박

시력 및 시야장애가 나타난다.

③ 시상하부장애

요붕증이 나타난다.

④ **중뇌수도 폐쇄에 의한 두개내압 항진증상**

두통, 구토 증상이 나타난다.

⑤ **아래둔덕(inferior colliculus)의 장애**

중추성 난청이 발생한다.

⑥ **덮개(시개) 전역, 위둔덕(superior colliculus)의 장애**

양쪽 안구가 위쪽으로 움직이지 않는 Parinaud 증후군이 나타난다.

또한, 빛반사에서 음성을 나타내고 조절, 눈모음반사(convergence reflex)에서 양성을 나타내는 Argyll Robertson 동공이 나타난다.

3) 영상진단

배아세포종은 CT에서 거의 균일한 고흡수역이 나타나고, 조영 CT에서는 균일하게 증강되어 나타나며, MRI에서는 T_1, T_2 강조영상에서 모두 명료한 등신호역으로 나타난다. 기형종에서는 뼈, 치아, 지방조직 등이 혼재되어 있으므로 균일하지 않게 보인다.

4) 치료

배아세포종은 방사선에 감수성이 높아 방사선 치료만으로도 완화되는 비율이 높다. 구체적으로는, 생식세포종이 의심될 경우 소량(20Gy 정도)의 시험적 방사선 조사를 실시해서 축소되면 배아세포종이라 진단할 수 있다. 이 경우에는 그대로 방사선 치료(20 ~30Gy)를 실시한다. 그러나 기형종은 방사선 감수성이 낮아 시험적 조사로는 축소되지 않는다. 이러한 경우에는 화학요법을 실시한다. 5년 생존율이 94%이다.

2. 두개인두종 Craniopharyngioma

두개인두종은 태생기의 두개인두관이 남아 있어 발생한다고 생각되는 선천성 종양이다. 대표적인 양성 선천성 종양으로 전 뇌종양의 약 4%, 소아 뇌종양의 약 10%를 차지한다. 낭포를 동반하는 경우가 많으며(약 80%), 낭포는 대개 다발성이다.

1) 많이 발생하는 부위

시상하부, 뇌하수체 부근에 많이 발생한다.

2) 영상진단

단순 X-선에서 안장의 파괴상이나 뇌하수체 부근의 반점 모양 석회화가 나타나는 경우가 많다. 또 소아에서는 안장에 접시모양 변형(saucer like erosion)이 나타나는 경우가 많다. CT에서는 낭포가 저~등 흡수역으로 나타나고 조영 CT에서는 낭포벽과 실질 부분이 불규칙하게 증

Ⅷ

강된다. MRI에서는 T_1 강조 영상에서 등신호역, T_2 강조 영상에서 고신호역으로 나타난다. 석회화나 안장의 파괴를 찍어내는 데는 MRI보다 CT쪽이 유용하다.

3) 치료

수술이 기본적 치료가 된다. 그러나 양성 종양임에도 불구하고 석회화가 강하여 시상하부에 단단하게 유착되어 있는 경우에는 전체 절제가 곤란한 경우도 있다. 5년 생존율은 90%이다.

3. 수모세포종 Medulloblastoma

태생기의 소뇌 외과립층 세포에서 발생한다고 알려져 있는 선천성 종양이다. 주위 조직으로의 침윤 경향이 강하며 뇌실이나 지주막하공간에 파종되는 경우가 많다. 소아에서 많이 발생한다.

1) 많이 발생하는 부위

대부분 소뇌벌레에 발생하지만 드물게는 소뇌반구에도 발생한다.

2) 증상

종양이 발생하는 소뇌에서의 국소증상과 두개내압항진증상(종양의 압박에 의한 수액의 통과장애가 원인)이 중심이 된다. 경과가 빠르고 진행성인 것이 특징이다.

① 두개내압항진증상

종양이 중뇌수도나 제4뇌실을 압박하고 무교통수두증을 일으킴으로써 발생하는데 두통, 분출성 구토, 울혈유두 등이 나타난다.

② 소뇌증상

종양이 소뇌반구를 침윤하며 발생하는데, 눈 떨림, 체간실조, 실조성 보행이 나타난다.

3) 영상진단

CT에서는 소뇌충부/소뇌벌레에서 제4뇌실에 걸쳐 균질한 등~경도의 고흡수역으로 나타나고, 조영 CT에서는 균질하고 강하게 증강되어 나타난다. 또, MRI에서는 T_1 강조 영상에서 저신호, T_2 강조 영상에서 고신호로 나타난다.

4) 치료

전체 절제를 한 다음에도 대개 파종이 일어나므로, 3세 이상의 어린이에서는 수술 후에 방사선요법과 화학요법을 철저하게 실시한다. 3세 이하의 어린이에서는 화학요법을 먼저 실시한다.

5년 생존율은 50~60%이다.

4 전이성 뇌종양

전체 뇌종양의 15% 정도가 전이에 의한 것이라고 알려져 있다. 전이성 뇌종양이라면 당연히 원발 병소가 있기 때문에 다른 부위에도 전이시켜, 전신증상이 심한 경우가 많다. 폐암, 유방암, 위암으로부터의 전이가 많으며, 종양의 주위에 부종을 동반하는 것이 특징이다. 발생빈도는 낮지만, 뇌에 친화성이 높아 초기부터 뇌전이를 잘 일으키는 것으로는 악성 흑색종(malignant melanoma)이 유명하다.

많이 발생하는 부위	대뇌피질하, 소뇌, 수막에 많이 발생한다고 알려져 있다. 또 증례의 약 30%가 다발성이다.
영상진단	CT에서 저흡수역으로 나타나고 종양 주위에 부종을 동반하며 조영 CT에서는 고리조영증강(ring enhancement)이 나타난다. MRI의 소견은 T_1 강조 영상에서 저신호, T_2 강조 영상에서 고신호가 나타난다.
치료	전신상태, 원발병소, 전이병소의 부위에 따라 치료방침이 다르므로 일괄적으로 말할 수는 없지만, 확실한 것은 환자의 생활의 질(quality of life)을 고려해서 방침을 결정하는 것이 바람직하다.

VIII

TIP

송과선종양? 뇌하수체종양?

발생 부위로 종양을 분류하여 송과선종양, 뇌하수체종양 등으로 부르는 경우가 있다. 예를 들어 배아세포종이 송과선/솔방울샘 부근에 발생하면 송과선종양, 뇌하수체 부근에 발생하면 뇌하수체종양이라고도 부른다. 이들 부위에 의한 분류와, 송과선모세포종(송과선의 세포에서 발생하는 희귀한 종양), 뇌하수체선종 등과 같이 조직에 의한 분류가 섞여 있는 것이 있으므로 주의하자.

뇌종양 핵심정리

병태생리로 보는 뇌종양

뇌종양이란 두개강내(뇌실질만이 아니라 뇌실, 수막, 뇌 신경등도 포함)에 발생하는 신생물이다. 뇌종양은 ①뇌실질에서 발생하는 종양, ②뇌실질 이외에서 발생하는 종양, ③태생기 조직에서 발생하는 종양, ④전이성 종양으로 크게 분류할 수 있다.

병 인	• 발생 원인은 불분명 • 유전학적 손상 : 유전성 증후군, 환경적 인자(화학적 발암물질, 바이러스, 방사선, 뇌 외상) • 유전자발현의 변화 : 신호 전달체계의 이상, telomerase 활성화, 세포주기 활성화 혈관 신생, 세포 자멸사의 소실
병 태	• 뇌실질에서 발생하는 종양(신경교종-전체 뇌종양의 30%정도로 가장 호발) : 별아교세포종, 희소돌기아교세포종, 뇌실막종, 아교모세포종 • 뇌실질 이외에서 발생하는 종양 : 뇌수막종, 신경초종, 뇌하수체선종, 신경섬유종, 혈관모세포종, 악성림프종 • 태생기 조직에서 발생하는 종양 : 생식세포종, 두개인두종, 수모세포종 • 전이성 뇌종양 : 폐암, 유방암, 위암으로부터의 전이가 많으며 종양의 주위에 부종을 동반하는 것이 특징이다.
증 상	• 두개 내압 항진에 의한 증상 : 두통, 구토, 유두부종(3대 징후. 두통이 가장 흔한 증상) • 복시, 시야변화, 안구진탕 • 반신마비, 운동저하, 발작, 청력상실, 인지 능력 혹은 성격의 변화 • 안면통증, 연하장애, 쉰목소리, 구음장애 * 뇌종양 환자의 뇌압상승 지표 : 맥박수 저하, 혈압상승, 체온상승, 혼미

진단 및 검사	• X-ray, CT, MRI, PET-CT 검사 : MRI가 가장 정확하나 시간이 오래 걸림 • 뇌척수액 검사 : 뇌실내로의 전이가 있는지는 확인하는 검사 *** CT 촬영 전 준비** – 환자에게 검사의 목적과 절차에 대해 설명하고 통증이 없다는 것을 알린다. – CT조영제 알레르기 유무를 파악하고, 만약 알레르가 반응 기왕력이 있거나 어패류 알러지가 있는 경우 항 히스타민제, 스테로이드를 미리 투여하고 검사를 진행한다. – MRI는 금식이 필요없으나, 조영 CT는 4시간의 금식이 필요하다.
치료	• 종양 절제 수술 : 뇌종양의 1차적 치료 • 방사선요법 • 화학요법 • 뇌정위 방사선 수술 • 보존적 치료 – 니트로소요소계통 약제, 진통제, 항경련제, 항진토제) – 뇌강하 – 뇌척수액의 정맥순환계 유입을 증진시키기 위해 상체를 15~30° 상승시키는 체위유지 – 고삼투성 이뇨제(mannitol), 스테로이드 투여 – 위장장애를 예방하기 위해 히스타민차단제를 함께 사용한다

Ⅷ

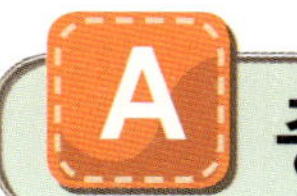

신경변성질환

A 총론

신경변성 질환이란 그 명칭 그대로"신경이 변성되어 가는 질환"이다.

신경이 변성된다고 하는 것은 "죽어가는 것"과 거의 같은 의미이다. 신경세포가 죽기 때문에 기능손상이 일어나 신경증상이 나타나는 것이다.

1. 원인

그러면 왜 이와 같은 신경의 변성이 일어나는 것일까? 그 기전은 아직 명확하지 않은 점이 많지만 세포자멸사(apotosis)라는 기전이 관여하고 있다고 생각된다. 그러나 그 기전에 관해서는 아직 완전하게 해명되지 않았다. 즉, 신경변성질환이란 신경세포가 하나씩 죽어감으로써 신경세포가 결핍되어 신경증상이 보통, 몇 년간의 잠복기간을 거쳐 서서히 나타나 진행되는 질환이다.

2. 증상

어느 부위의 신경이 변성되는가에 따라 다르다. 대뇌피질의 신경이 변성되는 질환에서는 치매(dementia) 등의 증상이 나타나며, 대뇌기저핵의 변성질환에서는 추체외로증상(extrapyramidal symptom)이 나타난다. 소뇌의 변성질환에서는 소뇌증상이 나타나며, 척수의 변성질환에서는 척수증상이 나타난다.

3. 분류

변성질환을 크게 다섯 가지로 나누었다(**표 9-1**). 이렇게 크게 나누어 보면 장애를 받는 뇌 부위와 증상과의 관계를 이해하기 쉽다. 질환의 종류는 굉장히 많지만 우선 전체상을 파악하면 비교적 쉽게 기억할 수 있을 것이다.

신경변성질환	
1. 대뇌피질의 변성질환	**4. 척수의 변성질환**
알츠하이머병	척수구멍증(syringomyelia)
픽병	아급성 연합성 척수변성증
2. 대뇌기저핵의 변성질환	**5. 운동신경의 변성질환**
파킨슨병	근육위축성 가쪽백색질기둥경화증
파킨슨 증후군	척수성 진행성 근육위축증
헌팅톤 무도병	진행연수마비
진행성 핵상마비	Werding–Hoffmann병
3. 척수소뇌 변성증	Kugelberg–Welander병
Friedreich 실조증	Kennedy–Alter–Sung 증후군
OPCA	
LCCA	
Shy–Drager 증후군	

[표 9-1] 변성질환 일람표

플 러 스 코너

1. 뇌성마비도 변성질환이다

뇌성마비(cerebral palsy)란 태생기부터 생후 1개월 사이에 어떤 원인으로 생긴 뇌신경의 변성에 의해 일어나는 운동장애를 말한다. 대개의 변성질환이 진행성인데 비해 뇌성마비는 비진행성(non-progressive)이라는 특징이 있다. "태생기에서 생후 1개월 사이"라고 했지만 원인의 대부분(70%)은 주산기(출생 전후 1주일)에 집중되어 있다. 주산기에 태아가 가사(asphyxia) 상태에 빠져 저산소혈증인 상태로 태어나거나, 용혈성 질환에 이환되어 간접 빌리루빈이 상승하여 핵 황달을 초래함으로써 뇌신경에 손상이 가해진다. 분만 시에는 태아가 여러 가지 위험에 처하기 쉬우므로 뇌에 대한 손상도 일어나기 쉽다.

따라서 실제 어떠한 신경증상이 발생하는가는 여러 가지 운동장애의 형태로 나타나므로 몇 개의 유형으로 나눌 수 있다(표 A). 가장 많은 것은 강직형(spasticity)인데 이것은 추체로장애 증상을 생각하면 된다. 주로 대뇌피질, 특히 전두엽에 장애가 있으면 이러한 증상이 나타난다. 다음으로 많은 것이 무정위운동형(athetosis)인데 무정위운동은 손가락의 느리고 불규칙인 운동이다. 이러한 추체외로 운동장애는 대뇌기저핵의 장애로 나타나며, 또 강직형과 무정위운동형이 조합된 혼합형도 나타난다. 또한 드문 형태이기는 하지만, 실조형도 있다.

대표적인 형태인 강직형과 무정위운동형을 다시 한 번 정리해 보자. 먼저 강직형에 대해서 살펴보자. 표 A를 보면 기왕력에 태아가사와 두개내출혈이 있다. 가사상태가 되면 뇌에 충분한 산소가 가지 않게 되며, 또 머리 속에서 출혈이 일어날 경우에도 뇌압항진 등으로 충분한 혈류가 가지 않아 산소의 공급이 줄어든다. 따라서 신경세포는 산소부족으로 죽는데, 이 경우 주로 대뇌피질의 신경이 죽는다고 생각된다. 대뇌피질의 장애에서는 전두엽의 증상으로서 강직형 운동마비가 일어난다. 요컨대 추체로장애와 같다고 생각하면 될 것이다. 또 지능장애도 대뇌피질장애에서 많이 나타난다. 한편 무정위운동형은 핵 황달의 기왕력이 많은데, 이 "핵"이라는 것은"대뇌기저핵"을 말한다. 대뇌기저핵에 간접 빌리루빈이 침착됨으로써 신경세포가 장애를 받는다. 기저핵의 장애에서는 추체외로 운동장애가 나타나지만, 대뇌피질이 장애를 받는 것은 아니므로 운동마비나 지능장애는 나타나지 않거나 또는 가볍게 나타난다. 이렇게 비교해 보면 기억하는 것도 쉬워진다.

	강직형	무정위 운동형	혼합형	실조형
근육긴장증	↑	↓	↑↓	↓
병적반사	+	−	+	−
불수의운동	−	+	+	−
운동실조	−	−	−	+
지능장애	많다	적다	많다	적다
기왕력	태아가사 두개내출혈	핵황달		
척추측만	+	+	+	+

[표 A] 뇌성마비의 형태와 운동장애

IX

B 각론

대뇌피질의 변성질환

대뇌피질은 주로 사람의 정신활동을 담당한다. 그러면 대뇌피질의 변성질환에서는 어떠한 증상이 나타나는 것일까? 쉽게 상상할 수 있는 대표적인 변성질환이 **알츠하이머형 치매, 픽병**이다.

1. 알츠하이머형 노년치매 Senile dementia of Alzheimer type(SDAT)

뇌혈관성 치매와 함께 치매를 일으키는 대표적 질환으로 치매의 60%를 차지하고 주로 65세 이상에서 발생한다. **병리학상 알츠하이머병과 차이가 없으므로 알츠하이머병이 노년이 되어 발병한 것이라는 설이 유력하다.** 주로 65세 이상에서 발병한다.

1) 증상

신경증상이나 몸의 통증을 호소하는 경우는 적고, 기억력 · 기명력 장애, 방향감상실(지남력 장애)가 처음에 나타난다. 일반적으로 여성에게 많으며, 기억력 저하를 자각하고 있지만 심각할 정도는 아니기 때문에 그다지 문제삼지 않는 경우가 많다.

점차 야간에 배회한다거나 변을 가지고 노는 등, "노망기" 증상이 진행되고 더욱이 인격의 변화, 다행감, 또는 우울 등과 같은 감정의 변화, 환각, 망상을 동반하며 1~2년이 지나면 고도의 치매, 인격장애에 빠진다.

2) 진단

뇌파검사에서는 뇌의 광범위한 부위에 걸쳐 서파가 나타난다. 또 뇌 CT에서는 뇌의 위축, 뇌실 확대, 뇌고랑의 확대를 볼 수 있다.

3) 치료

대증적인 치료가 중심이 된다. 정신증상이 나타날 때에는 정신안정제를 투여하고 감염증이 동반될 때에는 적당하게 약물을 투여한다. 또 생활 · 작업요법도 효과가 있다.

2. 알츠하이머병

초로기(40~65세)에서 진행성 치매를 주된 증상으로 하여 발병하며, 신경학적으로 국소증상을 동반하는 미만성 뇌위축성 질환이다. 여성에게 많이 나타난다(남 : 여 = 1 : 3).

1) 병리

중요한 것은 세 가지이다.

- 대뇌의 위축
  대뇌피질의 신경세포 탈락과 과립공포 변성
- 신경세포 섬유변화(neurofibrillary tangle)
  인산화된 타우단백이나 유비퀴틴(ubiquitin)
- 노인성 반점(senile plaque)
  β단백(A β 1－42)을 주성분으로 하는 아밀로이드의 침착

특히 중요한 것은 **신경세포 섬유화**와 **노인성 반점**이므로 반드시 기억하자.

2) 증상

① 정신증상

기명 · 기억장애로 시작되며 방향감장애, 계산력 · 판단력 · 인식력의 저하, 외출 · 배회 등의 지적기능장애와 행동이상이 나타난다. Pick병에 비하면 인격은 비교적 오래 유지된다. 전체적으로 노년치매보다는 빠른 경과로 완전한 치매증상을 나타낸다.

② 신경증상

중기부터 언어상실증, 인식불능증, 행위상실증이 현저하게 나타난다. 언어상실증으로는 같은 말을 반복하는 반향어(echolalia), 말의 마지막 부분만을 반복하는 언어간대(logoclonia)가 나타난다. 또 피질경유 감각언어상실증(p.76)이 나타나는 경우도 있다.
또, 중기 이후에 다시 추체로장애가 발생하기도 하고 근육경직, 종종걸음 등의 파킨슨 증상(p.175)이 나타나거나, 간질, 사지의 떨림을 동반하는 경우도 있다(그림 9－1).

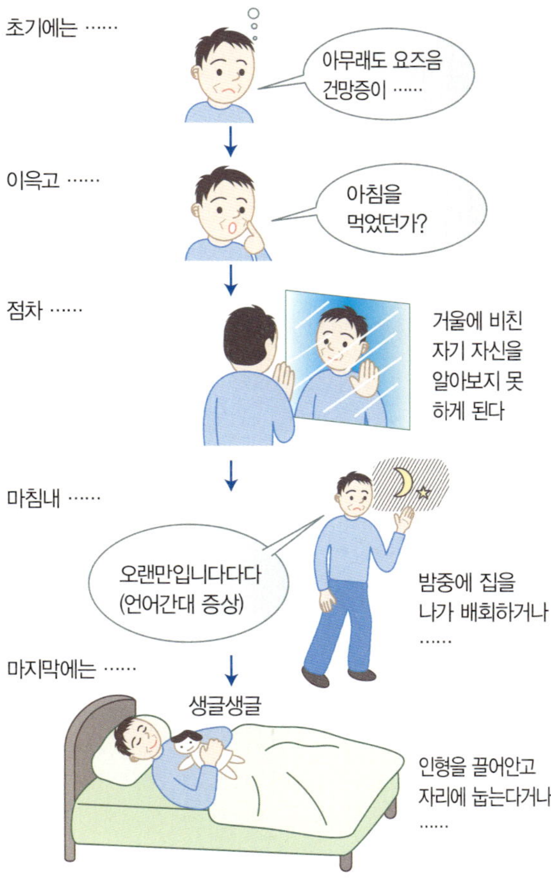

[그림 9－1] 알츠하이머병의 증상

3) 진단

- 특정 인지기능의 진행장애가 나타난다.
- 일상생활 동작의 장애, 행동양식의 변화가 나타난다.
- 같은 장애를 가진 가족력이 있는 경우가 있다.
- CT나 MRI로 측뇌실의 확대, 뇌고랑의 확대 등 뇌의 위축상을 볼 수 있다.
- SPECT나 PET에서 초기에 두정엽, 측두엽의 혈류저하나 대사저하가 나타난다.
- 혈액검사에서 타우단백의 증가와 A β1－42의 감소가 나타난다.
- 유전자 소견 : apolipoprotein E－4(APOE－4)

4) 치료

대증요법이 중심이 된다. 약물요법으로는 lecitin, physostigmine + cholinergic drug, cholinesterase inhibitor 등으로 치료한다.

알츠하이머병 핵심정리

병태생리로 보는 알츠하이머병

알츠하이머병은 40~65세에서 진행성 치매를 주 증상으로 하여 발병하며, 치매를 일으키는 가장 흔한 퇴행성 뇌질환으로 서서히 발병하여 기억력을 포함한 인지기능의 악화가 점진적으로 진행된다. 알츠하이머형 노년치매는 뇌혈관성 치매와 함께 치매를 일으키는 대표적 질환이며, 우리나라에서는 치매의 50~60%가 이 형태이다. 연령에 따라 65세 미만에서 발병한 경우를 조발성(초로기) 알츠하이머병, 65세 이상에서 발병한 경우 만발성(노년기) 알츠하이머병으로 구분할 수 있다

병 인	• 정확한 발병 기전과 원인에 대해서는 정확히 알려져 있지는 않다. • 유전적인 요인이 전체 알츠하이머병 발병의 약 40~50%를 설명한다. • 고령, 여성, 낮은 학력, 우울증 병력이나 두부 손상의 과거력 등이 병의 위험도를 높이는 요인으로 알려져 있으나 논란이 있다.
병 태	• 대뇌의 위축(대뇌피질의 신경세포 탈락) • 신경세포 섬유변화(인산화된 타우단백이나 유비퀴틴) • 노인성 반점(아밀로이드의 침착)
증 상	**정신증상** • 기억장애로 시작되며 방향감장애, 계산력, 판단력, 인식력의 저하, 외출, 배회 등의 지적기능장애와 행동이상이 나타난다. • 인격의 변화, 판단력 및 일상생활수행능력의 저하, 초조행동, 우울증, 망상, 환각, 공격성 증가, 수면장애, 무감동 및 무관심 등 • 중기부터 시공간파악능력(지남력)의 저하, 언어상실증, 인식불능증, 행위상실증이 현저하게 나타난다. – 반향어 : 같은 말의 반복 – 언어간대 : 말의 마지막 부분만을 반복 **신경증상** • 알츠하이머병이 진행되면 대소변 실금, 몸이 경직, 보행장애, 거동의 어려움, 거동장애와 더불어 욕창, 폐렴, 요도감염, 낙상 등의 신체적 합병증 발생

진 단 및 검 사	**진 단** • 특정 인지기능의 진행장애 • 일상생활 동작의 장애, 행동양식의 변화 • 같은 장애를 가진 가족력 **검 사** • CT, MRI(가쪽뇌실의 확대, 뇌고랑의 확대 등 뇌의 위축상 관찰) • SPECT, PET(초기에 두정엽, 측두엽의 혈류저하나 대사저하 관찰) • 혈액 검사(타우단백의 증가 관찰) • 유전자 소견 • 신경심리 검사

치 료	**대증요법이 중심** • 회상법, 음악 치료법 등 **약물 치료** • 아세틸콜린분해효소 억제제, 정신안정제 투여

3. 픽병 Pick disease

초로기(45~65세)에 발병하는 진행성 치매로, 알츠하이머병보다 드물며(알츠하이머병의 1/5 정도), 남성에게서 많이 발생한다. 대뇌피질의 국한성 엽성위축이 전두엽이나 측두엽에 나타난다. 또, 그에 대응해서 대뇌국소증상이 눈에 띄게 나타난다. 결국, 추체로장애나 운동 · 감각마비가 나타난다. 병변 부분의 병리학적 소견으로는 세포 내에 은친화성 봉입체(픽 소체)가 들어간 픽 세포가 보인다.

1) 증상

알츠하이머병과 거의 같지만, 기명력장애보다 먼저, 전두엽 또는 측두엽의 장애를 나타내는 증상이 매우 강하게 나타난다. 즉, 초기부터 인격장애 · 정서장애가 중심적으로 나타나고, 병을 자각하지 못하고 이상행동(무엇이든 입으로 가져가려는 oral tendency, 욕망대로 하려는 행위, 같은 말을 반복하는 반복언어나 상대의 말을 반복하는 반향언어 등의 증상)을 보인다**(그림 9-2)**.

진행되면 기억장애가 뚜렷해지고 기호(취미)나 행동도 눈에 띄게 초라해진다.

5~7년 경과하면 합병증에 의해 사망하며 알츠하이머병보다 예후가 나쁘다.

2) 진단

CT에서 전두엽과 측두엽 등에 뇌의 위축상이 나타난다. 초로기에 원인 없이, 기명력장애보다 인격장애가 먼저 나타나는 경우는 픽병을 고려해 볼 필요가 있다.

3) 감별진단

알츠하이머병과 픽병은 보통 임상적으로 감별하기가 힘들지만, 일단 **표 9-2**를 기준으로 하자.

4) 치료

현재 효과가 탁월한 치료법은 없다. 노인성 반점이나 신경원섬유 변화는 보이지 않는다.

지금까지 예의바르고 빈틈이 없던 사람이,

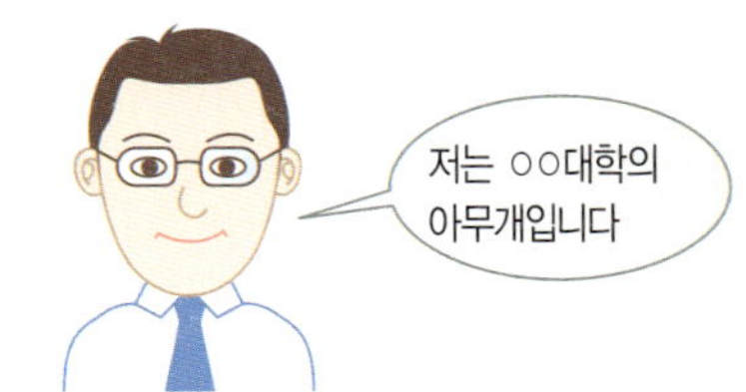

갑자기 거칠고 조잡한 언동을 보인다면

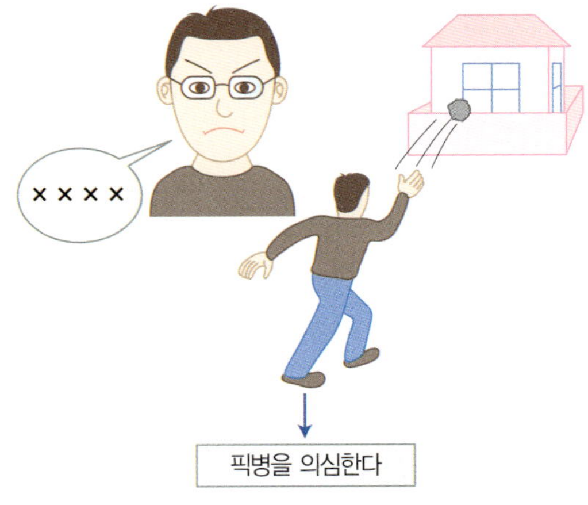

[그림 9-2] 픽병의 증상

4. 치매 Dementia

1) 개념

치매란 만성적으로 진행되는 뇌신경의 변성 때문에 생기는 기능장애와 그 외의 지적 기능의 상실로 인한 임상증상을 나타내는 병태를 말한다. 이것을 인지증이라고도 한다.

		Alzheimer병	Pick병
임상증상	기억장애	조기에 나타난다	만기에 나타난다
	시공간 방향감장애	조기에 나타난다	만기에 나타난다
	계산능력 상실	현저하며 조기에 나타난다	조기에는 비교적 장애받지 않음
	인격변화	만기에 나타난다	조기에 나타난다
	Kluver-Bucy 증후군	만기에 나타난다	조기에 나타난다
	말과 언어의 장애	같은 말 반복, 언어간대	상동언어(stereotyped speech), 말기 침묵상태, 반복언어
	경련발작	자주 나타난다	극히 드물다
CT소견		광범위한 위축	측두엽 또는 전두엽의 엽성위축
육안적 병리소견		대뇌반구 뒷부분의 위축	대뇌반구 앞부분의 위축
편도체 장애		중심 및 안쪽 핵군의 장애	모든 핵의 장애
조직병리학적 소견		신경원섬유 변화 노인성 반점 과립공포 변성 수상돌기의 위축	Pick 소체 팽화신경세포 백색질 신경아교증(gliosis) 수상돌기의 가시 소실
화학병리학적 소견		콜린작동성 신경세포의 장애	비특이성 신경전달물질의 장애

[표 9-2] 알츠하이머병과 픽병의 감별

치매에는 알츠하이머형 치매(알츠하이머형 노인성 치매+알츠하이머병)가 가장 많고 그 다음으로 뇌혈관성 치매가 많다. 우리나라의 치매 환자는 약 50만 명으로 추정되고 있어 65세 이상 인구의 10명 중 1명이 치매 환자라는 계산이 나온다.

2) 원인

치매를 일으키는 원인은 다양하다.

고령자에게 일어나는 대부분의 치매는 고령에 따른 뇌의 병적인 노화와 관련된 것으로, 뇌실질의 변성으로 일어나는 변성성 치매와 뇌혈관의 장애로 일어나는 뇌혈관성 치매의 2종류가 있다.

변성성 치매의 대표적인 것으로는 알츠하이머형 치매가 있는데, 치매 전체의 약 절반을 차지한다. 마찬가지로 변성성 치매로는 Lewy소체형 치매와 전두측두형 치매가 있다.

(1) 뇌혈관성 치매

뇌혈관성 치매는 뇌경색이나 뇌출혈에 의해 일어난다.

뇌혈관성 장애에 의한 대뇌반구의 병변에 근거하는 치매의 총칭으로, 다발경색치매(multi-infarct dementia : MID)라고도 하며, 전체 치매 중에서 20~30%를 차지하여 알츠하이머형 치매 다음으로 많다.

표 9-3에 알츠하이머형 치매와 감별하는 방법을 정리해 놓았다.

① **증상**

뇌혈관장애, 고혈압, 당뇨병, 지질대사이상, 심방세동 등의 기존 병력이 있거나 흡연이 뇌혈관성 치매의 발병과 관련이 있다.

우울, 자발성 저하, 수행기능장애, 야간섬망, 정동실금, 빈뇨 및 요실금 등이 나타난다.

또 운동마비, 감각마비, 가성 구마비(발음 및 연하장애 등)가 나타나고 뇌혈관성 파킨슨증에 의한 종종걸음 등의 국소신경증상을 동반한다.

② **치료**

뇌경색의 재발예방으로서 혈압조절(혈압강하제), 항혈소판요법, 항응고요법이나 당뇨병 치료, 재활치료, 그 밖의 대증요법을 실시한다.

특징	Score
○ 급속하게 발생	2
○ 단계적 악화	1
동요성 경과	2
야간의 의식혼란	1
인격이 비교적 유지됨	1
우울 상태	1
○ 신체적 고통 호소	1
○ 감정실금	1
○ 고혈압의 기왕력	1
○ 뇌졸중의 기왕력	2
동맥경화의 증거	1
○ 국소 신경증상	2
○ 국소 신경징후	2

※ 총 득점 7 이상은 MID, 4 이하는 노인성 치매
○표는 Rosen 등이 특히 중요하다고 지적한 항목

[표 9-3] Hachinski의 뇌허혈 스코어(ischemicscore)

IX

 대뇌기저핵의 변성질환

대뇌기저핵이 장애를 받으면 어떻게 될까? 총론을 다시 생각해 보자. 대뇌기저핵의 장애에서는 근육긴장의 이상에 의해 너무 움직이지 않는 증상과 너무 많이 움직이는 증상이 나타난다(추체외로증상). 전자의 대표가 파킨슨병이고, 후자의 대표가 헌팅톤 무도병이다. 움직이지 않느냐 움직이느냐에 따라 질환(증상)을 어느 정도 구별해 가면 단순히 암기하지 않아도 될 것이다.

1. 파킨슨병/떨림마비 Paralysis agitans, shaking palsy

알츠하이머병과 함께 가장 유명한 신경변성 질환의 하나이다. 흑색질(substantia nigra)의 변성에 의해 떨림, 경직, 무동(이들을 Parkinson 증상이라고 하는 경우가 많다)이 나타난다.

1) 역학

주로 50~60대에 발병하며 여성보다 남성에게 약간 많이(남녀 비 = 1 : 0.7) 나타나는 질환이다. 예외적으로 유전성, 가족성인 것도 있지만, 대부분은 원인불명이다. 또 일상적으로 비교적 잘 나타나는 질환(유병률은 5명/1만 명)이다. 보통 이 질환이 직접적인 사망원인이 되는 경

우는 없지만 동작의 제한 · 감염성 증가 등에 의해 결과적으로 수명이 짧아지는 경향이 있다.

2) 병리

흑색질의 멜라닌 색소가 소실되어 멜라닌 신경세포의 탈락이 나타난다. 또 잔존하는 세포 내에 Lewy 소체라고 하는 세포질내 봉입체가 나타나는 경우가 있다. 또 흑색질의 멜라닌 신경세포에서 만들어지는 도파민(dopamine)이 흑색질 · 선조체/줄무늬체 섬유를 통해서 선조체로 보내지므로 멜라닌신경세포의 탈락은 곧, 선조체에서의 도파민(dopamine) 결핍을 의미하는 셈이다.

3) 증상

주요 증상은 다음의 4가지이다.

① 떨림(tremor)
② 경직 또는 경축(rigidity)
③ 무동(akinesia)
④ 자세불안정성(postural instability)

선조체/줄무늬체의 도파민이 줄어들면 왜 이러한 증상이 생기는지 이해되지 않는다면 총론을 복습하도록 하자.

(1) 떨림

초기증상에서 70%로 가장 많이 나타나며, 안정 시 떨림(resting tremor)이 특징이다. 대개는 신체의 한쪽 팔에서 시작되어, 다음으로 같은 쪽의 다리에, 수개월~1년 안에 반대쪽에 같은 순서로 퍼져 순서에 따라 진행되어 간다. 따라서 언제 나타났는지도 모르게 한쪽에 떨림이 나타났을 때에는 그것만으로도 진단이 가능하다. 또, 떨림의 횟수는 3~5Hz로 비교적 느리고(눈으로 셀 수 있다), 환약을 둥글게 뭉치는 듯한 행동인 pill－rolling tremor가 특징적이다.

(2) 경직

떨림과 마찬가지로 한쪽 팔에서 시작된다. 근육긴장이 증가해 굳어지는 증상이다. 수동적 운동에 대한 저항으로 진단한다. 운동의 속도에 관계없이 cogwheel rigidity(톱니바퀴모양 경직), 또는 lead pipe－rigidity(연관경직)가 나타난다. 추체로장애에서 나타나는 강직(spasticity)에서는 빠르게 움직일수록 저항이 커서 접이식 나이프 현상(clasp－knife)이 나타난다.

(3) 무동

근력저하도 소뇌증상도 없이 일상 동작이 느려진다. 운동개시 장애, 즉 동작의 시작이 느려지는 것이 특징이다.

① 얼굴모양

소위, 가면모양의 얼굴모습이 된다. 즉, 무표정해지고 눈은 깜박거리는 횟수가 줄어들며

한 점을 응시하는 것처럼 보인다.

② **자세**

특징적인 앞굽힘 자세가 된다(**그림 9-3**).

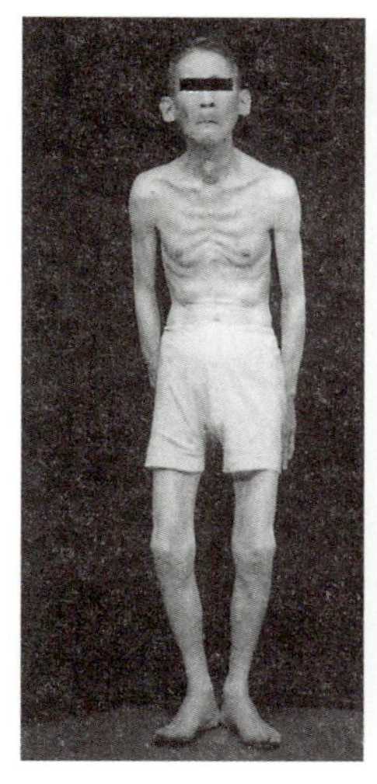

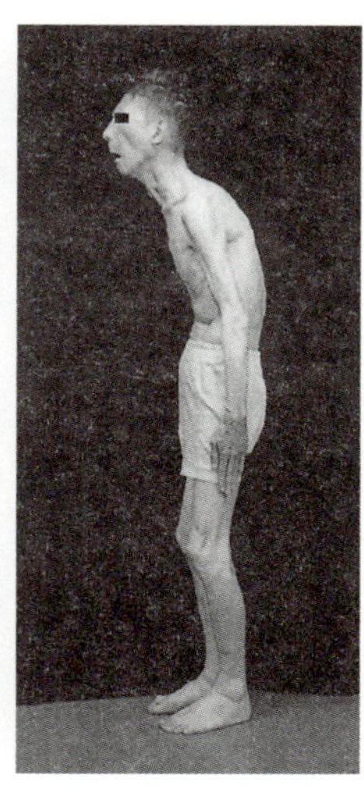

[그림 9-3] Parkinson병 환자의 앞굽힘 자세

③ **보행**

첫걸음을 내딛는 것이 곤란(freezing : 움츠림 현상이라고 하는데, 특히 장기적으로 경과한 환자에게서 현저하게 나타난다)하며, 걸을 때에는 팔을 흔들지 않고 보폭을 좁게 해서 종종걸음으로 걷는 것이 특징이다. 또 가속보행(festinant gait)이라고 하여, 일단 걷기 시작하면 상체가 앞으로 고꾸라질듯하면서도 멈추지 않는 현상이 나타난다. 그리고 보통 때의 보행은 매우 힘들지만 긴장 상태가 되면 갑자기 움직임이 좋아져 매우 빠르게 달리는 경우도 있다(모순운동).

④ **말**

목소리가 작고 낮으며 단조로워 알아듣기 힘들다. 이것은 목 안 근육의 협조운동이 이루어지지 않기 때문이다.

⑤ **문자**

떨림 때문에 쓰기가 힘들어져 글씨가 작아지는데, 이것을 작은글씨증(micrographia)이라고 한다. 참고로 말하자면, 소뇌실조에서는 힘이 너무 들어가 큰 글자가 되므로 큰글씨증(macrographia)이 된다.

(4) 자세불안정성(postural instability)

몸의 위치변화에 대응해 근육을 수축시키고 균형을 취하며 자세를 고쳐 세우는 기능이 장애를 받는다. 이러한 장애에 의해 목을 앞으로 내밀거나 상반신이 앞으로 숙여지고 무릎이 약간 구부러진 전경자세를 취하는 것이 특징적이다.

정상에서는 균형을 취해 자세를 고쳐 세울 수 있지만, 파킨슨병에서는 막대기처럼 그대로 뒤로 넘어지거나 뒤쪽으로 종종걸음으로 걷는다.

(5) Myerson 징후

미간을 해머로 두드리면 양쪽의 안륜근/눈둘레근이 수축되는데, 수차례 반복해서 두드리면 정상인인 경우에는 수축이 진정된다. 그러나 Parkinson 증상을 보이는 질환에서는 수차례 반복해서 두드려도 수축이 진정되지 않고 계속된다. 이것을 Myerson 징후 양성이라고 한다.

(6) 자율신경병증

기립저혈압, 배뇨장애, 변비 등이 나타난다. 파킨슨병에서는 추체외로 증상 이외에 이러한 자율신경증상이 나타난다. 그러나 이들 외의 신경증상 즉, 감각장애, 추체로증상, 지능장애, 운동실조 등은 나타나지 않는다.

4) 치료

(1) 방침

파킨슨병은 변성질환으로 원인을 알 수 없으므로 원인요법이 어렵다. 따라서 대증요법(증상의 경감)이 중심이 된다. 현재는 약물요법이 중심이 되지만 외과요법도 실시된다.

(2) 약물요법

① 항콜린제 : 염산 Trihexyphenidyl
② 도파민 작용제, L－Dopa
③ Dopa 탈탄산효소억제제(decarboxylase inhibitor)[②와 병용]
Carbidopa, Benserazide
④ Amantadine
⑤ Bromocriptine

다음은 모두가 보조약이므로 중요하지는 않다.
⑥ 항히스타민제
⑦ β－blocker
⑧ 삼환계 항우울제(TCA)
⑨ COMT inhibitor(tolcapone)

①～⑤까지는 반드시 알아두자.

① 항콜린제

항콜린제는 아세틸콜린(acetylcholine) 수용체(muscarine 수용체)를 차단하는 약이다. 예전에는 핵심적인 치료제였지만, 현재는 L－Dopa 제제의 출현에 의해 보조약 또는 제2선택약이 되었다. 그러나 최근에는 L－Dopa 제제의 장기 투여에 동반되는 부작용 때문에 재검토되고 있다.

a. 중추성 부작용 : 환각, 망상 등의 정신증상
b. 말초성 부작용 : 구갈, 배뇨억제, 빛반사 · 눈모음반사 소실, 오심 · 구토 · 변비 등의 소화기 증상

다음의 2가지 금기는 반드시 기억하자.

전립선비대 ········ 무뇨증을 일으켜 신후성 신부전/콩팥뒤성 콩팥기능상실을 초래한다.
녹내장 ·············· 동공확대를 유발한다.

② L-Dopa

현재, 파킨슨병의 중심적인 치료제이다. 이 L-Dopa(levo form)는 혈액뇌장벽을 통과할 수가 있으므로 뇌 안으로 들어간 후 대사를 거쳐 도파민으로 변한다. 또 L-Dopa는 경구투여도 가능하여 대부분의 경우에 경구복용으로 치료를 하지만, 경구 투여량 중 뇌 안으로 들어가는 것은 0.05 ~0.1%뿐(이유는 나중에 설명)이기 때문에 대량투여가 필요하다(보통 1일 2~3g 정도).

*초기 : 도파민 수용체는 도파민의 감소 때문에 감수성이 항진된 상태가 되어 있다
→ 소량으로 효과가 크다.

*장기화 : 수용체감수성 저하

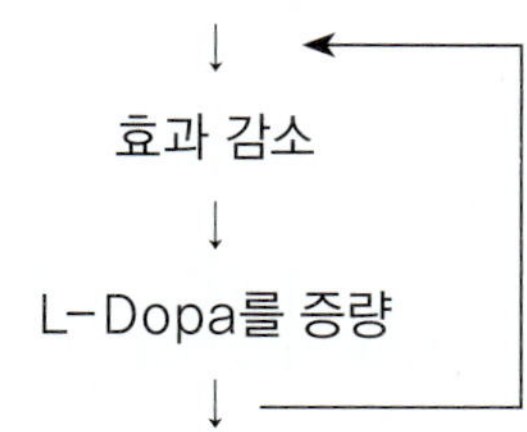

악순환이 되어 부작용도 증가

〈L-Dopa에 동반되는 부작용〉

a. 급성 : 투여 후 바로 나타나며 투여를 중지하면 바로 소실된다.

- 중추성 : 정신착란, 불수의운동(추체외로운동장애)
- 말초성 : 구토, 식욕부진 등의 소화기 증상

b. 만성 : 수년 이상의 장기 투여로 나타난다.

- 중추성
  - · 파킨슨 증상 이외의 불수의운동이다.
  - · 운동이상증…얼굴 등 여러 부위에 나타나며 혀로 입술을 빠는 듯한 운동이다.
  - · 환각 · 망상 등의 정신증상이 나타나 작은 동물이나 어린아이가 보이기도 한다.

• 말초성

· 심계항진/두근거림 등의 순환기증상

· 발한 · 기립저혈압 등의 자율신경증상

녹내장에 대해서는 금기이다. 또 장기투여하다가 갑자기 중지하면 악성 증후군을 일으키는 경우가 있으므로 갑자기 중지해서는 안 된다.

〈L–Dopa 장기투여에 동반되는 문제점〉

a. Up–Down 현상

L–Dopa 혈중농도의 유효영역이 좁아지기 때문에 나타나는 현상으로, 혈중농도와 평행하게 증상의 완화와 악화가 나타난다.

→ 증상의 조절이 어려워진다.

b. Wearing–off 현상

L–Dopa의 유효시간 단축에 의해 발생하는 증상의 일내변동(daily variation)을 말한다.

c. On–off 현상

L–Dopa의 혈중농도와 관계없이 돌연히 발생하는 증상이 on과 off와 같이 극단적으로 커지는 변동을 말한다. Dopamine 수용체의 감수성이 급격하게 변화하기 때문에 발생한다고 생각되지만, 왜 감수성이 변화하는지 그 원인은 불명확하다.

③ Dopa 탈탄산효소억제제(Dopa decarboxylase inhibitor)

앞에서도 설명한 것처럼 경구투여한 L–Dopa가 실제로 뇌에 도달하는 것은 극히 적다. 이것은 경구 투여된 L–Dopa의 대부분(99%)이 뇌로 들어가기 전에, 주로 간에서 dopa 탈탄산효소에 의해 dopamine이 되어버리기 때문이다. 그래서 이것을 억제하면 다음과 같은 관계가 성립된다.

→ 혈중 L–Dopa↑ → 뇌내 L–Dopa↑ 가 되어, L–Dopa의 투여량을 줄일 수 있다.

→ 부작용(특히 중추성)도 줄일 수 있다.

따라서 현재는 L–Dopa와 carbidopa 또는 benserazide의 합제가 사용되고 있다. Carbidopa와 병용함으로써 L–Dopa의 투여량을 500~700mg/일 정도까지 줄일 수 있다.

④ 염산 amantadine

본래는 항바이러스약이지만 dopamine 작동성 신경을 자극하여 dopamine의 방출을 촉진하는 작용이 있다. 부작용으로 다리부종, 그물모양 피부반점, 색소침착 등이 생길 수 있다.

⑤ 메실산 bromocriptine

Dopamine 수용체의 작용물질(agonist)이다. 작용시간이 긴 약이다.

⑥ 염산 selegiline

MAO－B 억제제이다. MAO－B를 억제하면 도파민의 분해도 늦어진다.

⑦ β－blocker

보조요법으로 안정 시의 떨림에 대해 사용된다.

(3) 외과 요법

시상정위 뇌수술에 의해 시상의 복외측핵/배가쪽핵(ventrolateral nucleus), 또는 복내측핵/배중앙쪽핵(ventro－medial nucleus)을 파괴하여 균형을 회복시키는 방법이다. 그 외에도 뇌 심층부 자극요법이 있다. 이것은 특히 떨림에 대해 효과가 있다.

따라서 외과적 치료의 적응은 다음과 같은 경우로 한정되어 있다.

① 장기적으로 편측성 떨림이 특히 심한 증례

② L－Dopa 무효, 또는 부작용 · 금기에 의해 사용이 불가능한 증례

③ 비교적 나이가 어리며 정신증상이 없는 증례

5) 예후

항상 진행되는 질환이지만, 역학 부분에서 말한 바와 같이 합병증에 주의하여 잘 유지하면 10～20년 생존하는 것도 가능하다.

IX

2. 파킨슨증후군 Parkinsonism

1) 개념

떨림, 경직, 무동(파킨슨 증상)을 주요 증상으로 하는 임상적 증후군을 파킨슨증후군이라고 한다. 1817년에 James Parkinson(영국)이 shaking palsy라 명명하여 처음 기록하였다. 파킨슨증후군의 대표적인 것은 물론 파킨슨병이다. 그러나 이 밖에도 파킨슨 증상을 보이는 질환이 많이 있다. 여기에서는 그동안 언급하지 않았던 변성 질환 이외의 원인에 대해 살펴보겠다(**표 9－4**).

① 파킨슨병
② 뇌혈관질환성 파킨슨증
③ 약인성 파킨슨증
④ 뇌염후 파킨슨증
⑤ 중독성 파킨슨증
⑥ 선조체 흑색질 변성증
⑦ 진행성 핵상성 마비
⑧ 창백핵 색소변성증
⑨ Shy－Drager 증후군
⑩ 올리브교소뇌 위축증
⑪ 정상압 물뇌증

[표 9－4] 파킨슨증후군의 원인

파킨슨병 핵심정리

병태생리로 보는 파킨슨병

중뇌의 흑색질에 도파민성 신경세포의 사멸로 뇌신경전달물질인 도파민이 부족하여 대뇌 기저핵이 장애를 받아, 안정 시 진전(resting tremor), 경직(rigidity), 서동증(bradykinesia) 등의 증상이 발생하는 질환이다. 알츠하이머병과 함께 가장 유명한 신경 퇴행성 뇌 질환의 하나이다.

병 인

- 주로 50~60대에 발병하며 남성에게 약간 많이 나타난다.
- 대부분 원인불명이며 유전성, 가족성인 것도 있다.

병 태

- 중뇌의 흑색질의 도파민성 신경세포의 퇴화로 신경전달 물질인 '도파민'이 감소된다.
- 중뇌의 흑색질에는 멜라닌 색소가 포함되어 있어 세포의 퇴화와 함께 흑색질 부위도 멜라닌 신경세포의 탈락이 나타난다.
- 신경전달물질인 도파민이 부족해져서 서동증, 경직, 안정시 진전, 보행장애 등 여러 가지 증세를 나타낸다.
- 파킨슨병의 원인은 두 가지로 구분된다. 첫째, 원인이 밝혀지지 않은 특발성 파킨슨병이며, 다른 하나는 외상, 뇌졸중 등의 혈관성 질환 및 감염의 후유증, 약물, 망간, 연탄가스 및 MPTP 등과 같은 물질의 독성에 의한 이차성 파킨슨 증후군이다.

증 상

떨림

- 증상으로 흔히 진전이 나타나며, 안정시에는 떨리다가 손에 힘을 주거나 행동을 시작하면 감소한다. 팔, 다리 턱 및 몸통 등에서도 떨림이 일어날 수 있다.
- 안정시 손 떨림은 손가락으로 알약을 굴리는 듯한(pill-rolling tremor) 손동작을 취한다.
- 정서적 긴장 시, 피로, 추위에 노출 시 진전 악화

경직

- 근육긴장이 증가해 굳어지는 증상이다.
- 검사자가 환자의 관절을 움직여 보면 뻣뻣하고 유연성이 없게 느껴진다.
- 관절부위의 경직이 톱니바퀴 돌아가는 듯하게(cogwheel rigidity) 느껴지기도 한다.

증상	**서동(bradykinesia)** • 행동이 느리며, 의자에서 일어나거나 누웠다 일어나기가 어렵고, 팔운동이 감소되고, 얼굴표정이 없고, 말소리와 글씨크기가 작아지고 느려진다. • 자세 : 머리와 척추가 앞으로 굽어지고 어깨는 움츠러드는 구부정한 자세가 된다. • 보행 : 첫걸음 내딛는 것이 곤란하며 보폭을 좁고 질질 끄는 걸음으로 보행한다. **자세불안정성(postural instability) 및 보행장애** • 목을 앞으로 내밀거나 상체가 앞으로 숙여지고 무릎이 약간 구부러진 구부정한 자세를 취하는 것이 특징이다. 균형을 잡는 반사 능력이 소실되어서 잘 넘어지게 된다. • 보행동결은 처음 보행 시작하거나 방향을 돌 때 걸음의 첫 동작이 잘 안되며, 안절부절못하고 처음 행동에 주저함이 심하다가 점차 풀리듯 움직임이 일어난다. • 가속보행은 보행에서 걸음이 처음에는 힘들게 시작되지만 점차 속도가 빨라져서 마치 뛰는 듯 달려가는 수도 있고 결국 넘어지게 되기도 한다. **그밖의 증상** • 안검 경련, 침흘림, 질질 끄는 걸음, 단조로운 목소리, 가면 같은 표정 • 체중감소, 불면증, 우울, 감정변화 • 과다발한, 지루성 두피, 배뇨장애, 변비, 체위성 저혈압
진단 및 검사	• 파킨슨병 척도 검사(Unified Parkinson' s Disease Rating Scale; UPDRS) • Brain MRI • FP- CIT PET(뇌 도파민 운반체 영상), Brain FDG PET(뇌의 포도당 대사 확인) • 자율신경계 기능 검사 , 유전자 검사(PARK1~18 등)
치료	증상의 조절을 위해 약물요법이 주로 이루어지고 있다. **약물요법** • 도파민 제제(Levodopa) • 도파민 효현제(Dopamine agonist) • 아만타딘(Amantadine) • 마오비 억제제(MAO-B inhibitor) • 콤트 억제제(COMT inhibitor, Entacapone) • 항콜린성 제제(Anticholinergics) **외과요법** • 뇌심부 자극 수술 • 약물치료에 따른 '후기 운동 합병증'이 발생하는 경우, 수술적인 치료방법을 고려한다.

3. 헌팅톤 무도병 Huntington's chorea

유전성 질환으로, 점진적으로 진행되는(15~20년) 치명적인 퇴행성 질환이다.

1) 개념

무도병(chorea)에서는 미상핵/꼬리핵의 도파민과 HVA(도파민의 대사산물)의 감소, 뇌척수액 속의 HVA의 감소가 나타난다. 무도병은 흑색질에서 선조체/줄무늬체로 향하는 도파민 작동성 신경의 과도한 활동항진에 의해 일어난다고 생각된다. 즉, 파킨슨병의 경우와 도파민의 균형이 반대로 되어 있다고 생각하면 된다. 따라서 임상증상도 무동이 아니라 반대로 운동과다(hyperkinesia)가 특징적이다. 도파민 작용의 증가가 있기 때문에 chloropromazine, haloperidol과 같은 도파민 수용체 억제제가 효과적이다.

2) 역학

상염색체 우성유전(AD 유전)

일반적으로 30~40대에 발병한다. 조부모로부터 부모, 부모로부터 자식으로, 세대가 바뀔 때마다 발병 연령이 낮아지는 현상(anticipation)이 나타난다. 유전성은 50% 정도이다.

3) 병리 · 생화학

① 미상핵 · 피각/조가비핵의 위축이 특징적

대뇌피질로 위축이 파급되면 고도의 치매증상을 나타내 폐인처럼 된다. 그러나 피질위축을 보이지 않아도 IQ가 현저하게 저하되는 경우가 있으며 자살기도 등의 정신증상을 보이는 경우도 많다.

② 선조체의 진행성 변성

선조체의 진행성 변성에 의해 선조체의 콜린작동성 신경이 감소한다. 또 선조체 흑색질의 도파민 신경에 대해서 억제성 신경(GABA 작동성 신경)이 투사되어 있지만 이것도 변성되어 가기 때문에 흑색질에서의 도파민 작동성 신경이 지나치게 활동하는 상태가 된다. 이렇게 흑색질로부터 선조체에 투사되는 도파민 작동성 신경의 상대적인 과잉 지배에 의해 과잉 운동을 중심으로 하는 불수의운동이 발생한다.

③ CAG repeat

이 질환은 제4번 염색체 단완에서 원인 유전자가 발견되어, CAG repeat가 신장되고 있다는 것을 알 수 있다.

4) 증상

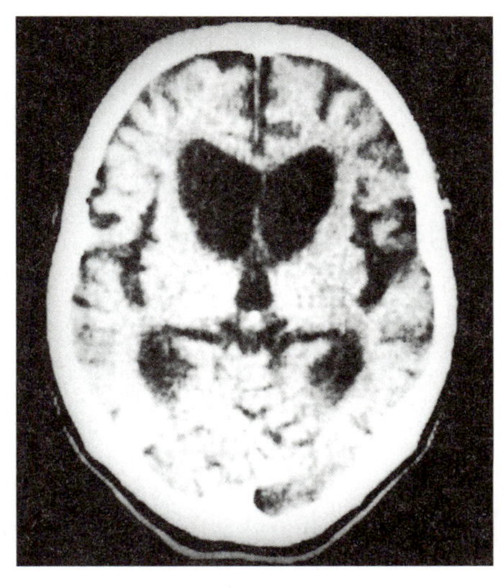

[그림 9-4] 헌팅톤 무도병의 CT소견

① **무도병 모양의 운동**
- 초기증상으로서 나타난다.
- 보통 소무도병(sydenham's chorea)보다 진행이 빠르다.
- 말더듬증
- 팔 · 보행의 운동실조

② **정신증상**
- 발병 후 수년이 지나서 나타난다.
- 진행성 지능저하로 마침내 치매가 되고, 마지막에는 폐인과 같은 상태가 된다.

③ **인격의 변화**

5) 진단

① CT(그림 9-4)

가쪽뇌실앞뿔 확대가 나타난다(← 미상핵 위축이 원인).

② **유전자 검사**

제4염색체 단완의 유전자에 CAG라는 3개의 DNA 염기배열이 반복 연장(expansion)되어 나타난다. 즉, CAG CAG CAG…하고 몇 번이고 CAG가 반복되는 것이다.

6) 치료

본질적인 치료법은 없고 대증요법이 중심이 된다.

불수의운동에는 할로페리돌, 티아프리드를 투여하고, 정신증상에는 할로페리돌, 클로르프로마진 등을 투여한다.

파킨슨병과는 반대로 L-dopa를 투여하면 악화된다.

발병 후 15년 정도 지나면 감염증으로 사망하기 쉽다.

7) 예후

① 급속 진행성

② 10~15년 내에 사망한다.

③ 우울상태가 되어 자살하는 사람도 많다.

4. 소무도병 Sydenham's chorea, chorea minor, 류머티스성 무도병

류머티스열(RF)의 한 증상으로 나타나는 경우가 압도적으로 많다.

1) 병리 · 생화학

부종 · 울혈 · 변성이 미만성으로, 특히 선조체 및 이것과 관련된 부위에 나타난다. β-용혈 사슬알균(streptococcus)에 대한 항체가 기저핵의 신경과 *in vitro*에서 교차반응한다는 사실이 보고되어 있다.

2) 역학

5~15세 / 여 : 남 = 3 : 1

3) 증상

잠행성으로 발병한다. 처음에는 어색하고 산만하며 엉뚱한 행동을 해서 학교 선생님으로부터 품행이 나쁘다고 주의를 받는 경우가 있다.

- 무도병 모양의 불수의운동
- 근력저하, 근육긴장 저하

심할 때에는 「마비성 무도병」이 되는데, 다만 완전한 마비가 되지는 않는다.

- 피로감 증가
- 정신증상 : 자극성 증가, 초조함 등
- 안쪽돌림 징후 : 팔을 펴면 아래팔이 안쪽으로 돌아간다.

4) 합병증

다른 류머티스열(RF) 증상(심장염, 다발관절염, 피하결절, 윤상홍반 등)이 나타난다.

5) 감별진단

틱(tic)이나 습관적으로 침착하지 못한 사람 등이 감별진단의 대상이 된다.

6) 치료

침대 위에 안정시키고, chlorpromazine이나 haloperidol을 사용한다. 류머티스열 이외의 증상에 대해서는 페니실린(penicillin)을 사용한다. 회복기에는 작업요법을 실시해서 무리없이 학교로 돌아갈 수 있도록 촉구한다.

7) 예후

2~3개월(드물게는 6주 미만)이 지나면 회복된다. 죽는 경우는 없으나 약 1/3은 재발한다. 특히 첫 임신 시에 재발하는 경우가 많다(임신성 무도병). 심한 후유증은 특별히 없다.

5. 무정위운동 Athetosis

- 양측성 무정위운동(대리석 상태)
  일반적으로, 선천성이며 말이집(myelin)의 이상 때문에 기저핵에 대리석 같은 무늬가 나타나는 것이 특징이다. 생후 6개월경부터 무정위운동이 나타나며 지능장애도 나타난다.
- 편측성 무정위운동
  뇌성마비에 동반되는 경우가 많다. 드물게는, 성인이 되고 나서도 선조체를 포함한 영역의 뇌혈관질환에 의해 발생하는 경우가 있다.

1) 증상

선천성 무정위운동에서는 수개월이 될 때까지 알아차리지 못하는 경우가 많다. 실조성 보행이 나타나며, 팔의 운동조절이 심하게 장애를 받는다. 또 말더듬증도 나타난다.

2) 치료

내과적으로는 잘 치료되지 않는다.

6. 염전근육긴장이상 Torsion dystonia

Dystonia(근육긴장이상)를 주요 증상으로 하는 원인불명의 질환이다. 10~20대에 발병하며 상염색체 우성유전(단독으로 나타나는 예도 있다)이라고 알려져 있다. 진단에는 Wilson병, 약인성 근육긴장이상의 제외가 필수적이다. 치료에는 염산 트리헥시페니딜(trihexyphenydyl)이 사용되고 있지만 효과가 없을 때에는 보툴리누스 독소(botulinum toxin)를 국소 주사하는 경우가 있다.

7. 본태성 떨림 Essential tremor

머리를 좌우로 흔드는 떨림과 팔을 앞쪽으로 들어올렸을 때에 뚜렷해지는 운동시 떨림을 특징으로 한다. 상염색체 우성유전(AD 유전)을 나타내는 것은 본태성 가족성 떨림이라 하며 20~40대에 발병한다. 단독으로 나타나는 예는 나이가 들어 발병하는 경우가 많으며 노인성 떨림이라 한다. 전체적으로 양성 질환으로 β-blocker(propranolol)에 잘 반응한다.

8. 선조체 흑색질 변성증 Striatonigral degeneration : SND

선조체, 특히 피각/조가비핵에 변성이 나타나고, 다시 흑색질에도 변성이 나타나는 질환이다. 임상적으로는 파킨슨병과 감별이 불가능해 부검하지 않으면 알 수 없다. 파킨슨병에서는 Lewy's body라는 세포내 봉입체가 나타나는 것이 특징적인 병리학적 소견이지만, 이 SND에서는 신경세포의 변성이 주로 나타나며 Lewy's body는 보이지 않는다는 차이가 있다. 또 임상증상을 잘 관찰하면 SND의 경우, 떨림은 적고 근육경직이 강하게 나타나는 경우도 있다. L-Dopa가 거의 효과가 없다는 점도 파킨슨병과의 큰 차이이다.

9. 진행성 핵상마비 Progressive supranuclear palsy : PSP, Richardson-Steele-Olszewski 증후군

희귀한 질환이지만, 시험에도 가끔 나오므로 어떤 질환인지 대강 파악해 두자. 50~60대에 발병하고 반년에서 1년 정도, 증상이 진행되어 사망에 이른다. 물론 L-Dopa도 효과가 없고 특별한 치료법이 없어, 예후가 나쁜 질환이다. 구체적인 증상으로는 다음과 같은 것이 있다(**그림 9-5**).

① 파킨슨 증상

보행장애가 반드시 발생

② 지능저하, 치매

대뇌피질로 파급되어 발생한다.

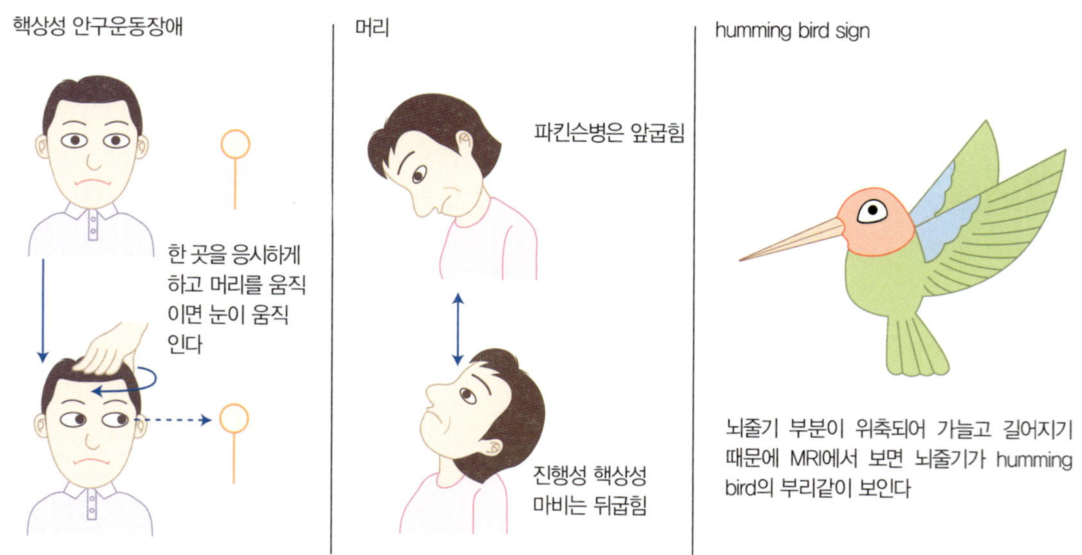

[그림 9-5] 진행성 핵상성 마비증상

③ 안구운동 장애

수직 · 하방주시마비가 나타난다.

④ 머리의 뒤굽힘

경부근육의 근육긴장이상이 원인이다.

⑤ 거짓연수마비

연하곤란, 말더듬증

특히, 병리학적으로는 대뇌기저핵, 흑색질, 뇌간부위(중뇌수도 주변 회색질) 등에 신경세포의 변성과 신경세포 섬유변화가 나타난다. 치료법은 없으며 L-Dopa도 효과가 없다.

10. 창백핵 색소변성증 Hallervorden-Spatz's disease

1) 역학

- 어린 나이(10세 전후)에 발병
- 가족성 · 유전성(상염색체 열성)

2) 병리

- 흑색질 · 창백핵의 변성과 철의 침착

3) 증상

- 진행성
- 근육긴장이상, 무정위운동, 떨림 등 다양함
- 지능저하(대뇌피질로 파급되어 발생)

11. Wilson병/간렌즈핵 변성증 Hepatolenticular degeneration

유전성으로 구리의 대사장애를 초래하는 질환으로 파킨슨 증상을 나타낸다.

1) 병태생리

정상의 경우 혈청 구리(copper)의 98%가 ceruloplasmine(α2-globulin 분획)과 결합되어 존재하고 있다. 그러나 Wilson병에서는 혈청 ceruloplasmine이 감소 또는 결여되어 있다.

따라서 ceruloplasmine과 결합되지 않은 유리 구리가 증가하여, 구리의 요중 배설이 증가하고 혈청 구리의 총량은 감소한다.

IX

2) 역학

상염색체 열성유전(AR 유전)이며, 10~25세에 많이 발생한다. Wilson병 유전자는 13번 염색체 장완에 있다. 이 유전자로부터 유도되는 단백(구리 운반 ATPase)을 ATP7B라고 한다.

3) 병리

- 구리 침착 : 대뇌(특히 기저핵〈피각, 창백핵〉) · 간 · 요세관 · 각막
- 피각 · 창백핵의 공포화를 동반하는 변성위축과 아교세포의 과잉 증가
- 선조체 · 대뇌피질 · 소뇌 등에도 변성이 나타난다.
- 육안적인(gross) 결절성 간경변
- 비장 비대

4) 증상

(1) 신경증상

① 추체외로증상

- 떨림 : flapping tremor(퍼덕떨림)
- 경직(파킨슨 증상)
- 근육긴장이상(dystonia)
- 말더듬증

② 정신장애

③ 추체로 증상 : Babinski 반사(+)

(2) 간질환

(3) 요세관장애 : 아미노산뇨, 판코니증후군

(4) 각막륜 : Kayser–Fleischer ring

각막에 나타나는 직경 2mm 정도의 녹황갈색의 테두리로서, 각막의 데스메(Descemet)막에 구리가 침착됨으로써 발생한다.

5) 치료

(1) 장관에서의 구리 흡수억제

① 구리가 적게 포함된 음식(오징어, 문어, 새우, 게, 초콜릿 등에 구리가 많이 포함되어 있다)을 섭취한다.

② 황화칼륨 경구투여

(2) 요중 구리 배설촉진

D–penicillamine(+pyridoxine)을 경구투여한다.

6) 예후

진행성으로 대부분은 사망에 이른다.

12. Menkes병 Menkes disease

이것은 구리 대사의 이상이지만, 파킨슨병 증상은 나타나지 않고 간질발작과 경련이 나타난다.

1) 병태생리

구리 운반 ATPase(ATP7A)의 유전자 이상이다. 구리가 장관 점막에 침착되어 있는 상태로 몸속으로 운반되지 않기 때문에 몸속은 현저한 구리 결핍상태가 된다.

2) 역학

X 염색체 열성유전으로 15만~20만 명에 한 명꼴로 발병한다.

3) 증상

Wilson병과는 반대로 구리 결핍 증상이다. 생후 3개월경부터 저체온, 경련, 발달장애가 나타난다. 곱슬곱슬한 머리카락(kinky－hair)도 특징적이다.

4) 치료

히스티딘 구리의 피하주사로 혈청구리 수치를 정상으로 유지시킨다.

3 척수소뇌 변성증

척수소뇌 변성증(spinocerebellar degeneration)이란 운동실조를 주요증상으로 하는 원인불명의 변성질환의 총칭으로, 종종 가족성·유전성 발현을 보이는 경우가 있다.

주요 장애부위는 다음과 같다.

① 소뇌
② 소뇌의 구심로와 원심로
③ 척수의 등쪽백색질기둥(심부감각)

그 외에 다른 신경계통의 변성을 동반하는 경우도 적지 않다. 따라서 다양한 증상을 나타내기도 한다. 소아기로부터 노년기에 걸쳐 발병하며 만성으로 진행한다.

1. Friedreich 실조증 Friedreich's ataxia

척수매독(신경매독에 의한)과는 다른 척수 등쪽백색질기둥 위축을 보이는 가족성 실조증으로서 Friedreich, F.가 보고한 질환이다.

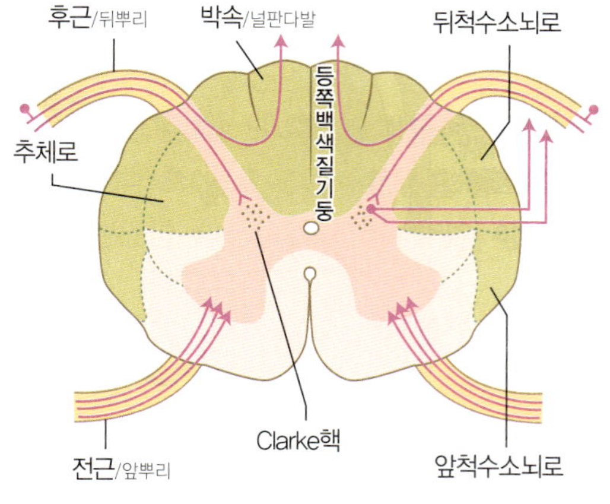

[그림 9-6] Friedreich 실조증

1) 개념

(1) 역학

주로 상염색체 열성유전(AR 유전)이다. 제9번 염색체 장완에 원인 유전자가 있으며, GAA repeat의 이상 신장이 원인이다.

(2) 장애부위

척수뒤뿌리 · 등쪽백색질기둥 · 척수소뇌로 · 추체로의 변성이 나타난다. 특히 변성이 심한 것은 널판다발과 뒤척수소뇌로 및 그 기시핵(Clarke nucleus)이다(**그림 9-6**).

2) 증상

(1) 발병

- 10세 전후에 발병한다.
- 보행시에 휘청거리거나 빨리 뛰지 못하는 등의 보행장애가 먼저 나타난다. 20대에 보행불능이 된다.
- 실조증상은 다리에 심하게 나타나는 것에 비해 팔에는 몇 년 늦게 나타나고 정도도 가볍다.
- Romberg 징후(+)(척수성 운동실조)
- 소뇌성 말더듬증 · 눈떨림도 높은 비율로 나타난다.

(2) 힘줄반사

- 심부 건반사/힘줄반사는 소실
  Babinski 반사가 양성이며 심부 건반사 결여가 특징적이다.
- 아킬레스건반사 → 슬개건/무릎힘줄반사의 순으로 소실되고 팔에서의 소실은 늦어진다. 슬개건반사는 항진되는 경우도 있다(추체로장애 때문이다).

(3) 감각장애

- 심부감각장애(특히 진동감각의 소실이 나타난다)
- 표재감각장애, 감각이상을 동반하는 경우가 있다(뒤뿌리가 장애를 받기 때문이다).

(4) 근력

- 다리에 근력저하가 나타나는 경우가 많다.
- 말기에는 사지 원위근에 근육위축이 나타난다.

(5) 추체로증상

- 다리 무력감(+)
- Babinski반사(+)
- 복벽반사 소실

(6) 정신증상

- 정상인 경우가 많다.
- 종종 정신분열과 지능저하를 보이는 경우도 있다. 그러나 유아기의 교육적 문제가 영향을 줄 가능성도 있다

(7) 기타

불수의운동, 자율신경증상, 난청, 간질, 시각신경위축 등을 보이는 경우도 있다.

(8) 신경계 외의 증상

① 심장이상

- 높은 비율로 존재한다. 특히 단독으로 나타나는 예에서는 진단적 의미가 높다.
- 심근변성, 섬유화, 관동맥협착 등
- 심전도이상(비대소견, 방실차단)

② 대사이상

- 당뇨병(8~20%에 합병)
- 요족(pes cavus), 척추측만이 높은 비율로 동반된다(그림 9-7).

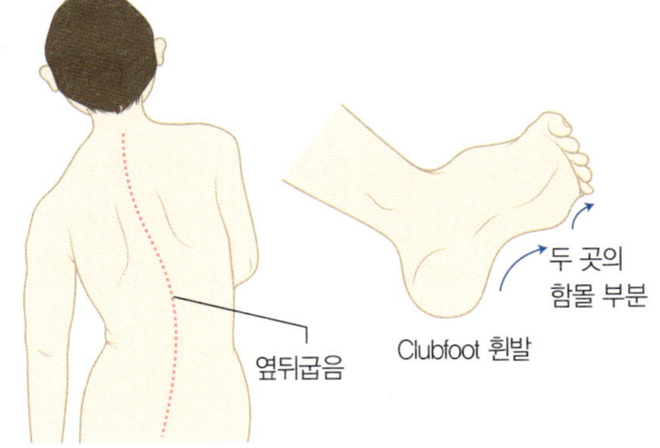

[그림 9-7] Friedreich 실조증에서의 척추와 발

소뇌실조와 척수성 운동실조의 감별은 Romberg 징후의 유무가 중요하다. 척수성인 경우에는 척수 등쪽백색질기둥의 장애 시, Romberg 징후가 양성이 된다. 이 두 가지 신경장애의 차이를 표에 정리해 놓았으므로 참고하기 바란다(표 9-5).

3) 예후

실조증이 나타난 후 10~20년이 지나면 보행불능이 된다. 사망원인으로는 심장질환이 많다.

	소뇌성 실조	척수성 실조
위치감각·진동감각 장애	(−)	(+)
눈을 감으면 증상 증가	(−)	(+)
측정장애	overshoot가 있지만 목적물에 도달한다	목적물에 도달하지 못한다
Romberg 징후	(−)	(+)
보행	불규칙 동요성으로 주정뱅이 보행	wide base이며, 시선이 바닥 위에 있다
발음장애	(+)	(−)

[표 9-5] 소뇌성 운동실조와 척수성 운동실조의 감별

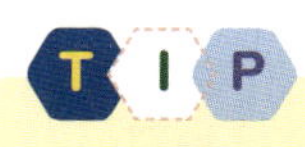

운동실조가 나타나는 질환의 감별

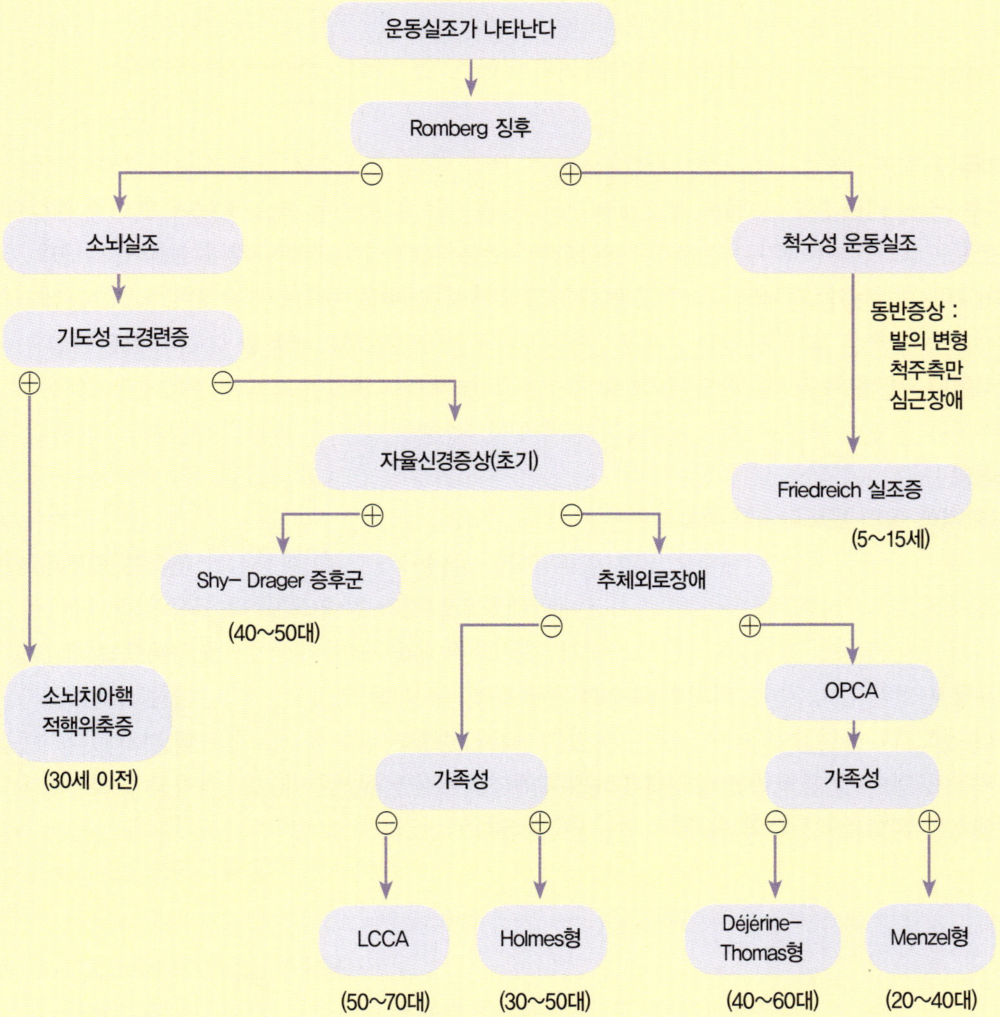

운동실조가 나타난다

↓

Romberg 징후

- ⊖ → 소뇌실조 → 기도성 근경련증
  - ⊕ → 소뇌치아핵 적핵위축증 (30세 이전)
  - ⊖ → 자율신경증상(초기)
    - ⊕ → Shy- Drager 증후군 (40~50대)
    - ⊖ → 추체외로장애
      - ⊖ → 가족성
        - ⊖ → LCCA (50~70대)
        - ⊕ → Holmes형 (30~50대)
      - ⊕ → OPCA → 가족성
        - ⊖ → Déjérine-Thomas형 (40~60대)
        - ⊕ → Menzel형 (20~40대)
- ⊕ → 척수성 운동실조 → Friedreich 실조증 (5~15세)
  - 동반증상 : 발의 변형, 척추측만, 심근장애

( ) : 발병 연령

IX

4 척수의 변성질환

척수에 대해서는 총론을 한 번 더 확인해 두자. 많은 전도로가 주행하고 있지만 어떠한 기능을 가진 신경이 어디로부터 들어가서 어디를 통과하고 있는지 잘 생각해 보자.

1. 척수구멍증 Syringomyelia

1) 개념

척수구멍증이란 이름 그대로 척수 안에 구멍이 생기는 질환이다. 20~30대에 많이 발생한다.

문제는 그 구멍이 생기는 장소이다. 척수회색질의 척수 중심관에서 약간 등쪽에 생긴다. 또 척수라고 간단하게 말해도, 그것은 위로는 경수에서 아래로는 미수까지이며, 구멍이 생기는 장소는 주로 하부 경수로부터 상부 흉수에 걸친 부위이다. **그림 9-8**은 경수의 횡단면을 나타낸 것이다. 중앙부에 구멍이 뻥 뚫려 있다.

2) 증상

① 양쪽 팔의 온도각 · 통각장애

경수 수준은 팔을 지배하는 신경이 출입하는 높이이다. 정확히 중심관 부근은 뒤뿌리에서 들어온 온도각 · 통각을 전달하는 신경이 반대쪽으로 가기 위해 교차하는 장소이다. 따라서 중심관 부근의 구멍 병변은 "양팔의 온도각 · 통각" 장애를 초래한다. 이것을 그림으로 나타내면 **그림 9-9**와 같이 된다. 색칠한 부분이 범종처럼 보이므로 범종모양 또는 공중에 매달린 모양의 온도각 · 통각장애라고도 한다. 이것은 척수구멍증의 중요한 키포인트의 하나이다. 이 장애는 구멍이 생긴 척수높이에 대응하는 지배영역에서만 발생한다. 즉, 가슴와 허리, 다리 등에서는 온도각 · 통각의 이상이 나타나지 않는다.

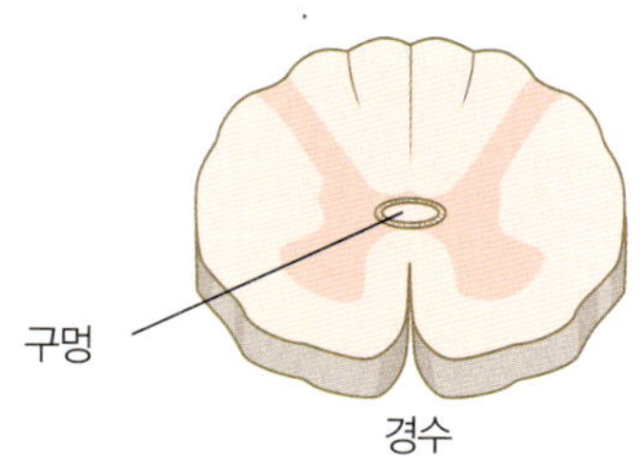

• 구멍 주위에는 신경아교증(gliosis)이 생긴다
• 구멍은 배쪽과 가쪽으로 넓어지지만 등쪽으로는 그다지 넓어지지 않는다

[그림 9-8] 척수구멍증의 병변

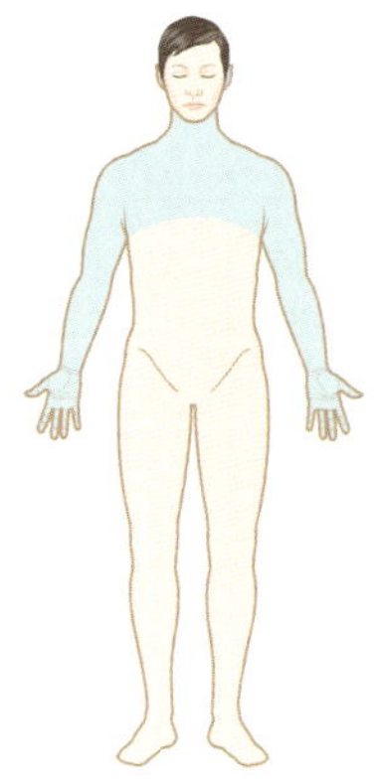

[그림 9-9] 척수구멍증의 온도각·통각 소실 부위

그런데 여기서 한 가지 더 중요한 점은, 장애를 받는 것은 온도각 · 통각뿐이며, 또 하나의 감각인 "심부감각은 정상"이라는 점이다. 잠깐 기억을 더듬어보면, 심부감각은 뒤뿌리로부터 들어와 곧바로 등쪽백색질기둥으로 올라간다고 했다. 중심관 부근은 통과하지 않는 것이다. 그 때문에 심부감각 장애는 일어나지 않는다. 온도각 · 통각은 장애를 받지만 심부감각은 장애를 받지 않기 때문에 감각에 해리가 생기게 되는데, 이것을 해리성 감각장애(dissociated sensory loss)라고 한다. 이것은 척수구멍증의 중요한 키포인트이다. 이러한 장애를 초래하는 질환은 그 밖에도 여러 가지가 있다. 총론을 한 번 더 살펴보자.

② 다리의 추체로장애

③ 자율신경의 장애

④ 팔, 어깨의 근육위축과 근력저하

3) 검사

척수의 구멍 병변을 증명하기 위해서는 MRI 촬영이 효과적인 검사이다.

4) 치료

구멍 부위의 척추후궁절제술이나 구멍과 지주막하공간과의 단락술을 실시한다. 증상이 가벼우면 대증요법으로 치료하면서 상태를 관찰한다.

플 러 스 코너

3. 비타민 B_{12}가 결핍되면 왜 신경장애가 일어나는 것일까?

비타민 B_{12}의 결핍으로 거대적아구성 빈혈이 일어난다는 것은 잘 알려져 있다. 이것은 다음에 설명하는 바와 같이 비타민 B_{12}가 결핍됨으로써 DNA의 합성에 필수적인 티미딜산(Thymidylate : [T])이 생성되지 못하는 것과 관계가 있는 것으로 생각된다. 즉, [T]의 생성이 장애를 받기 때문에, DNA의 합성도 불가능해져 세포분열을 반복하는 적혈모구에 영향이 나타나는 것이 적혈모구빈혈이다. 그런데 신경은 적혈모구와는 달리 세포분열을 하지 않는다. 즉, 세포분열을 하지 않기 때문에 DNA의 원료인 [T]도 필요하지 않다. 따라서 거대적혈모구빈혈일 때와 똑같이 비타민 B_{12}의 결핍에 의한 DNA 합성장애가 신경변성의 원인이 되는 것은 아니다.

그러면 왜 비타민 B_{12}의 결핍으로 신경변성이 일어나는 것일까? 그 이유를 생각하기 전에 비타민 B_{12}가 어떠한 생화학 반응 속에서 보효소(coenzyme)로서 필요한지를 살펴보자. 생체 내에서 비타민 B_{12}를 필요로 하는 반응은 두 가지 밖에 없다.

① methyl malonyl CoA가 succinyl CoA로 변하는 반응과, ② homocysteine이 methionine으로 변하는 반응이다(그림 W). 그렇다면, 대체 이러한 반응이 신경장애와 어떠한 상관이 있는 것일까?

우선, 최초의 ①의 반응이다. 이것은 지방산의 대사와 깊은 관계가 있다. 지방산은 탄소의 고리가 연결되어 이루어진 carboxylic acid이다. 이 지방산이 대사될 때에는 β산화라고 하여, 탄소가 2개씩 떨어져 나가면서 짧아지는 대사작용을 한다. 2개씩 떨어져 나가는 이유는, 탄소 2개로 초산(CH_3COOH)을 만들 수 있기 때문이다. 다시 말해, 초산은 아세틸 CoA(초산과 CoA가 결합한 것)가 되어 TCA cycle 속으로 들어가 에너지원이 되기 쉬운 모양을 하고 있기 때문이다. 그런데, 만일 탄소수가 홀수인 지방산이 있을 경우, 그것은 어떻게 TCA cycle에 들어가는 것일까? 예를 들면 탄소수가 3개인 지방산 propionic acid은 탄소수가 홀수이기 때문에 그 상태로는 TCA cycle 안으로 들어갈 수가 없다. 이러한 지방산은 이 상태로는 쉽게 에너지원이 될 수 없기 때문이다. 그래서 다음과 같은 반응을 한다.

propionic acid(3)
→ propionyl CoA(3)
→ methyl malonyl CoA(4)
→ succinyl CoA(4)(괄호 안은 탄소수)

Propionic acid는 이와 같이 대사되어 탄소수를 짝수로 함으로써, TCA cycle 속으로 들어간다. 결국, 탄소수가 짝수인 succinyl CoA로서 TCA cycle 속에 들어가게 되는 것이다.

그런데 비타민 B_{12}가 이러한 일련의 반응과정 속에서 대체 어디에 관여하는 걸까? 조금 전 ①의 반응을 다시 한 번 보자. 비타민 B_{12}는 methyl malonyl CoA(4)로부터 succinyl

CoA(4)로 변화하는 효소반응의 보효소로서 작용하고 있는 것이다. 만일 비타민 B_{12}가 결핍되면 methyl malonyl CoA가 succinyl CoA로 변화하는 반응은 진행되지 않는다. 결과적으로 methyl malonyl CoA가 축적되며, 또한 가장 상류에 있는 propionic acid라고 하는 홀수의 탄소고리를 갖는 지방산도 축적된다. 이러한 홀수 탄소의 지방산이 증가하면 어떻게 될까? 신경의 축삭을 덮는 말이집(myelin)의 인지질 이중층의 합성이 손상을 입게 되는 것이다. 말이집이 장애를 받으면 신경의 전도가 이상하게 되며, 나아가서는 2차적으로 신경계에 장애가 나타난다. 이와 같이 비타민 B_{12}의 결핍은 지질대사에 영향을 주어 홀수 탄소의 지방산을 축적시킴으로써 신경장애를 일으키는 것으로 알려져 있다.

비타민 B_{12}의 결핍에 의해 methyl malonyl CoA가 축적된다는 사실은 중요해서 시험에도 자주 출제된다.

[문제]

65세의 남성으로, 3개월 전부터 식욕부진과 전신권태감을 자각하게 되었고, 1개월 전부터는 미각이 둔해지고 뜨거운 차를 마시면 혀가 아픈 증세가 나타났다. 그리고 얼마 전 식구들에게 안색이 창백하고 흰머리가 늘어났다는 말을 들었다. 최근에는 보행이 불안정해졌고 다리의 말단부분에 마비감이 생겨서 병원을 찾았다.

혈액소견 : 적혈구 180만, Hb 6.8g/dL, Ht 21%, 백혈구 3,000, 혈소판 9만

혈청생화학소견 : 총빌리루빈 2.5mg/dL, 간접빌리루빈 2.1mg/dL, AST 65단위(기준 40 이하), ALT 33단위(기준 35 이하), LDH 1,870 단위(기준 176~353).

정상적인 결과가 예상되는 것은 어느 것인가?

a 혈청 크레아티닌
b 혈청 가스트린
c 메틸마론산의 요중 배설량
d 위액 산도
e 비타민 B_{12} 흡수시험

정답 : a

※ c : 과잉 methyl malonyl CoA는 메틸말론산(methylmalonic acid)으로서 소변 속으로 배설되어 증가한다.

IX

그런데, ②의 homocysteine이 methionine으로 변하는 반응은 신경장애와 관계가 있는 것일까? 대답은 Yes이다. 그러나 실은 이 반응은 거대적혈모구빈혈과 더욱 깊은 관계가 있다.

화제를 바꾸어 우선 거대적혈모구빈혈이 일어나는 기전에 대해 알아보자. 앞에서도 설명한 것처럼 거대적혈모구빈혈은 DNA의 원료인 [T]의 합성장애와 관계가 있다. 비타민 B_{12}의 결핍에 의해 왜 [T]가 생성되지 않게 되는 것일까? 그것은 엽산의 대사와 관계가 있다. 우선, homocysteine이 methionine으로 변하는 반응을 잘 살펴보자(**그림 A**).

homocysteine → methionine

$$H_2N-\underset{\displaystyle COOH}{\underset{|}{CH}}-C_2H_4-SH \rightarrow H_2N-\underset{\displaystyle COOH}{\underset{|}{CH}}-C_2H_4-S-\underbrace{CH_3}_{\text{메틸기}}$$

위에서 메틸기가 homocysteine에 부가됨으로써 methionine이 만들어지는 것을 알 수 있다. 이러한 반응이 일어나기 위해서는 메틸기를 어디선가 가지고 와야만 한다. 실은 이 메틸기는 methyltetrahydrofolate라고 하는 folate의 동류로부터 공급되고 있다. Methyl-tetrahydrofolate는 메틸기를 비타민 B_{12}로 넘겨준다. 메틸기를 넘겨받은 비타민 B_{12}는 methylcobalamine이 된다. 그래서 이 methylcobalamine이 이번에는 homocysteine에게 메틸기를 주고 methionine으로 변한다. 이렇게 까다로운 부분에 비타민 B_{12}가 관여하고 있는 것이다. 그런데 메틸기를 준 후에는 methyltetrahydrofolate는 어떻게 되는 것일까?

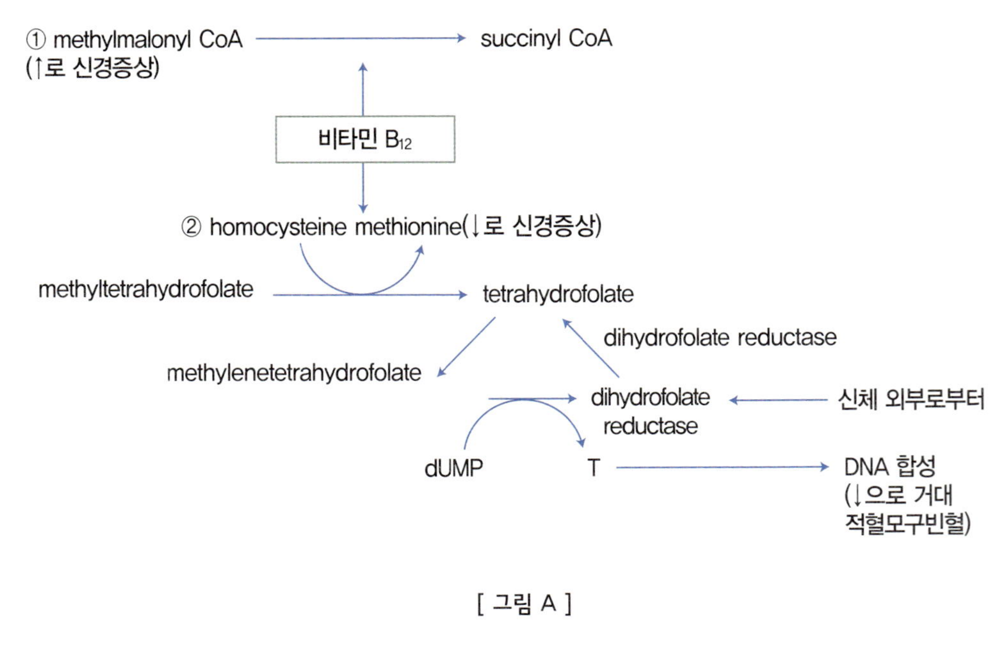

[그림 A]

그것은 간단하다. 단순한 tetrahydrofolate가 된다. 그러나 이 tetrahydrofolate는 DNA의 합성에 없어서는 안 될 중요한 보효소(coenzyme)이다.

DNA 합성에 대해서 계속 살펴보자. [T]를 만들기 위해서는 deoxyuridine monophosphate(dUMP)에 메틸기를 붙여야 한다. 그 메틸기는, methylenetetrahydrofolate(methyl이 아니고, methylene이다)라는 또 다른 folate의 동류로부터 공급되고 있다.

다음이 중요한 포인트이다. 이 methylenetetrahydrofolate는 tetrahydrofolate로부터 만들어지는 것이므로 tetrahydrofolate가 부족하면 methylenetetrahydrofolate가 생성되지 않아 [T]도 생성될 수 없다. 그래서 생체 내에서 이 tetrahydrofolate을 공급하는 중요한 반응의 하나가 ②의 homocystine에서 methionine으로 변하는 반응이 되는 것이다. 다시 정리하면 비타민 B_{12}는 이 ② 반응의 보효소이므로 비타민 B_{12}가 부족하면 이 반응이 진행되지 않아 tetrahydrofolate의 공급이 원활하게 이루어지지 않기 때문에 [T]를 만드는 데 필요한 methylenetetrahydrofolate의 공급도 불가능해지는 것이다. 이제는 왜 비타민 B_{12}의 결핍으로 DNA 합성장애가 일어나는지 알게 되었을 것이다.

참고로 말하면, tetrahydrofolate의 공급경로에는 또 하나의 중요한 반응이 있는데 그것은 dihydrofolate 환원효소에 의한 효소반응이다. 이 반응은 dihydrofolate에 전자 2개와 수소이온 2개를 공급하여 tetrahydro folate를 만든다.

Deoxyuridylic acid에 메틸기를 부여한 후 methylenetetrahydrofolate는 dihydrofolate로 변한다.

이 dihydrofolate을 한 번 더 tetrahydrofolate로 바꾸어 재이용하기 위해 dihydrofolate 환원효소에 의한 반응이 필요하게 된다. 이 효소반응을 억제하는 약이 methotrexate(MTX)라고 하는 항암제이다. 즉, methotrexate(MTX)는 tetrahydrofolate의 생성을 억제함으로써 DNA 합성을 억제하는 약이다(methotrexate 투여 중인 환자에게 folate를 투여하는 것은 금기이다. Tetrahydrofolate의 생성을 억제하고 있는데 밖으로부터 공급을 늘리면 methotrexate가 효과를 나타내지 못하게 되기 때문이다).

그런데 ②의 반응은 신경장애와 어떠한 관계가 있는 것일까? 이것은 간단하다. 비타민 B_{12}가 저하되면 homocysteine이 필수아미노산인 methionine으로 변화하지 않게 되어, 결국 methionine의 양이 저하되는 것이다. 이러한 필수아미노산의 감소가 2차적으로 신경증상을 초래할 가능성이 있다.

IX

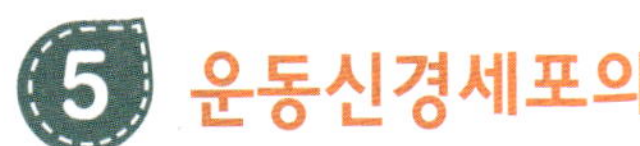

5 운동신경세포의 변성질환

운동신경세포질환(motor neuron disease : MND)

: 운동신경세포만이 계통적으로 변성되는 질환

말초신경병증과 같이 말초신경이 감각이나 운동, 모두에서 손상을 입는 것도 아니고, 다발경화증(MS)과 같이 중추신경계만 손상을 입는 것도 아니다. MND에서는 운동신경세포만이 주로 대뇌피질에서 척수에 걸친 경로 안에서 변성을 일으키는 것이다.

가장 유명한 것이 근육위축성 가쪽백색질기둥 경화증(amyotrophic lateral sclerosis : ALS)이다. 추체로(피질척수로+피질핵로), 연수운동신경세포, 척수앞뿔세포라고 하는 일련의 운동신경세포가 각기 다른 정도로 장애를 받는 대표적인 MND이다.

증상

손으로부터 근력저하가 나타나기 시작해, 정도에 따라 심부 반사항진 등과 같은 추체로 증상이나 연하곤란 등의 연수마비 증상으로 나타나게 된다.

운동신경세포질환은 다음과 같이 분류된다.

① 상위운동신경세포의 변성

② 하위운동 신경세포의 변성

③ 특수형 : 일반적인 법칙과는 반대로 근력저하가 근위근 우위로 일어나는 것이 특징

- Kugelberg－Welander병(연소성)
- Kennedy－Alter－Sung 증후군

1. 근육위축성 가쪽백색질기둥경화증 Amyotrophic lateral sclerosis : ALS

퇴행성 질환으로 운동신경원을 침범하는 치명적인 질환이다.

대표적인 운동신경세포 질환인 ALS에 대해서 우선 살펴보자.

약 100년 전에, 진행성으로 근육위축을 초래하는 질환 중에서 특히 빠른 진행을 보이는 것이 있어 해부해 보았더니 병리학적으로 척수의 가쪽백색질기둥이 변성 · 탈락되고 있다는 사실이 밝혀졌다. 이 일군의 질환을 ALS라 불러왔는데(고전적 ALS), 나중에는 추체로가 통과하는 가쪽백색질기둥만이 아니라 근육을 직접 지배하는 척수앞뿔세포나 연수운동신경세포도 변성 · 탈락되고 있다는 사실이 밝혀졌다.

1) 역학

어떤 연령에서도 발생할 수 있지만 40~50대에 가장 많이 발생한다.

남녀비는 2~4 : 1로 남성의 발병률이 높다.

이환율이 4~6명/10만 명이다.

2) 원인

최근 가족성 ALS(상염색체 우성유전)에서 21번 염색체상에 이상 유전자가 연쇄된다고 보고되었고, 그것이 superoxide dismutase(SOD)의 활성을 저하시킬 가능성이 있다는 것이 보고되었다. SOD는 superoxide(O_2^-)라는 활성 산소를 제거하는 효소인데, SOD 활성의 저하는 O_2^-의 처리의 장애를 의미하므로 O_2^-에 의한 신경세포의 장애가 원인으로 추측되고 있다.

3) 병리

상위운동신경세포(추체로)와 하위운동신경세포(연수운동신경세포와 척수앞뿔세포)의 변성, 탈락이 나타난다. 병리학적으로 진단가치가 있는 것은 Bunina 소체(**그림 9-10**)라 불리는 봉입체이다. 이것은 척수앞뿔세포나 혀밑신경핵 신경세포 가운데 탈락되지 않고 잔존해 있는 신경세포내에 나타나는 특징적인 호산성 구조물이다.

4) 증상

① 초기증상

- 발병이 완만하다
- 전형적인 예에서는 손의 정밀한 운동이 불가능해지면서 증상이 나타나기 시작한다. 차츰, 손가락근육의 위축, 근력저하, fasciculation이 나타나게 된다. 특히 진료 시에는 손바닥의 엄지두덩(thenar eminence)과 새끼두덩(hypothenar eminence)이 정상적으로 불룩하지 않은 점에 주의한다(**그림 9-11**).
  결국 근육위축은 다음과 같은 순서로 급속하게 팔 전체로 확대된다.

  한쪽 팔 → 반대쪽 팔 → 다리
  한쪽 팔 → 같은쪽 다리 → 편마비

- 비전형적인 예에서는 상위 근위근으로부터 침범되는 경우도 있다.

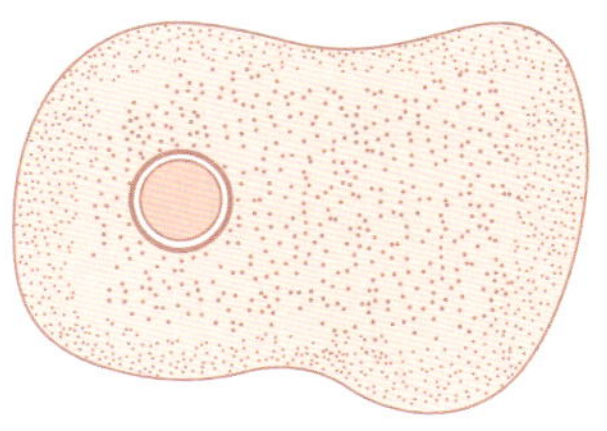

[그림 9-10] Bunina 소체

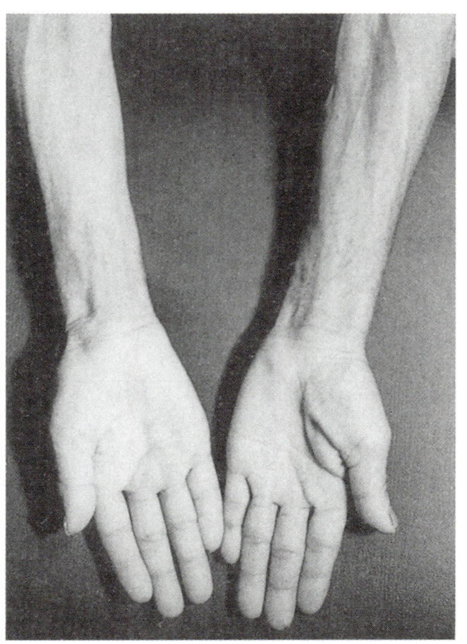

[그림 9-11] 근육위축성 가쪽백색질기둥경화증

ALS의 초기증상은 경추증 등의 정형외과적 질환, 말초신경질환, 근육질환과 유사하기 때문에 오진되기 쉽다. 따라서 정확한 진단이 내려질 때까지 상당한 시간이 걸리는 경우도 있다. 세밀한 작업을 하기 힘들어지고 잘 넘어지거나 물건이 무겁게 느껴지고 피로가 풀리지 않는 등의 증상이 나타난다.

초기에는 근력저하가 경도이고 MMT를 실시해도 이상 징후를 보이지 않는 경우도 많다. 하지만 본인은 나름대로 “이상”한 징후를 느꼈기 때문에 병원을 찾은 것이므로, 환자가 위와 같은 증상을 호소한다면 ALS를 의심해야 한다.

② 하위운동신경세포 변성 증상

a. 근육위축

b. 섬유속성 연축

c. 근력저하

- 팔의 증상(원숭이손과 독수리손, **그림 9-12**)

  엄지의 대립운동이 불가능해져 엄지가 손바닥과 동일 평면에 있다.

  → 원숭이 손(ape hand) → 정중신경마비(median n.)

  반지손가락과 새끼손가락의 MP관절의 지나친 펴짐과 IP관절의 굽혀짐

  → 독수리 손(claw hand) → 자신경마비(ulnar n.)

- 다리의 증상

  초기증상이 나타나는 부위가 팔인 경우, 보통 상위운동신경세포의 장애에 의해 경직마비나 심부 힘줄반사가 나타나는 경우가 많다. 그러나 드물게 다리가 조기에 침범당하는 경우에는 하위운동신경세포의 장애가 선행하여 전경골근/앞정강근이나 비골근/종아리근이 위축되고 다리가 늘어질(drop foot) 수가 있다.

③ 상위운동신경세포 증상(추체로 증상)

a. 심부 힘줄반사↑ : 단, 고도의 근육위축에서는 나타나지 않는다.

b. 병적반사 출현 : Babinski 반사 양성

c. 경직마비 : 보통 다리의 운동장애로 나타난다.

d. 발 클로루스(clonus)의 출현

④ 연수마비 증상

a. 설근/혀뿌리의 위축, fasciculation

b. 말더듬증

c. 연하곤란

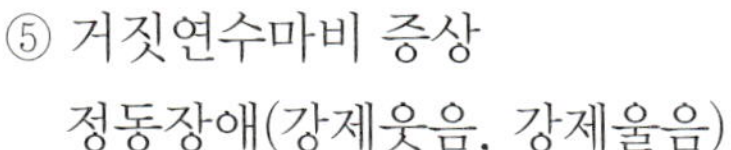

⑤ 거짓연수마비 증상

정동장애(강제웃음, 강제울음)

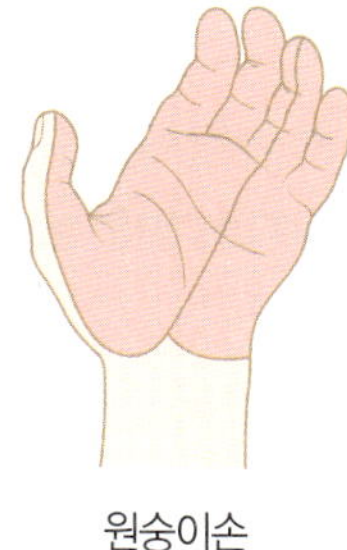

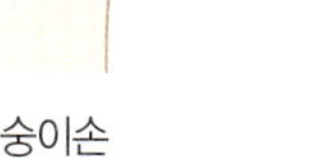

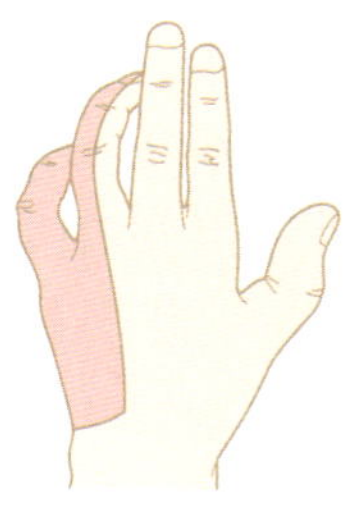

[그림 9-12] 원숭이손과 독수리손

5) 예후

결코 좋아지지 않는다. 증례에 따라 진행의 정도는 다르지만, SPMA, PBP 쪽이 예후가 비교적 좋다. 발병하고 5년 이내에 사망하는 예가 많아 예후가 나쁜 질환이다.

6) 치료

대증요법이 중심이며 특별히 유효한 치료법이 없다. 또 생활지도도 중요하다. 예를 들어 연하곤란이 심한 사람은 물이나 딱딱한 것은 삼킬 수 없으므로 반고형식(두부) 등을 천천히 먹게 한다. 호흡곤란이 나타나면 인공호흡기를 사용한다. 원인은 아직 불명확한 점이 많아 결정적인 치료법이 없다.

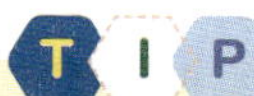

왜 정중신경장애로 원숭이손(ape hand) 이 되는가?

엄지두덩(무지구)은 엄지손가락을 모으는 작용을 하는 근육이다. 엄지두덩은 정중신경에 의해 지배되고 있으며, ALS로 정중신경이 마비되면 엄지두덩의 힘은 약해져 위축된다. 그렇게 되면 엄지손가락이 모이지 않게 된다. 그런데 원숭이가 손으로 물건을 쥐는 것을 본적이 있는가? 원숭이의 손은 마치 사람의 엄지발가락처럼 굽힘은 가능하지만 모음은 불가능하다. 즉, 원숭이에게 철봉을 잡게 하면 반드시 그림 A-①처럼 된다. 사람의 경우는 엄지가 모이므로 그림 A-②처럼 된다. 정중신경마비에서는 이 엄지의 모음이 불가능해지기 때문에 원숭이처럼 철봉을 잡을 수밖에 없다. 그래서 "ape hand"라고 하는 것이다.

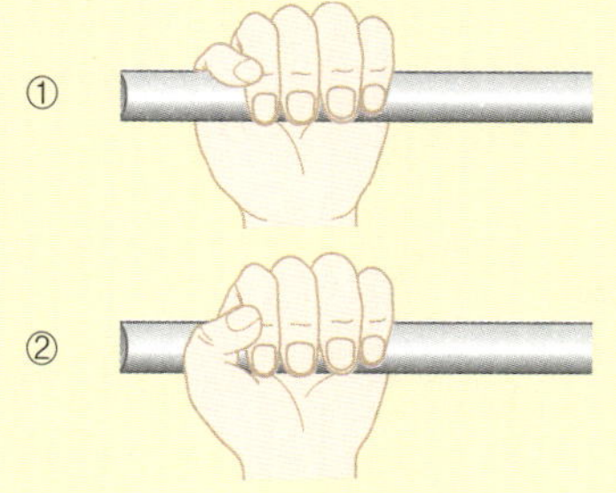

[그림 A] 원숭이손이 된다

근위축성측삭경화증 (근육위축성 가쪽경화증, 루게릭병) 핵심정리

병태생리로 보는 근위축성측삭경화증

근위축성측삭경화증(amyotrophic lateral sclerosis, ALS)이란 운동신경원의 상실이 특징으로 나타나는 신경학적 장애이다. ALS는 근육위축을 초래하는 질환 중에서 특히 빠른 진행을 보이며 병리학적으로 척수의 가쪽백색질기둥이 변성 · 탈락되고 있다는 사실이 밝혀졌다. 후에 추체로가 통과하는 가쪽백색질기둥만이 아니라 근육을 직접 지배하는 척수앞뿔세포(anterior horn cell)나 연수운동신경세포도 변성 · 탈락되고 있다는 사실이 밝혀졌다.

병 인

- 주로 40~60대에 발생되며, 남성에서 발병률이 좀 더 높다.
- 정확한 원인은 밝혀지지 않았으며, 신경퇴행성질환, 고령, 흡연, 활발한 운동, 살충제 노출, 바이러스 감염이나 독성 물질 등이 위험도를 높이는 것으로 의심된다.

* 약 10%에서 유전을 하는 가족성 ALS이며, 알려진 유전자들로는 SOD1, TARDBP, FUS, C9orf72 등이 있다. SOD는 superoxide(O_2^-)라는 활성 산소를 제거하는 효소로, SOD의 활성 저하는 O_2^-의 처리 장애를 의미하므로 O_2^-에 의한 신경세포의 장애가 병인으로 추정되고 있다. SOD1유전자변이가 있는 경우 발병연령이 상대적으로 낮다.

병 태

- 상위운동신경세포(추체로)와 하위운동신경세포(연수운동신경세포와 척수앞뿔세포)의 변성, 탈락이 나타난다. ALS는 수의근육에만 영향을 주며 불수의근에는 영향을 주지 않는다. 따라서 감각신경과 자율신경은 거의 침범되지 않는다.

증 상

병의 진행속도가 개인에 따라 차이가 많고, 초기 운동장애가 나타나는 부위도 다양하여 초기 진단이 어려울 수 있다. 증상 발생에서 점차 악화되어 처음 진단되는 시점까지의 기간이 길수록 예후가 좋다. 병이 진행할수록 근력약화가 더 심해지고 호흡장애도 초래한다.

초기증상

- 발병이 완만하고 비교적 가벼운 증상으로 시작한다.
- 약 2/3에서는 팔다리 증상으로 손동작이 어눌하거나 발이 약간 끌리는 증상으로 시작한다.
- 약 1/3에서는 연수마비로 인한 구음장애 증상으로 시작한다.

하위운동신경세포 변성증상

- 근육위축
- 근섬유다발수축(fasciculation)
- 근력저하

증 상	**상위운동신경세포 증상** • 강직성 마비 • 심부건반사 항진 • 병적반사 출현(Babinski 반사, Hoffmann 징후 양성) **연수마비 증상** • 혀의 근육위축과 발성근육 마비로 인한 구음장애 • 연하곤란(dusphagia), 위축침분비 과다(sialorrhea), 영양실조 진행 **기타 증상** • 피로감 • 부적절한 감정표현(과도한 웃음이나 울음)
진 단 및 검 사	**ALS 에서 거의 나타나지 않는 증상** • 자율신경을 침범하지 않으므로 방광장애, 직장장애가 거의 없다. • 안구운동장애가 거의 없다. • 감각장애가 거의 없다. • 욕창이 거의 없다(피부 콜라겐 변화로 추정). **검사 : 확진을 위한 특이적 검사는 없고, ALS 단서를 찾기 위한 검사와 감별진단 검사 시행** • 근전도(신경성 이상의 유형) • 신경전도검사 • 근육생검 • 실험실 검사: 혈청단백전기영동, 갑상선/부갑상선호르몬, 뇌척수액 검사 등 • 영상검사: 경부 척수 X-선 검사, MRI
치 료	**대증요법이 중심** • 대증요법 및 생활지도 • 연하훈련 • 언어요법 • 운동요법

2. 척수성 진행성 근육위축증 Spinal progressive muscular atrophy : SPMA

여기에서 다루게 될 여러 가지 운동신경세포 질환은 모두 근육위축성 가쪽백색질기둥경화증(ALS)의 변형으로 취급할 수 있다.

ALS는 반복해서 설명한 바와 같이 추체로, 연수운동신경세포, 척수앞뿔세포가 각기 다른 정도로 장애를 받는다. 그 변형에는 다음과 같은 것이 있다.

- 척수앞뿔세포가 심하게 장애를 받는다 → SPMA
- 연수운동세포가 심하게 장애를 받는다 → PBP
- 근위근 우위의 하위운동신경세포 장애
  유아 → Werdnig–Hoffmann병
  학생 → Kugelberg–Welander병
  성인 → Kennedy–Alter–Sung 증후군

그런데 SPMA는 척수앞뿔세포만이 침범당하는 질환으로서 반사 항진은 일어나지 않는다.

3. 진행연수마비 Progressive bulbar paralysis : PBP

연수마비 증상이 먼저 나타나는 것이 특징이다.

운동신경핵의 변성 · 변화가 가장 심한 것은 설인/혀인두신경과 설하/혀밑신경핵, 그리고 의문핵이다. 삼차신경 · 안면신경계와 전정핵/안뜰핵에도 장애가 있는 경우가 있지만 전형적인 것은 아니다.

4. Werdnig–Hoffmann병/유아기 척수성 진행성 근육위축증

1) 개념

유아기에 발병하고, 또한 진행이 빠르므로 4~5세에는 대개 사망한다. 이 질환에서 유아가 근력저하나 근육위축을 일으켜 축 늘어지는 것을 저긴장아증후군(floppy infant)이라고 한다.

5. Kugelberg-Welander병/청년성 근위성 척수성 근육위축증

1) 개념

Werdnig-Hoffmann병과 마찬가지로, 척수앞뿔세포에 변성을 일으키는 질환이다. 그러나 Werdnig-Hoffmann병보다 발병이 늦어, 초등학교를 졸업한 이후에 근위근 우위의 근력저하, 근육위축 등의 증상으로 발병하는데, 진행도 느리고 증상도 가벼우며 예후도 비교적 좋은 질환이다.

X 수초탈락성 중추성 질환

 다발경화증 Multiple sclerosis : MS

1. 개념

다발경화증은 신경 그 자체가 장애를 받는 변성질환은 아니다. 이 질환은 수초탈락성 중추성 질환이다. 「수초탈락」이라고 하는 것은 신경의 축삭 주위를 감싸는 「수초(myelin, 말이집)」이 「벗겨진다」는 의미이다. 즉, 수초가 벗겨져 떨어짐으로써 신경흥분의 전도가 장애를 받아 여러 형태의 신경증상을 보이는 질환을 말한다.

그러면 다발경화증에서는 무엇이 「다발」하고 무엇이 「경화」하는 것일까?

먼저 「다발」에 대해 살펴보면, MS는 공간적 및 시간적인 의미로 「다발」하는 것이 특징이다.

1) 공간적 다발성

병소가 다발성으로 넓게 분포한다(대뇌반구, 소뇌, 뇌간, 척수백색질, 시각신경 등). 주요 증상으로는 시력장애, 추체로 증상, 감각장애 등이 나타난다.

2) 시간적 다발성

다양한 신경증상이 완화와 재발을 반복한다.

다음으로 「경화」에 대해 살펴본다면, 처음에 이야기한 것처럼 MS라는 것은 중추신경계에서 수초만이 염증으로 손상을 입어 축삭만 남는 수초탈락성 중추성 질환의 하나이다.

2. 역학

① 동양인은 서양인에 비해 발병률이 낮다(동양 2 ~4명/10만 명, 서양 30~80명/10만 명)
② 위도가 높은 지역일수록 발병률이 높다.
③ 남성 : 여성 = 1 : 1.1~1.7로서 여성의 발병률이 약간 더 높다.
④ 20~40세에 가장 많이 발병한다.

3. 병태생리

많이 발생하는 부위는 뇌실 주변, 시각신경, 교뇌/다리뇌, 연수/숨뇌, 소뇌이다. 대뇌 표면에서는 이상이 나타나지 않지만 분할면에서는 백색질에 크기가 다르고 불규칙하며, 오래되었거나 새롭게 나타난 수초탈락반점(plaque)이 점점이 존재하는 것이 특징이다.

4. 원인

원인은 현재 불명확하지만,

- 상기도 감염이 선행하는 경우가 많다.
  → EB바이러스 감염이 발병에 관여되는 것으로 알려져 있다.
- 수초염기성 단백(myelin basic protein:MBP)을 감작하면 실험동물에서 MS가 나타나고, 환자 혈청 중에도 항미엘린 항체(anti-myelin Ab)가 나타난다.
  → 자가면역이 발병에 관여하는 것으로 알려져 있다.

5. 증상

초기증상으로서 시력장애가 가장 많이 나타난다. 그 밖에도 보행장애, 이상감각, 운동불능증, 복시, 언어장애 등이 나타난다. 많이 나타나는 증상에는 다음과 같은 것이 있다.

1) 시력장애

2) 추체로증상

① 운동마비

② 병적반사의 출현, 심부 건반사의 항진

3) 감각장애

① 타각적 감각장애

심부감각 장애는 등쪽백색질기둥 장애에 의해 발생한다. 특히 진동감각의 장애가 많이 나타난다.

② 자각적 감각장애

마비감이나 냉증감 등을 호소하는 경우가 있다.

③ Lhermitte's sign

목부분을 앞으로 굽힐 때에 등에서 전격적인 감각이 순간적으로 내려간다.

④ **통증성 긴장경련(painful tonic spasm)**

자발적 또는 외적 자극에 의해 신체 일부에 통증을 동반하여 수십 초 동안 계속되는 강직성 근육위축으로, carbamazepine이 효과가 있다.

4) 운동실조

소뇌의 장애에 의해 발생한다. 보행장애, 사지협조운동장애, 구어장애, 활동떨림, 변환운동장애 등이 나타난다.

5) 방광 · 직장 장애

천수 및 상부의 척수장애에 의해 발생한다. 자동성 방광(중추성 장애)이 MS에서는 나타난다.

6. 진단

진단은 비교적 용이하다. 동양인에게 많이 나타나는 증상은 시력저하이다.

"갑자기 눈이 보이지 않다가 1개월 후에 다시 보이게 되었다"고 하는 경과기록을 보면 우선 MS를 생각해야 한다.

X

7. 검사

1) 뇌척수액 소견

① γ-globulin의 증가(hypergammaglobulinemia는 동반되지 않는다)

② 특히 IgG의 상승

③ oligoclonal band의 출현(전기영동시의 이상 밴드)

④ MBP(myelin basic protein ; 미엘린 염기성 단백, 수초 구성성분의 높은 수치)

⑤ 세포 및 단백질은 약간 증가

2) 두부의 단순 CT

- 경계가 명료한 저흡수역(20~35%로 나타난다)
- 뇌실의 확대(20~40%로 나타난다)
- 대뇌피질의 위축

3) MRI

T_1 강조영상에서 low intensity, T_2 강조영상에서 high intensity의 병소가 다발하여 반점 소견으로 나타날 수 있다. 주로 대뇌백색질이나 측뇌실(lateral ventricle)의 주변에 이러한 병소가 나타나는데, MS의 증상이 없을 때에도 반점모양 병소가 다발하는 경우가 있다(그림 11-1).

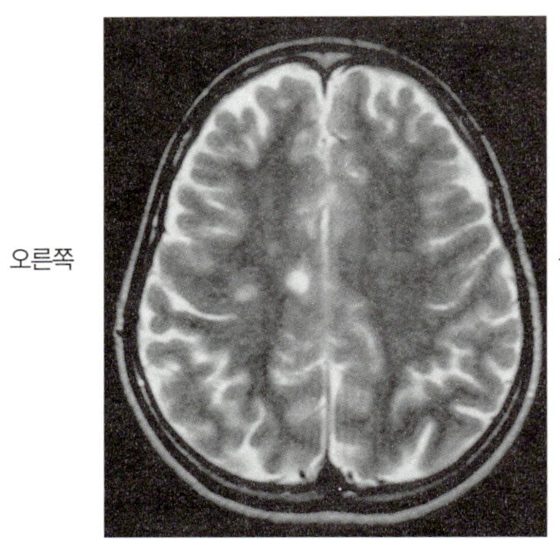

오른쪽 심부 백색질에 흰색의 병소가 보인다

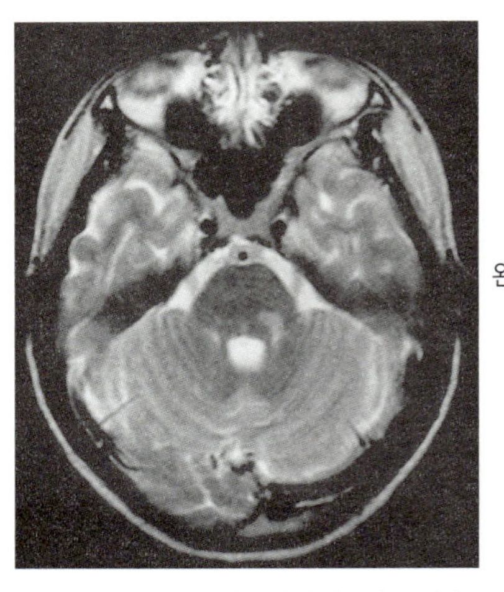

교뇌의 왼쪽 등쪽부위에 흰색 병소가 보인다

[그림 11-1] 다발경화증의 MRI(T_2 강조영상)

4) 뇌파

때때로 느린파 등의 비특이적 소견이 나타난다.

8. 예후 · 경과

재발 · 관해를 반복하는 다상성(polyphasic) 경과를 보이는 경우가 많고, 연간 재발률은 평균 0.66회라고 알려져 있다. 단, 간격은 각기 달라서 서서히 불가역적인 징후가 중첩되는 경우도 있고, 또 처음부터 만성 진행성 경과를 보이는 경우도 있어 다양하다.

9. 치료 및 간호

근치적 요법은 아직 없지만 다음에 열거하는 것은 어느 정도 효과가 있다.

1) 부신피질스테로이드제 Predonisolone 또는 ACTH

2) 면역억제제 Azathioprine, cyclophosphamide

3) 혈장교환요법

4) 대증요법

① 운동장애에 대한 요법
:물리요법, 근육이완제, 신경차단

② 통증에 대한 요법
:비타민 B_{12} 주사, 니코틴산(혈관확장)

③ 통증성 강직성 경련에 대한 요법
:carbamazepine

④ 양측마비에 대한 요법
:dantrolene, diazepam, pacrofen

⑤ 일반적 주의
:안정 · 보온 · 영양유지에 주의하도록 지도한다.

X

다발경화증 핵심정리

병태생리로 보는 다발경화증

다발성 경화증은 중추신경계의 염증성 수초 탈락으로 뇌와 척수의 전도장애를 초래하는 수초탈락성 중추성질환이다. 수초탈락이라는 것은 신경의 축삭주위를 감싸는 수초(말이집)가 "벗겨진다"는 의미이다. 즉, 뇌, 시신경, 척수 백질 등의 수초가 벗겨져 떨어짐으로써 신경흥분의 전도가 장애를 받아 여러 형태의 신경증상을 보이는 질환을 말한다.

병 인

- 여성의 발병률이 더 높으며 20~40세에 가장 많이 발병한다.
- 동양인은 서양인에 비해 발병률이 낮다.

병 태

- 중추신경계 어디에서나 발생할 수 있지만, 특히 뇌실주위백질, 시신경 및 시신경교차, 척수, 뇌줄기, 소뇌다리 그리고 뇌량에 잘 발생한다.
- 오래되었거나 새롭게 나타난 수초탈락반점(plaque)이 점점이 존재하는 것이 특징
- 우선 뇌혈관장벽이 파손되며 T세포나 대식세포가 침윤된다.
- 자가면역체계의 이상에 의해 유발
- 자가반응 T세포가 중추신경계 밖에서 활성화되고 혈액뇌장벽을 통과하여 중추신경계로 이동하여 염증반응을 일으켜 수초를 파괴한다.

증 상

- 시력장애: 안구후시신경염/눈뒤시각신경염(가장 많다), 복시, 안구진탕
- 운동마비: 경직 하반신마비의 형태(피질척수로의 장애)
- 감각장애: 진동감각의 장애, Lhermitte's sign, 통증성 긴장경련, 통각 감퇴
- 운동실조(소뇌의 장애)
- 방광·직장 장애, 배변 및 배뇨장애
- 뇌간 장애: 양측성 MLF증후군, 안면근육의 근력저하, 안면경련, 난청, 이명, 현기증
- 정신증상: 다행증(euphoria), 우울증, 인지장애
- 언어장애, 연하장애, 피로, 근육강직 및 허약

진 단 및 검 사	**임상적 진단** • 신경학적 진찰에서 국소병터를 뜻하는 신경계 징후를 확인할 경우 • 시력저하(재발과 관해를 반복한다): 시신경염의 경우 나타남 **검 사** • 뇌척수액 검사 • 머리척수부위의MRI 검사 * **MRI 검사 시 중추신경계(뇌, 척수)의 백질에서 플라그와 반흔조직 발견)** • 뇌파 검사 • 근전도 검사 시 비정상 소견

치 료	• **약물요법** – 급성치료: 부신피질스테로이드제 또는 ACTH – 질병조절 치료: 면역억제제(인터페론-β요법), 면역조절제 – 대증치료: 항경련제, 항우울제,진정제 **약물처방** carbamazepine(Tegretol), phenytoin, amitriptyline, cyclophosphamide(Cytoxan) • **대증요법** – 물리요법 – 통증에 대한 요법 • **일반적 주의** : 안정, 낙상예방, 영양유지

X

2 급성 파종뇌척수염
Acute disseminated encephalomyelitis : ADEM

1. 개념

급성으로 발병하는 중추신경계의 수초탈락 질환이다. MS와는 달리 단상성으로 경과하며 수초탈락 병소는 대뇌에서 척수에 걸쳐 광범위하게 나타난다(그림 11-2). 지연형 알레르기(Ⅳ형)에 의한 질환으로 바이러스 감염 후나 백신 예방접종 후 며칠 지나서 발생한다.

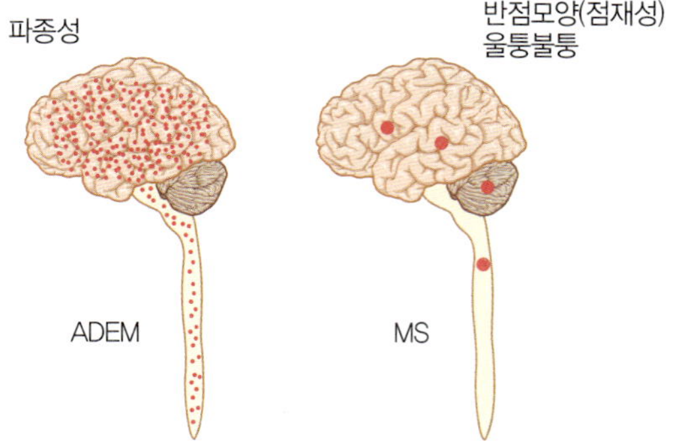

[그림 11-2] ADEM과 MS의 병변부의 차이

2. 증상

ADEM에서는 회색질에도 병변이 잘 나타나기 때문에 경련이나 의식장애를 동반하는 빈도가 높다. 그 외에는 수막자극 증상이나 MS와 마찬가지로 편마비, 사지마비 등의 운동마비를 보인다.

시각신경염은 양측성인 경우가 많으며, 또 건반사의 소실 등 말초신경병증도 종종 나타난다.

3. 검사 및 진단

ADEM에서는 보다 강한 염증소견이 나타난다.

① **뇌척수액**
중등도 이상으로 림프구 및 단백이 증가한다. 올리고클론띠(oligoclonal band)도 나타난다.

② **혈액**
백혈구 증가, ESR 항진, CRP의 상승 등이 나타난다.

③ **뇌파**
느려진다.

④ MRI
백색질에서 광범위한 좌우대칭의 파종성 병변이 나타난다(T_2 high intensity).

4. 치료

부신피질스테로이드에 의한 펄스요법이 유효한 것으로 알려져 있다.

5. 예후

단상성(monophasic)이므로 가벼운 후유증이 남는 경우는 있지만, 반복되지는 않는다.

 부신백색질형성장애증 Adrenoleukodystrophy

1. 개념

부신과 뇌에 탄소수 26 이상의 긴사슬의 포화지방산이 축적된다. 그 결과 광범위한 수초탈락과 부신기능부전을 유발하는 질환이다. X염색체성 열성유전형식(XR유전)형식을 취한다. 원인 인자는 X염색체 장완(Xg 28)에서 발견되고 있다.

2. 병리

뇌백질에 신경아교증(gliosis)이 나타난다.

3. 증상

부신기능부전에 의한 코르티솔(cortisol)의 분비저하 때문에 뇌하수체에서 ACTH의 분비가 항진하여, 피부 · 점막에 색소침착이 나타난다(5~10세경). 서서히 지능저하, 피질시각상실, 피질청각상실, 경직성 지체마비, 경련 등이 나타나고, 최종적으로 대뇌제거경직에 빠진다.

4. 진단

적혈구막의 지방산 분석으로 긴사슬의 지방산을 증명함으로써 확진할 수 있다.

5. 예후

5~10세에 발병하며 1~5년 후에는 사망한다.

4 이염백색질장애 Metachromatic leukodystrophy

1. 개념

Arylsulfatase A의 결손으로 발생하는 질환이다. 이것은 수초(myelin)에 국소적으로 존재하는 당지질 술파타이드(sulfatide)의 분해효소이지만, 그 결손에 의해 sulfatide가 희소돌기신경아교세포나 신경집세포(Schwann cell)에 축적하여 사멸시킨다. 이 때문에 수초(myelin)를 유지할 수 없게 되어 수초탈락이 발생한다. 뇌백질 외에 말초신경, 간, 신장 등의 장기에도 sulfatide는 축적된다. 상염색체 열성 유전질환(AR유전)이다.

2. 증상

발병 연령이 생후 1세 전후로 빠르기 때문에 지능저하보다는 지능발달의 지연이 눈에 띈다. 또, 사지의 운동장애, 근육긴장의 저하, 시력장애, 전신경련 등이 나타난다.

3. 검사 및 진단

섬유모세포나 백혈구에서 arylsulfatase A 활성의 저하가 나타나면 확진할 수 있다. 또 요중 sulfatide의 상승이나 안저소견에서 cherry red spot이나 시각신경 위축이 나타난다.

4. 치료 및 예후

특별한 치료법은 없다. 예후가 불량하여 2~3년 사이에 대뇌제거경직이 발생해 사망하게 된다.

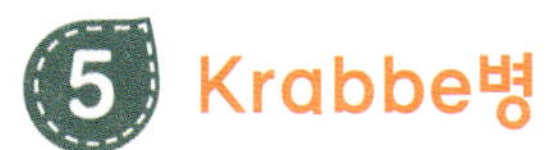

5 Krabbe병

1. 개념

공모양 세포(globoid cell)형 백색질퇴행위축이라고도 한다. 상염색체 열성유전 질환이다. 신경계 조직에 공모양 세포(globoid cell)가 나타나 뇌백질의 수초탈락을 초래한다. 말초신경 전도속도도 저하된다.

2. 병리

뇌백질에 큰 공모양세포(globoid cell)가 존재한다.

3. 증상

생후 3~6개월경에 발병하며, 정신운동발달 지체, 시각신경장애, 사지경직을 나타내며 경련도 빈발한다.

4. 예후

1세~1.5세경에 사망한다.

X

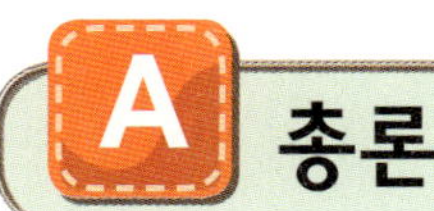

XI 말초신경병증 Peripheral neuropathy

A 총론

1 말초신경의 구조

말초신경병증을 이해하기 위해서는 기본적으로 말초신경의 구조를 알아야 하므로 총론을 다시 한 번 복습하자.

2 말초신경병증의 유형

말초신경병증의 장애가 일어나는 유형에는 여러 가지가 있다. 가장 떠올리기 쉬운 것은 말초신경 그 자체가 어딘가에서 뚝 끊겨 버리는 경우일 것이다. 그런 경우 절단부위보다 말초쪽(즉, 세포체가 있는 방향과 반대쪽) 방향으로 신경의 변성이 진행되는데 이것을 왈러변성(wallerian degeneration)이라고 한다.

또, 말초신경이 반복적으로 장애를 받는 경우, 신경섬유의 주위를 둘러싸고 있는 신경초세포(Schwann cell)가 이상 증식을 일으켜 신경섬유를 중심으로 수초가 양파 모양으로 보이는 경우가 있는데, 이것을 onion bulb라고 한다. Charcot-Marie-Tooth병이나 Déjérine-Sottas병 등의 만성 진행성 다발신경병증을 초래하는 질환에서 나타난다.

3 말초신경의 장애 형태에 의한 분류

다음은 구체적으로 말초신경이 장애(신경병증)를 받는 형태에 대해 살펴보자. 병형은 다음과 같이 세 가지로 추정된다.

1. 단발신경병증 Mononeuropathy

1개의 말초신경이 장애를 받는 경우를 의미한다. 온몸에서 어떤 1개의 말초신경만이 손상을 입기 때문에 상당히 국한된 장애라는 것을 알 수 있다. 구체적으로는 다음과 같은 것이 있다.

① 외상성 신경병증

기계적으로 신경이 장애를 받는 경우이다. 팔베개 등으로 팔을 장시간 압박했을 경우에 팔이 저리거나 움직이지 않게 되는 것이 여기에 해당된다.

② 안면신경 마비

교통사고 등으로 인한 얼굴 외상으로도 발생하지만, 시험에서는 사르코이드증(Sarcoidosis)이 원인이 되어 발생하는 안면신경마비가 자주 출제된다. 또 Bell 마비 등도 유명하다.

③ 수근관/손목굴증후군(carpal tunnel syndrome)

협착된 부위를 관통하는 말초신경이 만성적으로 외력을 받아 장애가 생기는 경우를 교액성 신경병증이라고 한다. 수근관증후군도 그 하나인데, 정중신경(median n.)의 장애로 나타나는 원숭이 손(ape hand)(p.198)을 볼 수 있다.

④ 납 신경장애

이것은 혼동되기 쉬우므로 주의해야 한다. 중금속 중독처럼 전신성 장애를 초래하는 경우에는 신경병증도 전신성으로 나타난다고 생각하기 쉽다. 그러나 납중독으로 일어나는 신경병증은 단발신경병증이다. 노신경(radial n.)마비로 손목처짐증(carpoptosis)이 나타나는 것은 유명하다.

2. 다발성 단발신경병증 Multiple mononeuropathy

단발신경병증이 다발하는 경우이다. 2개 이상의 말초신경이 좌우 비대칭으로 완전히 불규칙적으로 장애를 받는다. 전신의 여기저기에서 국한된 신경병증이 광범위하게 발생하는 상태를 생각하면 된다. 구체적인 질환으로서는 PN에 동반되는 신경병증이 있다.

- 결절성 다발동맥염(polyarteritis nodosa : PN)에 동반되는 신경병증

PN이나 전신홍반루푸스(SLE) 등의 결합조직질환에서는 종종 말초혈관의 장애 때문에 말초신경으로 가는 영양공급이 장애를 받는다. 이 때문에 전신의 여기저기에서 혈관장애가 있는 부위와 일치해서 단발의 말초신경병증이 퍼져 있는 형태가 되는 것이다.

3. 다발신경병증 Polyneuropathy

1개의 말초신경이 아닌, 복수의 말초신경이 몸의 어떤 부위에서 동시에 손상을 입는 경우이다. 2.와 어떻게 다른지 잘 이해해 둘 필요가 있다. 2.는 어디까지나 1개의 말초신경병증이 몸

의 여기저기에서 나타나는 경우이며, 다발신경병증은 복수의 말초신경병증이 몸의 어떤 부위에서 동시에 나타나는 경우이다. 2.와는 달리 장애를 받는 말초신경이 좌우대칭성으로, 특히 사지 말초에 강하게 나타나는 것이 특징이다. 중독이나 대사이상, 유전성 질환 등 전신성으로 장애를 일으키는 질환에서 발생한다. 구체적인 질환으로는 다음과 같은 것이 있다.

① 대사성 신경병증

- 당뇨병성 신경병증
- 요독증성 신경병증
- 아급성 연합성 척수변성증(비타민 B_{12}의 결핍)
- 알콜성 신경병증
- 각기병(비타민 B_1의 결핍)

② 중독성 신경병증

- 유기용제(n−hexane, 유기인)
- 금속(비소, 납, 유기수은)
- 약제(SMON 등)

③ 유전성 신경병증

- Charcot−Marie−Tooth병
- Déjérine−Sottas병
- Refsum병
- 급성 간헐성 포르피린증(AIP)
- 가족성 아밀로이드 다발신경병증(FAP)

④ 알레르기성 신경병증

- Guillain−Barré 증후군
- Fisher 증후군

⑤ 암성 신경병증

 임상증상에 의한 말초신경병증의 분류

말초신경병증의 증상에는 팔이 저리는 경우도 있고 움직일 수 없는 경우도 있는 등 다양하다. 왜 이처럼 증상의 차이가 있는지 생각해 보자. 1개의 말초신경은 반드시 운동신경만으로, 또는 감각신경만으로 이루어져 있는 것이 아니다. 운동, 감각, 자율의 3가지 기능을 가진 신경이 한 덩어리가 되어 1개의 말초신경을 구성하고 있는 것이다. 그러므로 단발신경병증인 경우에도 그것이 장애를 받았을 때에 나타나는 증상은 느끼지 못하거나 또는 움직이지 못하는 등 여러 가지이다. 따라서 다발신경병증인 경우에는 더욱 더 다양한 증상을 나타낼 가능성이 있는 것이다. 그러나 증상을 잘 관찰해 보면 개개의 질환에 따라 운동장애가 현저한 것, 감각장애가 현저한 것, 심부 지각장애로 운동실조가 나타나는 것, 자율신경병증이 나타나는 것 등 차이가 있다는 것을 알 수 있다. 임상현장에서는 그렇게 먼저 나타나는 증상을 기억해 두는 것이 진단하는 데 있어서 의미가 있을 때가 많다. 그래서 **표 11-1**과 같이 운동장애 우위형의 다발신경병증과 감각장애 우위형의 장애, 2가지 형태로 신경병증을 크게 나누었다. 각 형태 안에 들어가는 대표적 질환은 그 질환의 머리글자를 따서 A · B · C · D로 기억하면 편리할것이다.

	운동장애형	감각장애형
A	Acute intermittent porphyria:AIP (급성 간헐성 포르피린증)	Alcoholic(알콜성 신경병증) Amyloidosis(아밀로이드 신경병증)
B	Guillain-Barré 증후군	Beriberi(각기병)
C	Charcot-Marie-Tooth병	Carcinoma(암성 신경병증) Chemical substance(비소 등)
D	Diphtheria	DM(당뇨병성 신경병증) Drug(isoniazide 등)

[표 11-1] 신경병증의 증상에 의한 분류

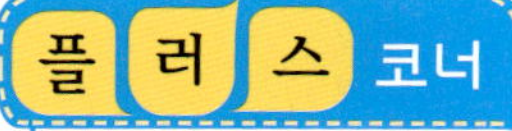

1. 베르니케(Wernicke)뇌증 Wernicke encephalopathy

1) 개념

베르니케(Wernicke)뇌증은 비타민 B_1(티아민)의 결핍으로 급성 또는 아급성으로 발병하는 신경장애이다. 만성 알코올중독 외에 소화관수술 후(위절제 등), 저영양상태, 임신입덧, 비타민 B_1을 함유하지 않은 고칼로리수액 등이 원인으로 일어난다.

비타민 B_1의 결핍으로 중추신경장애를 보이는 것이 베르니케(Wernicke)뇌증이고, 말초신경장애를 보이는 것이 각기병이다.

비타민 B_1은 당대사에 관여하는 효소(트랜스케톨라제〈transketolase〉 등)의 보효소이다. 대량의 당이 부하되면 비타민 B_1은 급속하게 소비된다.

2) 증상

의식장애, 안구운동장애, 운동실조가 3대 특징이다(모두 함께 나타나지 않는 경우도 있다). 의식장애는 경면, 섬망, 착란, 혼수 등 다양하다. 안구운동장애는 외전/갓돌림장애나 눈떨림이 많고(즉, 사팔눈 상태가 된다) 진행되면 전체 외안근/바깥눈근육 마비가 된다. 운동실조는 체간실조가 중심이 되어 전신의 힘이 빠진 것처럼 맥없이 주저앉는 상태(신경병증의 합병)가 된다. 그 외에 손가락떨림 증상도 나타난다. 알코올 의존증에서 나타나는 경우에는 증상이 급격하고 요란해, 심한 술주정뱅이를 상상하면 된다. 취기에서 깨어나면 눈은 정상이 되고 의식도 원래대로 돌아오며 차츰 걸을 수 있게 되지만 신경병증은 꽤 오래 남을 수 있어 수족마비나 운동마비 상태가 지속되기도 한다.

3) 원인

만성 알코올중독, 소화관수술 후, 섭식장애, 임신입덧, 비타민 B_1을 함유하지 않은 고칼로리 수액 등에 의한 비타민 B_1 결핍이 원인이다.

4) 검사소견

혈중 비타민 B_1의 낮은 수치, 혈중 트랜스케톨라제(transketolase)의 활성저하가 나타나며, 중증례에서는 젖산산증의 합병이 나타난다.

5) 영상소견

베르니케(Wernicke)뇌증에서는 MRI T2 강조영상이나 FLAIR 영상에서 제3뇌실 주위(시상내측), 중뇌수도 주위, 제4뇌실 바닥, 유두체에 대칭성 고신호 영역이 보인다.

이들 병변부위는 확산 강조영상에서는 조기에 고신호 영역이 된다.

6) 치료 및 예방

신속하게 비타민 B_1의 정맥내 대량투여를 실시한다.

만성 알코올중독이나 소화관수술 후, 임신입덧 등으로 저영양 상태인 환자는 비타민 B_1을 투여한 후 포도당을 보충한다(처음부터 포도당을 투여하면 급격하게 비타민 B_1이 소비되어 베르니케(Wernicke)뇌증을 유발하기 때문에 포도당을 단독으로 투여해서는 안 된다).

베르니케(Wernicke)뇌증을 예방하기 위해 고칼로리수액, 장기간 점적관리를 할 경우에는 반드시 비타민 B_1을 첨가해야 한다.

7) 후유증(Korsakoff 증후군)

베르니케(Wernicke)뇌증은 신속하게 비타민 B_1을 보충하면 회복되지만 치료개시가 늦어지면 신경후유증을 초래하거나 사망에 이르기도 한다.

후유증으로는 기명력장애, 건망증, 방향감장애, 작화(作話)를 특징으로 하는 Korsakoff 증후군을 일으키는 경우가 있다. 베르니케(Wernicke)뇌증에 이어 Korsakoff 증후군이 발생하는 경우, Wernicke-Korsakoff 증후군이라고도 한다.

XI

B 각론

말초신경병증의 각론에서는 주로 다발신경병증을 초래하는 질환을 중심으로 설명하겠다.

- 대사성 신경병증
- 중독성 신경병증
- 유전성 신경병증
- 알레르기성 신경병증

이상의 네 가지를 먼저 다룬 다음에 단발신경병증이나 다발성 단발신경병증을 초래하는 질환에 대해서도 살펴보겠다.

대사성 신경병증

이 항목에서는 여러 대사성 질환에서 합병되는 신경병증에 대하여 정리하겠다. 또, 영양장애일 때 나타나는 신경병증에 대해서도 함께 정리하겠다.

1. 당뇨병성 신경병증

총론에서는 감각장애 우위의 신경병증으로 분류하였다(**표 11-1**, A · B · C · D의 D는 DM의 D였다). Glove and stocking형이라고 해서, 양 손발의 말초가 좌우 대칭성으로 장애를 받는다. 감각신경의 장애이므로, 온도각 · 통각이나 촉각 · 압각 등을 느낄 수 없게 된다. 예를 들면, 의사가 환자의 발을 만져도 '양말을 신은 발 위를 만지는 것 같다'고 호소한다.

일반적으로 이러한 온도각 · 통각과 촉각의 저하는 환자의 자각증상으로 알 수 있는 경우가 많지만, 자각증상을 호소할 때에는 이미 신경병증이 상당히 진행되어 있다고 생각하는 것이 좋다. 당뇨병성 신경병증의 초기는 진동감각이 가장 먼저 장애를 받는다고 한다. 진동감각 등은 일상생활 속에서 특별히 의식되는 일이 거의 없는 지각이다. 따라서 '최근에 아무래도 진동감각이 떨어졌다'고 호소하는 환자는 없다. 의사가 환자에게서 적극적으로 신체소견을 찾아내 타각적으로 발견되는 경우가 많다.

한편, 당뇨병에서는 신경에 영양을 공급하는 혈관이 장애를 받는 경우가 있기 때문에, 2차적으로 신경병증이 발생하는 경우가 있다. 그러한 경우에는 주로 운동장애 우위의 형태를 취한다. 감각장애형에 비해서 비교적 조기에 갑자기 일어나는 경우가 많고 장애의 신체적 분포도 좌우대칭이 아니라 비대칭이며 다발성 단발신경병증의 형태를 취한다. 단발신경병증의 예로서는 당뇨병에 의한 동안/눈돌림신경마비 등이 유명하다. 더욱이 당뇨병에서는 자율신경병증이 나타나는 것으로 유명하다. 방광 · 직장장애를 일으키거나 남성에서는 발기부전(impotence)을 일으키기도 한다.

2. 요독증성 신경병증

만성 신부전로 요독증의 상태가 되면, 지각장애형의 신경병증이 발생하는 경우가 있다. 요독증일 경우에는 여러 가지 전신증상이 나타나는데 말초신경병증도 그 중의 하나이다. 운동장애는 별로 나타나지 않는다.

3. 아급성 연합성 척수변성증

말초에서는 뒤뿌리장애에 의해 주로 감각장애 우위의 신경병증이 발생한다.

4. 알코올성 신경병증

만성적으로 알코올을 과다 섭취하는 사람에게서 나타난다. 알코올 그 자체에 의한 신경병증이라고 생각할 수도 있지만 비타민 B_1의 상대적인 결핍에 의한 결과로써 발생한다는 영양장애설이 유력하다. 비타민 B_1은 신경세포의 에너지원이 되는 탄수화물의 대사에 반드시 필요한 인자이다. 다음에 언급하는 각기병에서도 마찬가지이지만, 이 비타민 B_1이 부족하면 신경세포의 대사가 비정상적이 되어 여러 가지 장애가 발생한다. 알코올성 신경병증인 경우에는 보통, 감각장애 우위인 증상이 나타나 손가락 끝이 마비되는 느낌이나 둔해지는 느낌을 호소하며 내원하는 경우가 많다.

XI

5. 각기병

비타민 B_1의 결핍으로 발생한다. 지금은 발생률이 감소했지만 예전에는 흰 쌀밥만 먹어서 발생하는 병으로서 관심을 모았다.

종아리부종이나 심부전 등 다양한 전신증상이 합병되지만 특히 감각장애 우위의 신경병증을 나타내는 것이 특징이다. 흔히 슬개건/무릎힘줄 반사를 해서 반응이 없을 경우 각기병이 의심되는데, 이것은 반사활의 구심성 신경세포가 비타민 B_1의 결핍으로 장애를 받는 경우가 많기 때문이다(운동신경이 손상을 받아서 발이 올라가지 않는 것이 아니다).

이상으로 정리한 대사성 신경병증의 특징을 **표 11-2**에 나타내었다.

	발병의 기반이 되는 대사이상	신경병증의 특징	수반 이상소견	진단상의 중요사항
당뇨병성 신경병증	고혈당 및 여기에 동반되는 대사이상	감각계	내당능 저하 자율신경 소견	DM의 경과가 길고, 중증 초기에는 진동감각↓, 심부반사↓ 서서히 발병, 대칭성의 증상분포 다발신경염
	신경영양혈관의 폐쇄	운동계	내당능 저하	DM의 경과가 짧고, 경증 급성으로 발병, 비대칭성 증상 분포 다발성 단발신경병증
요독증성 신경병증	요독증 독소의 축적	감각계	신장 기능 저하 요독증	요독증의 장기지속 Ccr : 5mL/분 이하 운동장애는 드물다
아급성 연합성 척수변성증	비타민 B_{12}의 결핍	감각계	악성 빈혈 추체로증상(가쪽백색질기둥장애) 척수의 등쪽백색질기둥 증상	혈중 비타민 B_{12}의 저하 Schilling test(+) 거대적혈모구빈혈
알코올성 신경병증	비타미 B_1 결핍 기타 영양소 결핍	감각계	진전섬망 때로는 Wernicke 뇌증	알코올 과다 섭취력
각기	비타민 B_1 결핍	감각계	울혈성 심부전 : 심장확대, 종아리부종, 확장기혈압↓ (hyperdynamic)	혈중 비타민 B_1의 저하(40ng/mL), 편식력, 알코올력

[표 11-2] 대사성 신경병증

2 중독성 신경병증

말초신경에는 척수신경근이라는 약한 부분이 있다. 이곳은 중추신경계의 혈액뇌장벽과 말초신경의 혈액신경장벽의 경계부분에 해당되며, 독성 물질이 비교적 통과하기 쉽다. 총론에서 설명한 슈퍼맨의 이야기를 생각해 보자. 여기에서는 여러 가지의 신경독성물질 즉, 유기용제, 금속, 약제 등에 의해 발생하는 신경병증을 살펴보자.

1. 유기용제에 의한 신경병증

1) Normal-hexane

감각장애 우위의 다발신경병증으로 시작되어 마침내 운동신경장애도 동반하게 된다. 시너 냄새를 많이 맡거나 유기용제를 사용하는 직업병(페인트공)에서 나타난다.

2) 유기인

Acetylcholine esterase를 억제하는 작용이 있으므로 acetylcholine이 분해되지 않고 축적된다. 따라서 급성기에는 부교감신경 항진증상(동공수축, 분비항진 등)을 일으키지만 2주 후에는 지연성 운동장애 우위의 다발신경병증을 나타낸다. 농약의 오용이나, 자살 목적으로 사용하여 발병한다. 치료에는 atropine sulfate(항콜린제)과 염산 pralidoxime(인산에스테르를 ChE에서 이탈시켜 ChE의 활성을 높인다 : PAM)이 사용된다.

2. 금속에 의한 신경병증

1) 비소 중독

사지말단의 통증과 지각이상 등으로 발병하여 결국 운동마비를 동반하게 된다. 피부증상(피부염, 피부각화, 색소침착, 색소탈색 등)도 동시에 나타난다. 소변이나 모발 속의 비소농도 측정이 진단에 유용하다.

2) 납 중독

납 중독으로 나타나는 신경병증은 운동장애 우위형으로 특히 팔쪽의 장애 정도가 다리보다 강한 것이 특징이다. 특히 중요한 것은 노신경마비에 의한 손목처짐증(carpoptosis)이다 **(그림 11-1)**. 주로 좌우대칭성이며 사지의 폄근이 장애를 받는다. 소아의 납중독은 신경병증을 주요 징후로 하는 성인형의 납중독과는 달리 뇌연화증(encephalomalacia, 두개내압 항진 등)을 특징으로 한다. 이것은 예후가 나빠 25%의 사망률을 나타낸다.

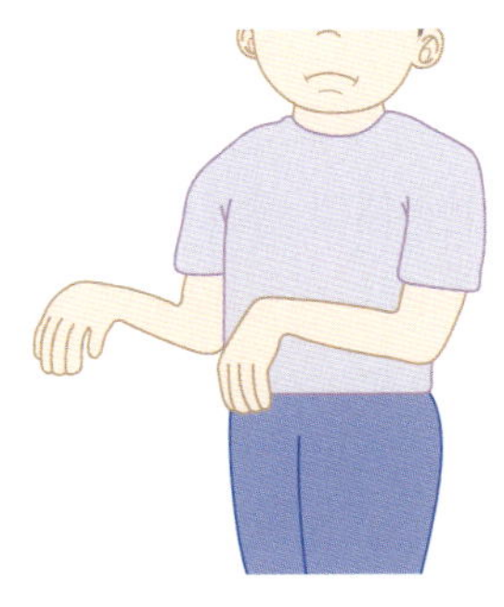

[그림 11-1] 납중독에 의한 도깨비손

납은 피부 · 기도 · 소화관을 통해 흡수되기 때문에 연관공이나, 납을 함유한 장난감을 핥거나 하는 소아에게서 중독 현상이 나타난다. 납중독인 경우에는 신경 이외의 증상이 나타난다. 연산통(lead colic)이라는 찌르는 듯한 복통을 호소하기도 하고, 신장장애나 빈혈로 나타나는 경우도 있다.

혈액과 소변 속의 납 농도의 측정, 적혈구 속의 δ-ALA 탈수소효소 활성의 저하**(그림 11-1)**, 소변 속 δ-ALA의 상승, 적혈구 유리 protoporphyrin 농도의 상승, 호염기성 반점(basophil stippling)을 동반한 적혈구(소구성 저색소증)가 나타나면 진단내릴 수 있다.

3) 유기수은 중독

이것은 미나마타병으로 유명하다. 감각장애 우위의 다발신경병증을 유발하지만 소뇌성 운동실조와 구심성 시야협착, 신경성 난청 등이 동반된다는 것이 시험에 종종 출제된다. Hunter-Russell 증후군이라고도 불리는데 미나마타병과 같은 병이라고 알아두자.

3. 약제에 의한 신경병증

1) SMON

Clioquinol은 SMON(Subacute myelo-optico-neuropathy ; 스몬병)을 발생시킨 악명 높은 약(본래는 위장약)이다. 현재는 사용이 금지되어 있으므로 환자는 발생하지 않는다. 아급성으로 시각신경장애와 척수장애를 일으킨다. 척수장애는 비타민 B_{12}의 결핍으로 생기는 아급성 연합성 척수변성증의 장애 유형과 비슷하다. 따라서 감각장애나 등쪽백색질기둥장애에 의한 척수성 운동실조가 나타난다. 운동장애를 동반하는 경우도 있지만, 비교적 가벼운 데 비해 감각장애쪽은 난치성이다. 또 말초신경의 변성을 보이지만 신경비후는 없다.

2) 기타 약제

항결핵제인 isoniazid가 유명하다. 이것은 비타민 B_6의 결핍을 초래하며, 그 결과 말초신경병증을 일으킨다. 감각장애와 운동장애의 혼합형이며, 치료에는 염산 pyridoxine(비타민 B_6)을 사용한다.

또 항종양제인 vincristin도 혼합형의 신경병증을 초래할 수가 있으므로 기억해 두자.

뇌신경계의 장애로 유명한 것은 streptomycin sulfate, kanamycin sulfate로 생기는 청신경장애와 ethambutol hydrochloride로 생기는 안구후시신경염(retrobulbar optic neuritis)이다.

유전성 신경병증

유전적으로 신경병증을 초래하는 질환에 대해 살펴보자. 주로 신경병증에 의한 증상이지만, 그 외에도 동반되는 증상이 몇 개 있으므로 함께 기억해 두기 바란다. 여기에서는 다음과 같은 질환에 대해서 살펴보겠다.

- Charcot-Marie-Tooth병
- Déjérine-Sottas병
- Refsum병
- 급성 간헐성 포르피린병
- 유전성 아밀로이드 신경병증

1. Charcot-Marie-Tooth병

1) 개념

주로 상염색체 우성유전(AD) 형식을 나타내는 질환이다. 20세 이하, 특히 소아기에 발병한다. 증상의 특징은 다리에 뚜렷한 근육위축을 보이는 것으로서, 이러한 증상은 만성으로 조금씩 진행되어 간다.

2) 증상 및 병태

기본적으로 운동장애 우위의 신경병증이므로 운동, 특히 보행이 장애를 받는다. 발에서 하퇴/종아리, 대퇴/넙다리의 아래 1/3쪽으로, 먼쪽에서 몸쪽으로 서서히 말초신경병증이 진행되며 여기에 동반해서 근육위축이 발생한다. 발병 초기에 발의 변형(요족/오목발, 또는 높은 아치)이 나타나고, 계속해서 종아리에 근육위축이 나타나면 종아리는 변형되어 역 샴페인병 모양 또는 황새다리 모양이 된다(**그림 11-2-A**). 또, 전경근/앞정강근의 근력저하 때문에 발의 등쪽굽힘이 불가능해져 보행하게 하면 발끝을 올리고 걸을 수 없게 되므로 늘어진 다리로 걷는 모양이 되어 발끝이 먼저 지면에 닿는 걸음(발처짐걸음 : steppage gait)이 된다. 근육위축이 진행되면 보행은 더욱 곤란해져, 휠체어 생활을 하게 된다. 더욱이 척추측만 등의 골격이상도 나타날 수가 있다.

말초신경병증과 근육위축은 다리뿐만 아니라 팔에도 증상이 나타나는데 역시 원위측이 뚜렷하여 근육위축성 가쪽백색질기둥 경화증과 비슷한 엄지두덩이나 새끼두덩/소지구의 위축이 나타나거나 섬유속성연축이 나타나는 경우도 있다. 또 운동신경뿐만 아니라 감각신경도 장애를 받을 수가 있어 사지의 말단을 중심으로 가벼운 촉압각 장애나 진동감각 장애가 나타나는 경우도 있다.

그런데, Charcot-Marie-Tooth병에서 말초신경이 장애를 받는 형태에는 한 가지의 특징이 있다. 신경의 축삭만 변성되는 것이 아니라 오히려 수초탈락(Schwann 세포의 변성 · 탈락)이 가장 먼저 발생한다. 신경초세포(Schwann cell)가 변성 · 탈락 · 재생을 반복하는 동안에 차차 축삭이 붕괴되어 말초신경병증이 나타나는 것이다.

Charcot-Marie-Tooth병의 만성적인 증상 진행의 과정에서는 이러한 수초탈락과 재생의 반복이 항상 일어나고 있다.

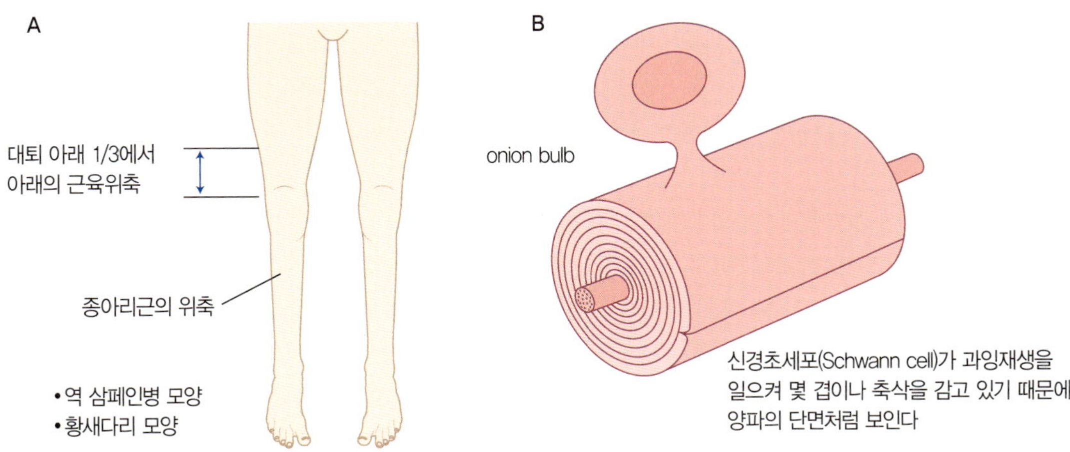

[그림 11-2] Charcot-Marie-Tooth병의 종아리 소견과 onion bulb

그리고 이렇게 반복된 결과 말초신경은 비후되어, 촉진을 해 보면 움푹 파인 감촉으로 그 주행을 느낄 수가 있다. 병리학적으로는 비후된 부분의 신경단면이 양파의 단면과 많이 닮았기 때문에 onion bulb(**그림 11-2-B**)라고 한다. 다음에 나오는 Déjérine-Sottas병이나 Refsum병에서도 onion bulb가 나타나므로 함께 기억해 두자. 시험에서 "onion bulb를 초래하는 질환은 무엇인가?"라는 문제가 나오면 Charcot-Marie-Tooth병과 Déjérine-Sottas병, Refsum병을 생각해야 한다.

3) 검사

말초신경 전도속도의 측정과 신경생검(특히, 비복/장딴지신경의 생검을 실시한다)이 중요하다.

총론에서도 서술한 것처럼 전도속도의 저하가 나타난다. 또 생검에서는 병리학적으로 onion bulb를 볼 수 있다. 그 외에 근전도를 해보면 기본적으로 신경성 변화를 볼 수 있는데 근육위축이 뚜렷한 부위에서는 근원성 변화도 혼재되어 나타난다. 뇌척수액 단백은 대부분의 증례에서 정상이다.

4) 감별진단

Friedreich 실조증과의 감별이 중요하다. Friedreich 실조증은 척수소뇌 변성증 중의 척수형으로 분류되는 질환이다. 얼핏 보아 말초신경병증과는 어떤 공통점도 없는 것처럼 보이기 때문에 "왜 이 질환이 감별질환이 되는가?"하고 생각할지 모르겠다. 그러나 두 질환 사이에는 다음과 같은 공통점이 많다.

① 10세 전후의 어린이에게서 많이 나타난다.
② 보행장애를 초기증상으로 호소한다.
③ 요족/오목발, 척추측만 등의 골격 변형이 나타날 수 있다.

따라서 초진의 시점에서는 진단을 내리기 어려운 경우가 있다. 빈도는 Friedreich 실조증보다 Charcot- Marie-Tooth병이 많으므로 Charcot-Marie-Tooth병이라고 생각하는 것이 일반적일지 모르지만, 오랫동안 경과하는 사이에 Friedreich's ataxia라고 진단을 뒤집는 경우도 있다.

Friedreich 실조증에서는 위치감각과 진동감각의 저하 등 심부지각 장애나 활동떨림이나 눈떨림 등 소뇌실조가 비교적 병의 초기부터 나타나므로 세밀하게 진찰하면 진단은 가능하다. Charcot-Marie-Tooth병의 예후는 양호하여 생명에 관계되는 경우가 드문 데 비해 Friedreich 실조증은 성인이 되면 대부분이 자리에 누워 일어나지 못하게 되고 심부전 등의 합병증으로 사망하는 경우가 많으므로 감별진단이 중요하다(**표 11-3**).

	Charcot-Marie-Tooth병	Friedreich 실조증
공통점	• 10세 전후에 발병 • 보행장애로 시작되어 서서히 진행 • 요족, 척추측만 등의 골격이상	
감별점	• 다리의 먼쪽으로부터 몸쪽으로 진행하는 운동장애 우위의 말초신경병증 • 진행과 함께 등쪽백색질기둥장애가 나타나는 경우도 있지만 드물다 • 생검에서 onion bulb	• 척수성 > 소뇌성의 운동실조가 먼저 나타난다 • 추체로증상이 동시에 나타난다 • 말초신경병증이 발생할 수 있지만 말기가 되어야 나타난다

[표 11-3] Charcot-Marie-Tooth병과 Friedreich 실조증의 비교

최근에는 1형(수초탈락이 보이는 비후형)과 2형(축삭 변성이 원인인 신경세포 형)과 3형(Déjérine-Sottas 병)으로 분류한다.

Onion bulb와 말초신경전도속도 검사에서 전도속도가 지연되는 것이 1형과 3형이며, 유발전위 활동전위의 진폭이 저하되는 것이 2형이다.

2. Déjérine-Sottas병

말초신경이 비후되고(onion bulb) 양쪽 다리의 원위부로부터 근육위축(역샴페인병 모양)이 시작되며, 더욱이 소아기에 발병하는 병이므로 Charcot-Marie- Tooth병과 완전히 같아 보이지만, 이 질환은 상염색체 열성(AR)유전으로 상당히 희귀한 병이다. 예후도 Charcot-Marie-Tooth병과 마찬가지로 양호해서 정상에 가까운 수명을 누린다.

3. Refsum병

Déjérine-Sottas병과 마찬가지로 소아기에 발병하는 상염색체 열성(AR)유전의 다발신경병증이다. 단, 특징적으로 다음과 같은 증상을 동반한다.

- 소뇌실조
- 망막색소 변성증
- 청력장애

이 밖에도 심근장애에 의한 돌연사, 어린선, 백내장, 당뇨병 등 다양한 합병증이 나타난다. 또, 뇌척수액검사에서 단백세포 해리가 나타난다. 그 본질은 피트산(phytic acid)의 대사장애로 피트산이 신경조직에 지나치게 축적되면 그 막의 방어기전이 장애를 받는다고 알려져 있

XI

다. 따라서 진단에서는 혈장 중의 피트산의 증가나 신경생검에 의한 onion bulb를 증명하는 것이 중요하다. 피트산 제한식으로 치료한다.

4. 급성 간헐성 포르피린증 Acute intermittent porphyria : AIP

1) 포르피린증 Porphyria 이란?

헤모글로빈은 heme이라고 하는 Fe를 함유한 물질을 내포하고 있지만 이 heme의 합성에 이상이 있으면 포르피린체가 몸속에 축적되어 여러 가지 장애를 일으킨다. 이것을 포르피린증이라고 한다. 포르피린체라는 것은 heme이라는 물질의 기본적인 골격을 형성하는 화합물로 골수나 간에서 합성된다.

포르피린증 가운데서도 유명한 AIP의 경우는 **그림 11-3**을 보면 알 수 있듯이 porphobilinogen이 uroporphyrinogen으로 진행하는 단계에서 장애를 받고 있다.

따라서 그것보다 상류에 존재하는 δ-ALA나 porphobilinogen이 체내에 축적되거나 소변 속에 다량으로 배설되기도 한다. AIP를 포함하여 포르피린증은 골수에서 포르피린체가 과잉으로 생산되는 골수성 포르피린증과 간에서 과잉으로 생산되는 간성 포르피린증의 2가지로 분류된다(**표 11-4**).

(1) 골수성 포르피린증…소아에게 많이 나타난다
① 선천성 조혈성 포르피린증
② 조혈성 프로토포르피린증

(2) 간성 포르피린증…성인에게 많이 나타난다
① 급성 간헐성 포르피린증(AIP)
② 다양성 포르피린증(porphyria variegata)
③ 선천성 코프로포르피린증(coproporphyria)
④ 만발성 피부포르피린증

[표 11-4] 포르피린증의 분류

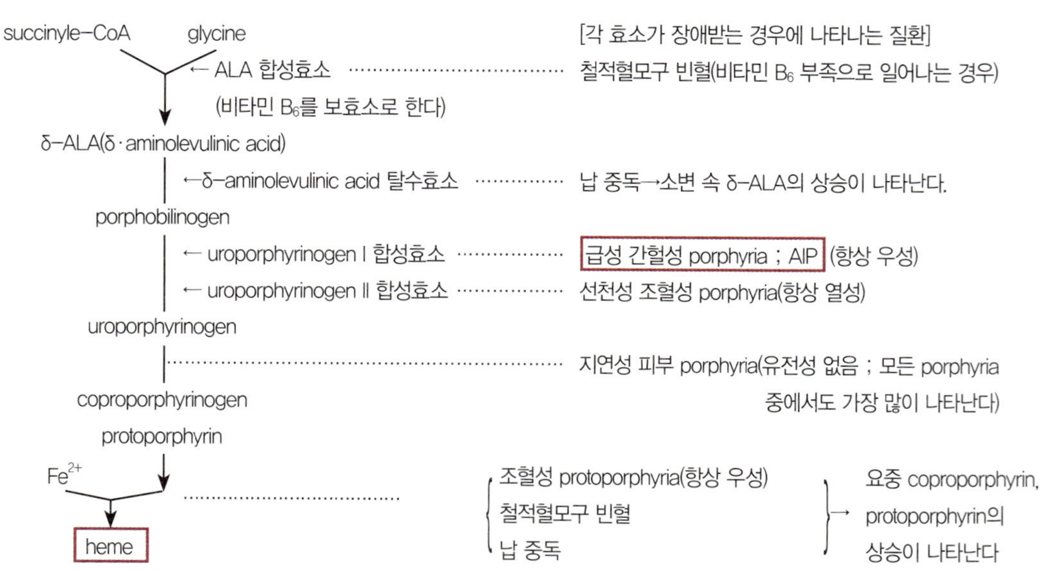

[그림 11-3] Heme의 합성경로와 질환의 관계

포르피린증에 포함되어 있는 이들 병에는 몇 개의 공통된 임상증상이 있다. 예를 들면 소변 속에 포르피린체의 배설이 증가되기 때문에 소변이 독특한 와인색깔을 띤다. 또, 황달이나 광선과민증(햇빛을 약간만 쏘여도 피부가 지독하게 탄 것처럼 빨갛게 변하는 증상)을 나타내는 것도 특징이지만, 다음에 설명하는 AIP만은 예외로서, 황달도 광선과민증도 초래되지 않는다. 이것은 중요하므로 주의하기 바란다.

2) AIP의 역학과 원인

AIP는 20~40세의 여성에게 많이 나타나는(남녀 비 = 2 : 3) 질환이다. 또 AIP에서는 원인이 있으므로 그것을 확실하게 알아내는 것도 중요하다. 그 원인이 되는 것으로는 다음과 같은 것들이 있다(**그림 11-4**).

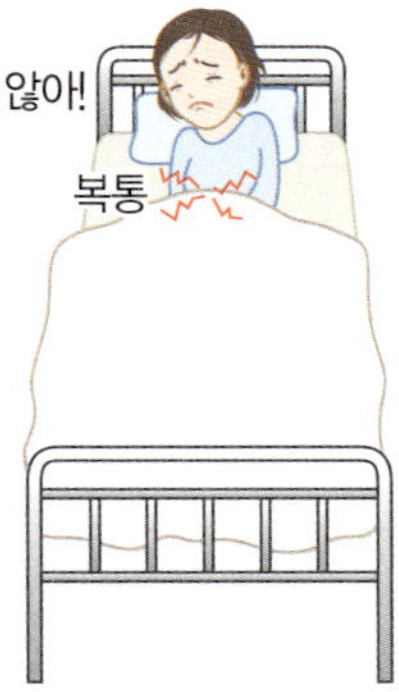

[그림 11-4] AIP의 원인과 증상

① **약제**

- Barbital
  불면을 호소하는 경우가 있기 때문에 barbital이 처방되기도 하지만 이것은 최악의 경우이다.
- 항간질제
- 경구피임약(oral pill)
- Sulfa계열 약제
- 경구 당뇨병제
  나중에 설명하겠지만 AIP에서는 내당능 장애가 나타날 수가 있다. 내당능 이상이 있다고 해서 안이하게 경구 당뇨병약을 투여하면 상태를 더욱 악화시킬 수 있다.

② **감염**

③ **스트레스**

④ **수술**

⑤ **알코올**

3) AIP의 증상

① **복부증상**

구토, 복통, 변비가 3대 복부증상이다.

② **말초신경병증**

운동장애 우위의 다발신경병증이 나타난다. 특히 다리 우위의 좌우대칭성 이완성 사지마비(건반사 감소)가 나타나 서지도 걷지도 못하는 상태가 된다.

③ **정신증상**

기억력의 저하, 불면, 환각, 착란 등이 일어난다.

이상의 ①~③이 AIP의 3대 주요 증상이다.
그 밖에도 다음과 같은 증상이 나타난다.

④ **순환기증상**

빈맥/빠른맥, 고혈압 등

⑤ **내분비증상**

ADH 부적합 분비증후군(SIADH) 등이 나타난다. 더욱이 AIP에서는 고콜레스테롤혈증이나 내당능 이상이 나타난다. 특히, AIP에서는 황달이나 광선과민을 볼 수 없다. AIP 이외의 간성이나 조혈성 포르피린증에서는 광선과민이 나타난다.

4) AIP의 검사와 치료

임상증상에서 AIP가 의심되면 우선 소변 속 δ- ALA가 높은 수치인지, 소변 속 포르포빌리노겐(porphobilinogen)이 높은 수치인지를 확인할 필요가 있다. 또 heme 합성계의 제한효소(rate-limiting enzyme)인 δ-ALA 합성효소의 활성이 heme 합성 저하의 피드백을 받아 증가하기 때문에 δ-ALA도 축적되어 소변 속에서도 높은 수치가 된다. 포르포빌리노겐은 aldehyde 시약에 의해 붉은색으로 변하는 반응(Watson-Schwartz 반응)을 이용한 검사도 유용하다.

AIP뿐만 아니라 포르피린증에서는 높은 수치의 LDL을 중심으로 한 IIa형의 고지혈증(총콜레스테롤만 높고 트리글리세리드는 정상)이 약 반수에서 나타난다. 또 AIP에서는 발작시에 소변량의 감소가 나타난다. 이것은 SIADH의 병태에 기인하는 증상이다.

AIP의 치료에 대해서는 우선 원인이 되는 약제의 투약을 중지해야 한다. Barbital의 사용은 금기이다. 그리고 발작 시에는 수액이나 chlorpromazine을 투여하거나 부신피질스테로이드제를 투여한다. 특히 chlorpromazine(도파민 수용체의 길항제이며, 정신분열증의 치료에 사용된다)은 정신증상이나 복통 발작 등에 효과가 있다고 알려져 있다. 5년 생존율이 70% 정도로 예후가 결코 양호하다고 할 수 없다.

5. 가족성 아밀로이드 다발신경병증

Familial amyloid polyneuropathy : FAP

1) 개념

아밀로이드 섬유단백질이 전신의 각종 장기에 침착하는 원인불명의 질환을 아밀로이드증(amyloidosis)이라고 한다. 아밀로이드증에서는 말초신경이 아밀로이드 침착에 의해 뚜렷한 장애를 받는데 이것을 아밀로이드 신경병증이라 한다. 증상으로는 자율신경병증과 온도각 · 통각장애가 나타난다는 점이 특징적이다.

아밀로이드증에는 유전성(가족성)인 것과 비유전성인 것이 있는데, 말초신경병증형의 유전성 아밀로이드증을 가족성 아밀로이드 다발신경병증(FAP)이라고 한다. 이것은 상염색체 우성유전(AD 유전)이다.

2) 증상

아밀로이드증에서는 임상증상이 매우 다양하게 나타난다. 아밀로이드 신경병증에 대해서만 이야기하자면, 앞에서 말한 바와 같이 감각장애 우위의 말초신경병증을 초래하고 설사 · 변비 · 복통 등의 자율신경병증에 기인하는 소화기증상이나 임포텐츠(EB)가 초기증상으로 나타난다. 또 소화관에 아밀로이드가 침착함으로써 흡수불량이 초래되면 지방변이 되어 설사와 변비가 반복된다. 간에서 합성되는 단백인 transthyretin에 점변이(point mutation)가 있으며, 30번째의 아미노산이 valine에서 methionine으로 바뀌기 때문에 transthyretin이 대사되어 아밀로이드로 되는 것이라고 생각되고 있다.

이와 같이 아밀로이드 신경병증에서는 자율신경병증이 먼저 나타나기 때문에 얼핏보면 Shy-Drager 증후군처럼 보이는 경우가 있다. 그러나 아밀로이드증에서는 신경 이외의 증상(신증후군, 갑상선기능저하증, 거대 혀, 난치성 심부전 등)이 나타나므로 Shy-Drager 증후군과는 구별할 수 있다. 또 아밀로이드 신경병증에서 나타나는 감각장애는 온도각 · 통각장애가 뚜렷하며, 심부감각은 유지된다는 특징이 있다. 이와 같은 차이가 생기는 것을 해리성 감각장애라고 한다.

3) 검사

아밀로이드증은 살아있는 동안의 진단이 비교적 어려운 질환으로 알려져 있다. 결국 사망 후의 병리학적 해부로 비로소 진단을 내릴 수 있는 경우가 많다는 의미이다. 아밀로이드증이 의심되는 경우에는 각종 장기에 아밀로이드가 침착되고 있다는 것을 증명할 필요가 있다. 지금까지 직장 점막이 사용되어 왔는데, 이것은 복벽지방을 흡인해서 생검을 실시하여 Congo red 염색으로 아밀로이드 침착의 유무를 검색하는 것이다. 신경병증에 대해서는 말초신경 전도속도의 저하 등이 유용한 검사가 되지만 확진에는 이르지 못하는 경우가 많다. 또 뇌척수액단백질은 증가를 나타낸다.

4) 치료와 예후

근본적인 치료는 없다. DMSO(단백질응집 저지약)가 유효할 것으로 추정되어 이용되고 있다. 현재 가장 효과가 있는 방법은 간이식이다.

TIP

아밀로이드증에는 원인 질환이 불명확한 원발성 아밀로이드증 외에, 어떤 질환에 연속되어 발생하는 속발성 아밀로이드증이 있다. 다음은 속발성 아밀로이드증을 일으키는 질환으로 유명하다.

- 다발골수종(원발성 고분자글로불린혈증〈macroglobulinemia〉도 포함)
- 류마티스관절염
- 결핵
- Crohn병
- 궤양성 대장염
- 매독
- 기관지확장증

알레르기성 신경병증

바이러스 감염(상기도 감염 등)이 원인이 되어 말초신경계에 수초탈락이 일어나는 경우가 있다. 다발경화증이 중추신경계에 수초탈락을 일으키는 것과 완전히 대조적이다. 다음의 두 가지 질병이 대표적인 질환이다.

- Guillain–Barré 증후군
- Fisher 증후군

일종의 알레르기 반응이라고 하는 것으로, 감작된 면역세포가 자신의 신경초세포(Schwann cell)에 장애를 일으켜 급성 신경병증을 초래하는 것으로 생각된다. 증상의 진행이 빨라, 반나절이나 하루 사이에 갑자기 서지 못하게 되기도 한다. 그리고 Fisher 증후군에서는 환자의 혈청 중에 항강글리오시드 항체(anti–GQ1b 항체)가 존재한다는 사실이 최근에 증명되었다.

1. Guillain–Barré 증후군

1) 개념

Guillain–Barré 증후군은 일명, 급성 다발성 근신경염(acute polyradiculoneuritis)이라 불리는 질환으로, 이름 그대로 급성으로 발병하며 주로 근신경염의 다발을 초래한다. 총론에서도 이야기한 것처럼 신경근이라는 것은 수초가 신경초세포(Schwann cell)로부터 희돌기교세포로 이행하는 중간 지점이다. 이러한 이행부는 정상적인 상태에서는 이미 수초가 엷게 만들어져 있다. 따라서 알레르기 반응 등에 의해 수초가 장애를 받는 경우에도 그 영향을 가장 많이 받는 부분이 이 신경근이다. 모든 신경병증에서 반드시 신경근염이 있다고는 할 수 없지만, 지금까지 보아온 것으로 알 수 있듯이 다발신경병증에서는 많은 질환에서 높은 비율로 신경근염이 동반되고 있다. 왜 신경근이 장애의 표적이 되는가 하는 것은 지금까지 이야기한 것처럼 조직학적인 특징(약점?)이 있기 때문이다. 또, 신경근염이 발생하면 대개의 경우, 뇌척수액 중에 단백질의 증가가 나타난다. 그러나 세포의 증가는 나타나지 않으므로 이른바 단백세포해리(abuminocytologic dissociation)의 소견을 나타낸다. 시험에서도 "Guillain－Barré 증후군－단백세포해리 ○"라는 문제가 자주 출제되므로 기억하기 바란다.

2) 증상

Guillain－Barré 증후군의 증상은 급성으로 시작되어, 다리에서부터 서서히 올라오는 이완성 운동마비가 특징적이다. 또 많은 예에서, 발병 수일 전에 가볍게 상기도염이나 위장염이 나타난다. mycoplasma나 camphylobacter가 원인세균이 된다. 즉, 이러한 균에 의해 감염증에 걸린 후 10일～2주일 정도 지나서 갑자기 다리가 움직이지 않게 되면 Guillain－ Barré 증후군을 생각해야 한다. Guillain－Barré 증후군에서의 운동신경장애는 대퇴에만 한정되는 경우도 있지만, 상행해서 호흡근 마비까지 초래하는 경우도 있다. 그러한 증례에서는 기관삽관을 하여 인공호흡기에 의한 관리가 필요하다. 또 뇌신경 증상도 반수 이상의 예에서 나타난다.

- 양측 안면신경마비
- 동안/눈돌림신경마비
- 설인/혀인두신경 · 미주신경마비(그림 11－5)

이상과 같이 Guillain－Barré 증후군에서는 운동장애가 우위이지만 발병 직후에는 감각이상을 자각하거나 또는 증례에 따라서 자율신경증상(빈맥이나 발한이상)을 초래하는 경우도 있다.

증상은 발병한지 수일～2주일에 최고조에 이르고 그 후에는 서서히 자연 회복된다(수주～수개월).

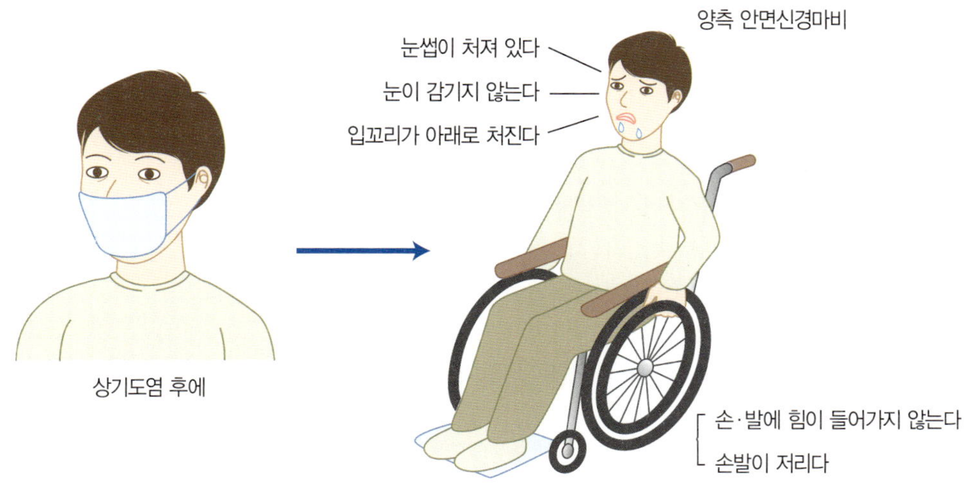

[그림 11－5] Guillain－Barré 증후군

3) 검사

뇌척수액검사와 신경의 전도속도검사를 실시한다. 앞에서 말한 바와 같이 뇌척수액 소견에서 단백세포해리(abuminocytologic dissociation)를 볼 수 있는 것이 유명하다. 그러나 이것은 신경근염의 결과라고 생각되므로 Guillain-Barré 증후군에 한정된 소견이 아니며, 신경근염을 동반하는 신경병증에서는 공통으로 나타나는 소견이다(아밀로이드 신경병증이나 Refsum병에서도 뇌척수액에서 단백질의 증가를 볼 수 있다). 또, Guillain-Barré 증후군의 발병 직후에는 뇌척수액 소견이 거의 정상이며, 단백세포해리가 나타나는 것은 발병 1~2주 후라는 것도 기억해 두자.

그 밖의 검사에서는 말초신경 전도속도의 저하, 특히 운동신경의 전도속도 저하를 나타내는 경우가 있다.

4) 치료

자연 회복되므로 경과관찰만으로도 충분하지만 증상의 정도에 맞추어 다음과 같은 치료를 실시한다.

① 인공호흡기에 의한 호흡관리

호흡마비에 대해 실시한다.

② 혈장교환요법(plasmapheresis)

빠르게 회복되고 후유증도 적다.

③ 면역글로불린 대량 주사요법

예전에는 부신피질스테로이드제가 사용되었지만 효과가 거의 없어 현재는 사용되지 않는다.

5) 예후

보통은 양호하다. 그러나 소수에서 후유증이 남고, 또 10~20년 후에 재발하는 경우도 있다.

말초신경 수준에서 안면신경마비가 발생하는 경우,

┌ 편측성이면 → Bell마비와 Ramsay-Hunt 증후군
└ 양측성이면 → Guillain-Barré 증후군과 Sarcoidosis

를 생각할 수 있다.

Guillain-Barré 증후군에서의 양측 안면신경마비는 매우 중요하므로 반드시 기억해 두자.

2. Fisher 증후군

Guillain－Barré 증후군의 아형으로, 다음의 세 가지가 주요 징후로 발생하는 질환이다. 또한 항강글리오시드 항체(anti－GQ1b Ab)도 기억해야 한다.

- 전체 안근/눈근육 마비
- 사지의 심부 건반사/힘줄반사 소실
- 소뇌실조

단백세포해리(albumino－cytologic dissociation)를 초래하는 질환
- Guillain－Barré 증후군
- Spinal block(Nonne－Froin sign) ; block 부위 이하의 CSF에서 나타난다.
- 뇌종양
- 당뇨병성 말초신경염
- 다발경화증(multiple sclerosis : MS)
- Déjérine－Sottas병(CMT3형)

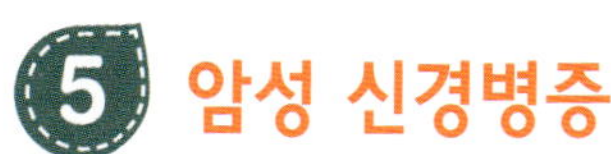

5 암성 신경병증

1. 개념

악성 종양이 직접 침윤하여 발생하는 경우와 간접 작용 신생물딸림증후군(paraneoplastic syndrome)으로 발생하는 경우가 있다. 종양과 말초신경에 공통 항원이 되는 단백이 존재하여, 종양의 항원을 인식한 면역계가 종양을 공격함과 동시에 말초신경도 공격하게 된다.

다음의 항체가 양성이 되는 경우가 많다.
- 항Hu항체 ··············· 폐소세포암
- 항Yo항체 ··············· 난소암 · 유방암
- 항Ri항체 ··············· 유방암
- 항Ma항체 ··············· 정소암

2. 치료

원질환을 치료함으로써 개선되는 경우도 있다.

6 기타 신경병증

1. 단발신경병증 Mononeuropathy

1) 수근관증후군 Carpal tunnel syndrome

① 개념

수근관/손목굴은 손관절의 뼈와 횡수근인대/가로손목인대로 둘러싸인 극간이며, 그 안을 정중신경(median n.)이 주행하고 있다. 이 부위에서 정중신경이 장애를 받으면 보다 말초쪽에서 장애가 나타나는데 이것을 수근관증후군/손목굴증후군이라고 한다.

② 원인

- 아밀로이드증(아밀로이드가 수근관 내에 침착되어 발생한다. 아밀로이드 신경병증과는 기전이 다르다)
- 점액수종(갑상선기능저하증)
- 말단비대증
- 만성 류마티스관절염
- 월경 전이나 임신 중의 부종

그러나 손목을 반복적으로 움직이는 직업, 예를 들면 마사지, 연마, 세탁, 청소 등에 종사하는 사람에서도 발생하기 쉽다.

③ 증상

신경증상으로서는 다음과 같은 것이 나타난다.

- 새끼손가락 이외의 손가락 끝의 감각이상 · 통증
- 원숭이손(ape hand, 운동마비 · 엄지두덩의 위축)

손의 감각지배영역과 팔신경의 마비증상을 **그림 11–6**에 정리하였다.

④ 검사

a. Phalen test(**그림 11–7**)

양 손목을 구부려서 손등을 맞대게 하고 1분 동안 유지시킨 다음 정중신경영역의 통증이나 저림증의 악화 유무를 관찰한다(악화가 보인다면 양성). 수근관증후군 환자의 약 80%가 양성이다.

b. Tinel 징후

손목이나 주관절/팔굽관절의 신경압박 부위를 두드리면 지배영역에 방사통이 발생하는 현상을 Tinel 징후라고 하는데(**그림 11-8**), 교액 · 압박성 신경병증의 진단에 유용한 소견이다.

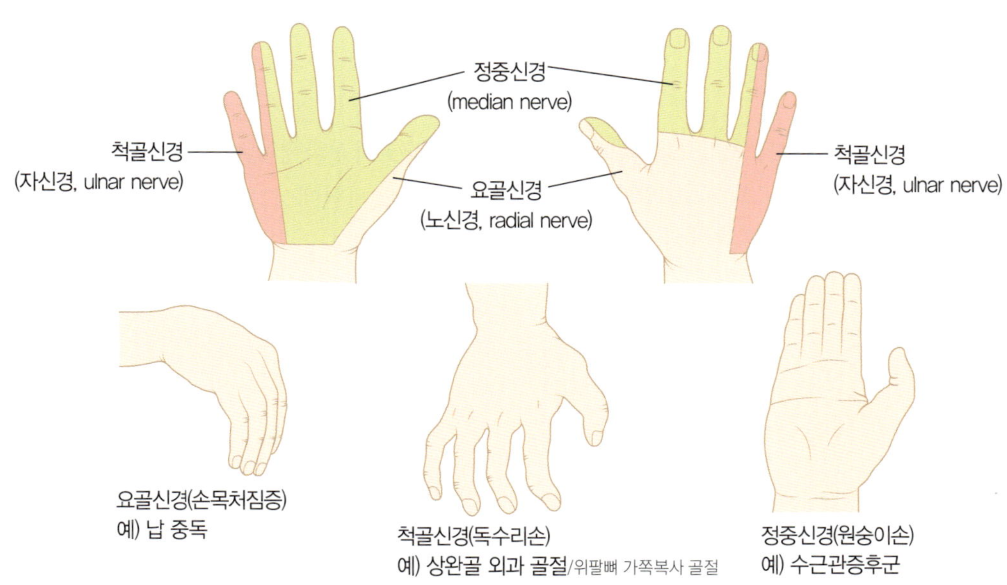

[그림 11-6] 팔의 각 신경마비

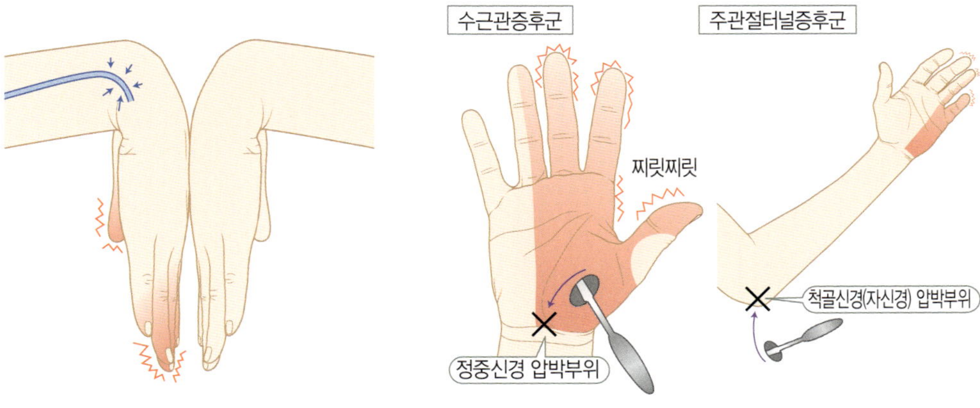

[그림 11-7] Phalen test

[그림 11-8] Tinel 징후

⑤ **치료**

보존적 치료로는 수관절/손관절 고정 및 NSAIDs(경구), 스테로이드(경구, 국소주사) 등을 투여한다.

중증례에서는 수술요법을 실시하는데 굴곡지대 절개술에 의한 압력제거 및 내시경수술을 실시한다.

2. 다발성 단발신경병증

전신홍반루푸스(SLE)나 결절성 다발동맥염(PN) 등의 결합조직질환에서는 신경에 영양을 공급하는 혈관이 장애를 받은 결과, 신경장애가 일어난다. 특히 시험에서는 다발성 단발신경병증이라고 하면 PN이므로 반드시 기억해야 한다.

말초신경병증 핵심정리

병태생리로 보는 말초신경병증

말초신경병증의 장애가 일어나는 유형에는 여러 가지가 있다. 말초신경이 장애(신경병증)를 받는 형태에 따라 단일신경병증, 다발 단일신경병증, 다발신경병증 등으로 나눌 수 있다.

병 인	**단일신경병증** • 압박성 신경병증 : 주로 외상이나 국소 압박에 의해 발생 • 안면신경 마비 : 벨마비, 람세이 헌트 증후군, 라임병, HIV감염, 종양 • 수근관 증후군 : 정중신경이 손목에서 눌려 발생 **다발 단일신경병증** • 혈관염에 동반되는 신경병증 : PAN이나 SLE 등의 결합조직질환에서는 종종 말초혈관의 장애 때문에 말초신경으로의 영양공급이 장애를 받는다. 이 때문에 전신 여러 곳에서 혈관장애가 있는 부위와 일치는 단발의 말초신경병증이 발생한다. **다발 신경병증을 초래하는 질환** • 대사성 신경병증 : 당뇨병성 신경병증, 요독증성 신경병증, 알코올성 신경병증 • 중독성 신경병증 • 유전성 신경병증 : Charcot-Marie-Tooth병 • 신경병증 : Guillain-Barré 증후군, Fisher증후군 • 급성 염증 • 만성염증 신경병증
병 태	**단일신경병증** • 1개의 말초신경이 장애를 받는 경우, 국한된 장애 **단일신경병증 다발** • 단발 신경병증이 다발하는 경우 • 전신의 여기저기에서 국한된 신경병증이 산재성으로 발생 **다발 신경병증** • 복수의 말초신경이 어떤 몸의 부분에서 동시에 손상을 입는 경우 • 장애를 받는 말초신경이 좌우대칭성, 특히 사지 말초에 강하게 나타나는 것이 특징 • 중독이나 대사이상, 유전성 질환 등 전신성으로 장애를 야기하는 질환에서 발생

XI

증 상	• 팔, 다리 저림 • 감각장애 • 운동장애 • 운동실조
진 단 및 검 사	• 수근관 증후군의 특징적인 신체 증상 확인: Phalen test, Tinel 징후 • 신경전도 검사 • 신경생검
치 료	• **수근관증후군의 보존적 치료** – 수관절 고정 및 NSAIDs(경구), 스테로이드(경구, 국소주사) • **원인에 따른 치료** – 압박성 수술요법 실시(굴곡지대 절개술에 의한 압력제거 및 내시경수술 실시) • **신경염 : 감압수술, 신경염 통증 관리** – 다발간일 신경병증: 원인이되는 혈관염치료, 스테로이드치료, 신경염 통증 관리 – 다발 신경병증: 급성염증은 면역글로블린주사, 만성염증성은 스테로이드치료

XII 근육병증 Myopathy

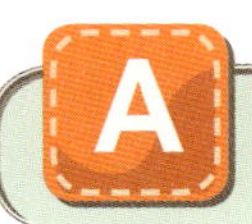

A 총론

1 개념

신경장애에 의한 것이 아니라 골격근 그 자체의 장애에 의해 근육위축이나 근력저하 등의 증상을 보이는 질환을 근육병증이라고 한다. 운동장애의 원인은 운동실조나 불수의운동(추체외로 운동)과 같은 운동조절장애에 의한 것을 제외하면 상위운동신경세포장애, 하위운동신경세포장애, 신경근접합부장애, 그리고 골격근장애에 의한 것으로, 크게 네 가지 원인으로 나눌 수 있다(그림 12-1).

XII장에서는 골격근 장애에 의해 운동장애를 일으키는 질환에 대해 살펴보겠다. 또 신경근육 접합부 장애에 의한 운동장애가 있지만 이것도 넓은 의미에서는 근육병증 안에 포함되므로 이 장의 끝부분에서 다루기로 한다.

2 증상

근육병증의 중요한 증상으로는 근력저하가 있다. 근육병증에 포함되는 대부분의 질환에서는 근력저하가 주요 증상이 된다. 그러나 근력저하가 특별히 근육병증에서만 나타나는 특이적인 증상은 아니다. 앞에서 말한 상위운동신경세포장애나 하위운동신경세포장애의 경우도 근력저하가 나타난다. 따라서 근육병증에 의한 근력저하와 이러한 신경병증에 의해 생기는 근력저하를 구별할 수 있어야 한다. 여기에 대한 감별은 근력저하의 형태나 그밖에 수반되는 증상에 따라 실시한다.

근육병증의 근력저하에서 가장 중요한 소

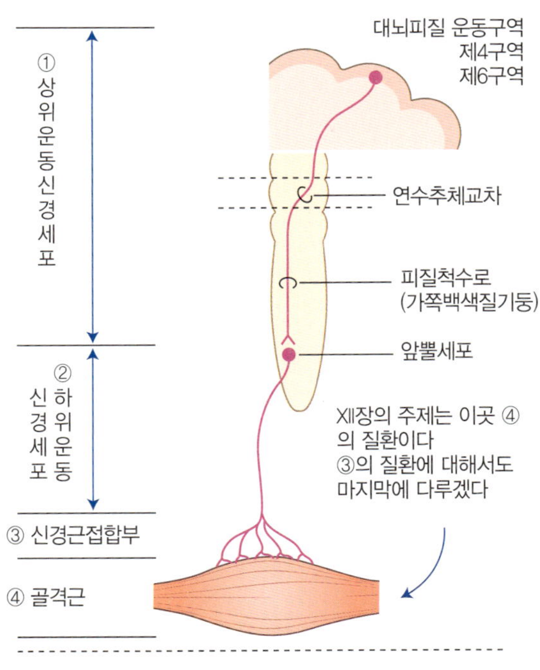

[그림 12-1] 근육병증은 골격근의 질환

XII

견은 근위근(proximal muscle) 우위의 근력저하가 나타난다는 점이다. 근위근이라는 것은 엉덩이나 허리근육, 또는 어깨근육 등 몸의 중심축에 가까운 근육을 가리킨다. 이러한 근위근의 근력저하에 의해 나타나는 증상으로는, 의자에서 일어나기 힘들어지거나 선반에 물건을 올릴 수 없다.

뚜렷하게 근력이 저하되면 보행 시에 비틀거리거나 또는 심해질 경우 보행불능이 될 수도 있다.

한편 근위근과는 반대로 원위근(distal muscle)이라는 것은 손끝이나 발끝에 가까운 근육을 가리킨다. 일반적으로 하위운동신경세포장애(예를 들면, 운동장애 우위의 신경병증 등)에서는 원위근을 중심으로 한 근력저하가 나타난다. 이처럼 같은 근력저하라 해도 원인이 근육병증인가, 아니면 신경병증인가에 따라서 근력저하를 나타내는 주요 근육의 범위가 다르므로 임상증상을 주의 깊게 관찰하면 어느 정도의 감별은 가능해진다.

이 밖에도 감별을 위한 중요한 포인트가 몇 개 있다. 예를 들면 섬유속성연축(fasciculation)의 유무나 혈청 CK수치, 근전도에서의 소견 등이 감별에 이용된다. **그림 12-2**에 flow-chart로 요약했으니 그 흐름을 잘 파악해 두기 바란다.

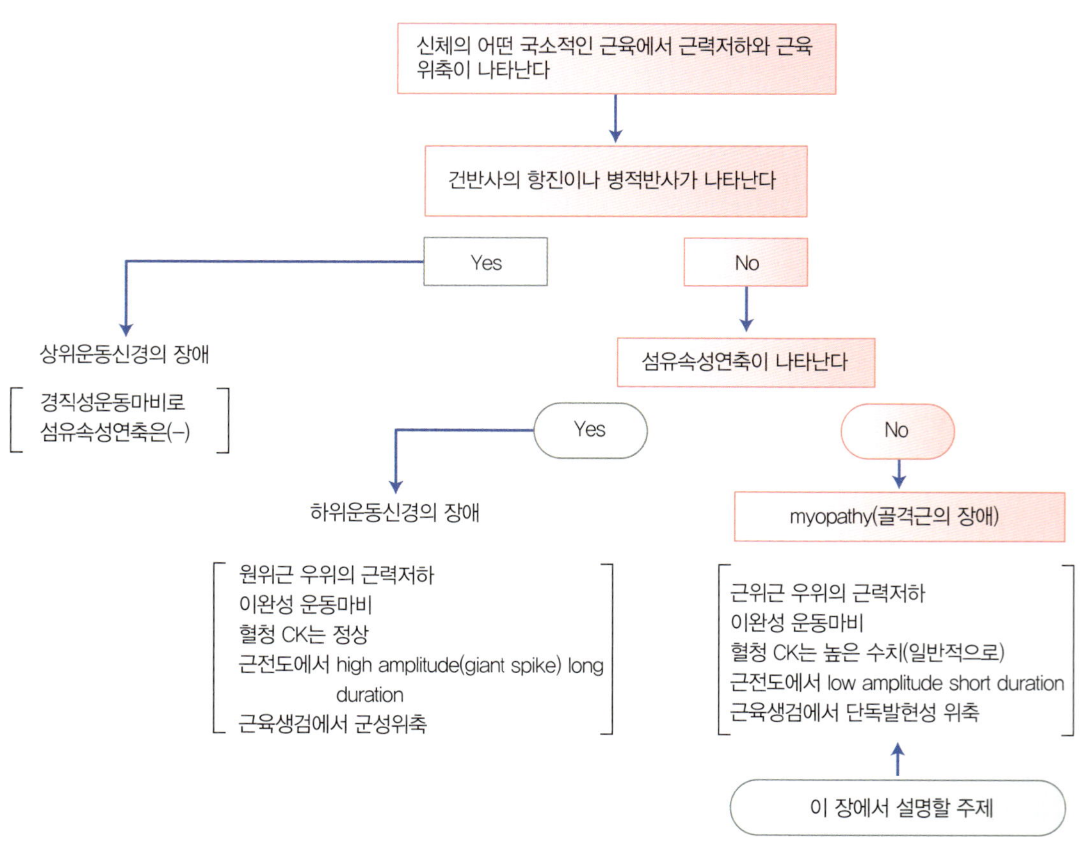

[그림 12-2] 근력저하와 근육위축을 초래하는 질환의 감별

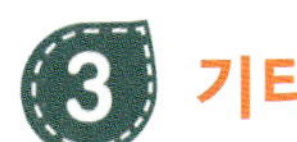

기타 증상과 징후

앞에서 말한 바와 같이 "근위근 우위의 근력저하와 근육위축"이 근육병증의 주요 징후이지만 예외가 몇 개 있다. 즉, 근육병증임에도 불구하고 원위근이 주로 장애를 받는 질환이 있다. 나중에 자세하게 설명하기로 하고 우선 병명만 열거하겠다.

- 근육긴장 퇴행위축
- 원위형 근육병증

한편, 근육병증에서 원위근이 주로 장애를 나타내는 예외가 있다면 당연히 그 반대로, 하위운동신경의 장애에서 근위근이 주로 장애를 나타내는 예외적인 질환도 있을 것이다.

운동신경세포의 변성질환에서도 나왔으므로, 병명만 열거하겠다.

- Werdnig–Hoffmann병(유아)
- Kugelberg–Welander병(초등학생)
- Kennedy–Alter–Sung 증후군(성인)

근육병증에서 나타나는 증상은 근력저하와 근육위축만은 아니다. 질환에 따라 특징적으로 수반되는 증상이 있다. 중요한 것만 몇 가지 기억해 두자.

1. 가성비대 Pseudohypertrophy

Duchenne형의 진행성 근육퇴행위축에서 비복근/장딴지근에 나타난다. Duchenne형 근육퇴행위축에서는 비복근이 위축되어 지방조직으로 바뀌기 때문에 오히려 장딴지 부분이 팽창되어 비대해진 것처럼 보인다. 이것을 가성비대라고 한다. 만져보면 고무처럼 부드럽다(**그림 12–3**).

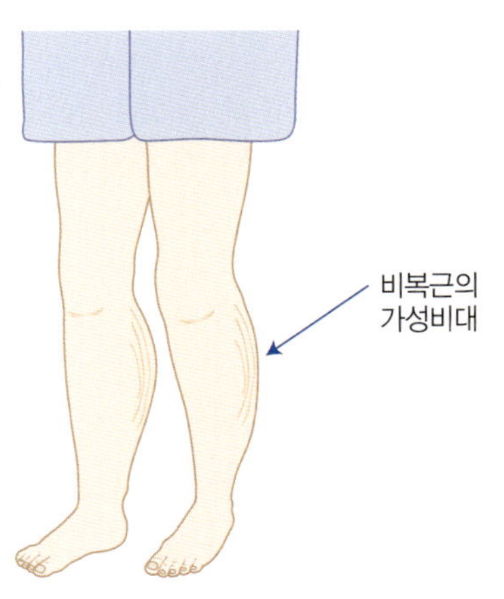

[그림 12–3] 가성비대 (pseudohypertrophy)

2. Gower 징후 등반성 기립

등반이라는 것은 나무를 기어오른다는 의미이다. 사지 근위근의 근력저하가 뚜렷해지면 일어나는 동작도 곤란해진다. 아무 것도 붙잡을 것이 없는 곳에 누워 있는 환자에게 일어나라고 명령을 내리면, **그림 12–4**와 같은 순서의 동작을 보인다.

우선, 환자는 다리를 단단히 세우고 다음으로, 그 다리를 마치 나무로 여겨, 나무를 오르는 것처럼 팔로 다리를 잡으면서 상체를 일으켜 세운다. 아무 것도 지탱할 것이 없기 때문에 자신의 다리를 버팀목으로 해서 상체를 일으키는 것이다. Gower 징후는 Duchenne형 근육퇴행위축에서 나타나는 것 외에 다발근육염에서도 나타난다.

XII

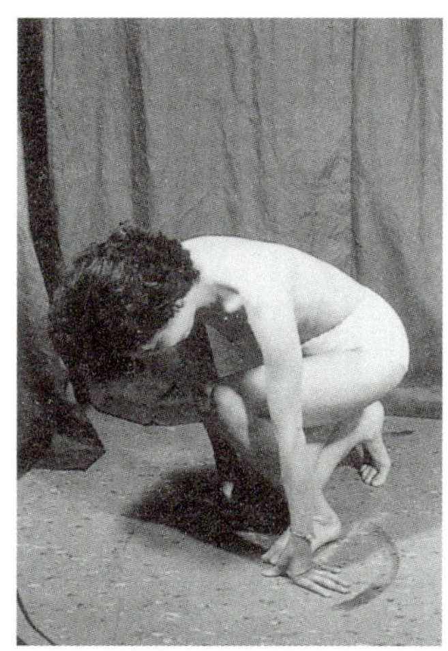

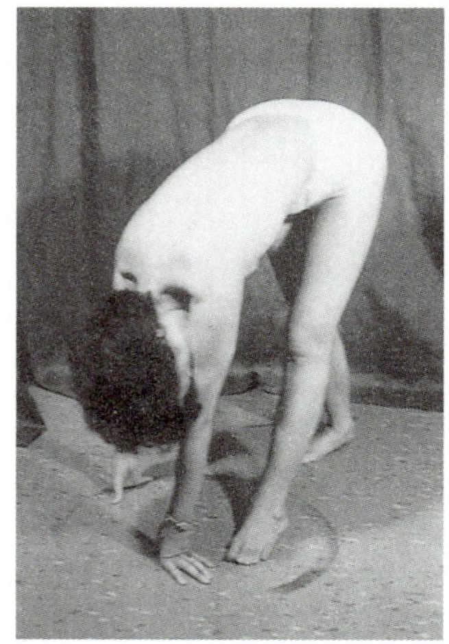

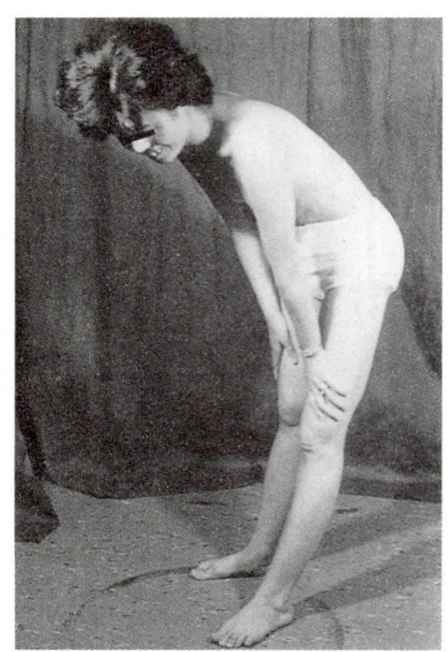

[그림 12-4] 근육퇴행위축에서 보이는 등반성 기립

3. 근육병증의 감별진단

근육병증(myopathy)은 근력저하를 보이는 부위(표 12-1)와 특이한 발병양식(표 12-2)으로 감별할 수 있다.

근육병증의 주요 증상은 근력저하 또는 근육긴장(myotonia)이다.

유전성인 경우나 특징적인 외관을 보이는 경우가 있으며, 병력청취와 신경학적 진찰만으로 진단을 내릴 수 있는 경우도 있다.

근위근 〉 원위근	• 근육퇴행위축	• 다발성 근염	• 피부근염
원위근, 근육긴장증(myotonia)	• 근육긴장퇴행위축		
얼굴근육 근력저하	• FSH형 근육퇴행위축	• 근육긴장퇴행위축	
원위근 〉 근위근	• 원위형 근육병증		
안검하수/눈꺼풀처짐, 외안근마비	• 미토콘드리아 뇌근증	• 중증 근무력증	
근위근, 원위근, 좌우차이 있음	• 봉입체근염		

[표 12-1] 근력저하를 보이는 부위

일내변동을 동반한 근력저하 및 피로감 증가	• 중증근무력증	• Lamber – Eaton 증후군
운동 및 추위로 근육긴장증 악화	• 고칼륨성 주기성 사지마비	• 선천성 이상근육긴장증(paramyotonia)
미오글로빈뇨	• 당원병 등	
운동 및 과식 후의 발작성 근력저하	• 저칼륨성 주기성 사지마비	

[표 12-2] 특이한 발병양식

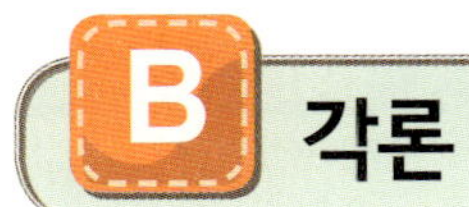

각론

진행성 근육퇴행위축
Progressive muscular dystrophy : PMD

PMD는 골격근이 변성되는 질환이다. 이름 그대로 진행성인 병으로 서서히 악화되어 간다. 유병률은 10만 명 중 4명 정도이다. 유전성이며, 그 유전형식에 따라 다음과 같이 분류된다.

① X염색체 열성유전
- 중증형(Duchenne형)
- 양성형(Becker형)

② 상염색체 열성유전
- 지대형(limb-girdle형 : LG)
- 선천성 근육퇴행위축
- 소아 근지대형

③ 상염색체 우성유전
- 얼굴 · 어깨 · 위팔형 (facioscapulohumeral형 : FSH)
- 원위형(distal)
- 안근형(ocular)
- 안근인두형(oculopharyngeal)

이들 병형의 발병자 수 빈도는 다음과 같다.

1위 Duchenne형 ························ 60%
2위 지대형(LG형) ························ 30%
3위 얼굴 · 어깨 · 위팔형(FSH형) ········ 10%

이 세 가지 유형이 거의 대부분의 PMD를 차지하고 있다. 따라서 PMD를 알기 위해서는 이 세 가지 병형의 각 특징과 차이에 대해서 알아야 한다.

1. PMD의 3가지 병형의 비교

우선, 이들 세 가지 병형에서 공통으로 나타나는 증상은 앞서도 이야기한 것처럼 근위근 우위의 근육위축과 근력저하이다. 좌우대칭으로 장애를 받고, 건반사도 양측성으로 감소 또는 소실된다. 또 오랜 시간 관절을 움직이지 않는 상태로 있었기 때문에 관절구축을 일으키는 경우도 있다. 세 가지 병형의 비교를 **표 12-3**에 요약하였다.

그러면 조금 더 자세하게 이들 질환의 증상에 대해서 살펴보자.

	Duchenne형	LG형	FSH형
발병연령	소아(2~4세)	청년~성인 (2, 30대)	연소자~청년
유전	반성 열성유전	상염색체 열성유전	상염색체 우성유전
성별	남성	남성 또는 여성	남성 또는 여성
빈도	60%	30%	10%
초기증상이 나타나는부위	하지대 /다리이음뼈	하지대 또는 상지대/팔이음뼈	상지대
얼굴근육장애	(-)	(-)	(+) 반드시 나타난다
가성비대	(+)	(±)	(-)
날개어깨뼈	(-)	나타날 수 있다	나타날 수 있다
관절구축	(+)	종종	드물다
진행	빠르다 (수년)	중간 (수년~10년 이상)	느리다
혈청 CK	현저하게 높다	중등도로 높다	약간 높다
생명예후	불량 (10대에 사망)	일정하지 않다	양호
장애부위			

[표 12-3] PMD의 병형 비교

1) Duchenne형

Duchenne형은 X염색체 열성유전으로 남아에게 많이 나타나며 2~4세경에 발병한다. 원인 인자는 X염색체 단완에 있으며, dystrophin이라는 단백질을 만드는 것이 문제가 된다. 정상인 아기는 1년~1년 6개월 정도가 되면 혼자서 걷기 시작하므로 이 무렵에 근력의 저하가 시작된다.

근력저하의 부위에 따라 다양한 증상이 나타난다.

- 골반부 … 보행 시작의 지연, 동요성 보행
- 척추 … 척추측만증
- 다리 … Gower 징후, 비복근의 가성비대

Duchenne형에서는 이처럼 근위근장애가 중심이 되므로 연하운동이나 말을 하기 위한 운동, 더욱이 호흡운동 등은 장애를 받지 않고 정상을 유지한다. 또, 안구운동장애나 방광 · 직장 장애도 없다. 그러나 그 반대로 골격근과는 관계가 없는 심근장애가 발생하는 경우가 있어 심부전을 일으키는 원인이 된다.

2) LG형 Limb-girdle형

LG형은 상염색체 우성유전(AD유전) 또는 열성유전(AR유전)으로 20세가 지날 무렵부터 발병한다. 제4번 염색체 장완에 원인 유전자가 있다. Limb-girdle이라는 말 그대로 어깨의 근육(limb)과 허리의 근육(girdle)이 위축되어 근력이 저하된다. 보행시에 자주 비틀거리거나 넘어지며 또한 물건을 들어올릴 수 없거나 팔이 올라가지 않는 증상을 호소한다. 익상견갑골/날개어깨뼈이라고 하여, 견갑골이 날개처럼 돌출되는 경우도 있다. 단지, 다음에 나오는 FSH형과 달리 안면근육은 장애를 받지 않는다.

3) FSH형 Facioscapulohumeral형

FSH형은 LG형보다 약간 어린 시기에 발병한다. 임상적으로는 상염색체 우성유전(AD 유전)의 LGMD 1과 상염색체 열성유전의 LGMD 2로 나눌 수 있지만, 이 질환은 상염색체 우성유전이므로 부모나 형제에게도 같은 이상이 나타나는 경우가 많다. FSH형은 Duchenne형과는 달리 치명적인 병은 아니므로, 상염색체 우성유전이라도 아이를 가질 수 있다. FSH형의 특징은 안면근육장애가 반드시 나타난다고 하는 점이다. 즉, 안륜근/눈둘레근이나 구륜근/입둘레근 등, 이른바 표정을 만드는 근육이 위축되므로 얼굴모습이 변한다. 또, Duchenne형이나 LG형과는 달리, 하지대/다리이음뼈근육은 장애를 받지 않으므로 보행장애는 나타나지 않는다.

한편, 어깨, 위팔의 근육이 위축되고 근력이 저하되므로 물건을 올릴 수 없는 증상이나 익상견갑골 증상이 나타난다. 전체적으로 느리고 완만하게 진행되며 증상도 가볍다.

2. 검사

검사로서 중요한 것은 근전도와 혈청 CK의 측정, 2가지이다. 근전도의 소견으로는 근육병증 총론에서 설명한 것처럼, 근육병증성의 변화(low amplitude, short duration)가 나타나는 것이 중요하다. 그 외에 근육이 파괴되어 버리므로 혈중에 CK가 분비된다. 몇 천 단위까지 CK가 상승하는 질환은 이것 밖에 없다. 다발근육염이나 피부근염에서 가끔 1,000 정도까지 가는 경우도 있지만, 시험 등에 나오는 경우에는 CK가 현저하게 상승되었다고 하면 우선 근육퇴행위축을 생각해야 한다.

그밖에 근육 효소 aldolase, LDH, AST, ALT 등도 높은 수치를 나타낸다. 그밖의 검사소견으로는 소변속 크레아틴(creatine) 수치의 상승, 소변속 크레아티닌(creatinine) 수치의 감소가 있다. 크레아티닌이라는 것은 신장 부분에서도 배운 것처럼, 그 clearance가 GFR을 나타내므로 검사에도 자주 사용되어 중요하다.

한편 크레아틴이라는 말은 혼동되기 쉬운 이름으로, 별로 들어본 적이 없을지도 모르겠다. 실은 크레아티닌은 이 크레아틴이 대사되어 생긴 산물이다. 정상인 경우에는 크레아틴은 근육세포 속에 있다. 크레아틴은 근육세포 속에서 수초가 탈락(H_2O 1분자가 떨어진다)된 다음에는 크레아티닌으로 변해 세포 밖으로 나가게 된다(그림 12-5).

진행성 근육퇴행위축에서는 근육의 파괴가 일어나기 때문에 본래는 혈중에 나오지 않는 크레아틴이 혈중으로 일탈한다. CK 등과 마찬가지로 근육이 파괴되어 일탈해서 상승한다고 생각하면 될 것이다. 더욱이 대사물로서의 크레아티닌을 생성하는 근육이 파괴되어 감소됨으로써 혈중의 크레아티닌 농도도 감소되어 버린다. 혈중의 크레아틴 및 크레아티닌은 그대로 소변 속으로 배설되므로, 위에서 설명한 것처럼 소변속 크레아틴(creatine)의 증가, 소

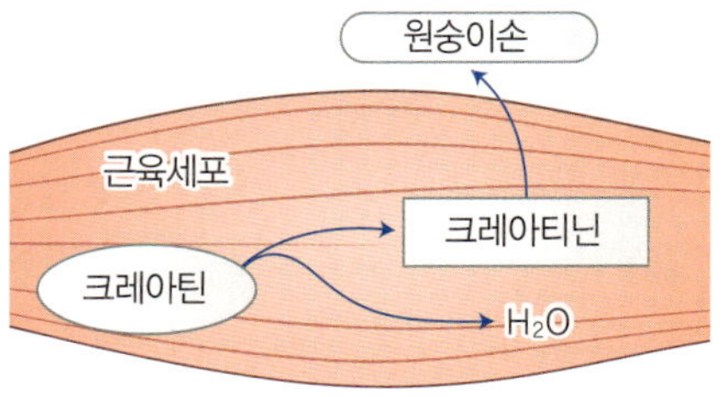

[그림 12-5] 크레아틴(creatine)과 크레아티닌(creatinine)

XII

변속 크레아티닌(creatinine)의 감소라는 검사소견이 나오는 것이다.

계속해서, Duchenne형 근육퇴행위축의 확진을 위한 새로운 검사법에 대해 간단하게 살펴보겠다. 최근 Duchenne형의 원인 유전자가 해명되어, 그 유전자가 디스트로핀이라는 단백을 코드하고 있다는 것이 밝혀졌다.

Duchenne형에서는 이 디스트로핀이 나타나지 않기 때문에 근육위축 등의 이상이 발생한다고 생각된다. 그래서 근육생검을 하여 항디스트로핀 항체를 사용한 면역조직학적 염색을 해 보면 디스트로핀 단백이 결손되어 있음을 증명할 수 있어 Duchenne형 근육퇴행위축을 확진할 수 있다.

3. 치료

근본적인 치료법이 없다. 부신피질스테로이드제, coenzyme Q(ubiquinone=미토콘드리아 속의 전자전달체) 등이 사용되고 있다.

Duchenne형에서는 원인 유전자가 해명되었으므로 유전자 치료를 목표로 하고 있지만, 아직 실용화에는 이르지 못하였다. 치료법은 아니지만 관절의 구축, 근육의 폐용성 위축을 막기 위해 재활치료를 실시한다.

4. 그 밖의 주요 PMD

1) Becker형 PMD

Duchenne형과 마찬가지로 X염색체 열성유전을 하는 질환이지만 Duchenne형과는 달리 발병이 5~20세로 늦고, 또 증상의 진행도 느리므로 15세 이후에도 보행은 가능하다. 또 생명예후도, Duchenne형의 대부분이 10대에 사망하는 것에 비해, Becker형에서는 20대 이후에도 생존한다. 원인은 디스트로핀의 감소와 관계가 있다고 생각되는데, 감소는 Duchenne형보다 뚜렷하지 않아 정상보다 약간 적은 정도의 이상이라고 생각하면 된다. 또 Becker형은 심근장애도 없다.

2) 선천성 근육퇴행위축

이 질환은 일명 후쿠야마(福山)형이라고도 불리는 유형이다. 상염색체 열성유전(AR유전) 형식을 나타낸다. 제9번 염색체 장완(9q31)에 원인유전자가 있어 fukutin이라는 단백질을 만든다. 발병이 Duchenne형보다 빨라 생후 6개월 이내에 시작되기 때문에 목을 가누거나 앉는 것까지는 가능하더라도 그 후의 운동발달은 거의 정지된다.

증상은 우선 조기에 얼굴근육이 장애를 받으면서 서서히 진행하여 사지의 근위근 · 원위근의 위축 및 근력저하를 초래하게 된다. 발병이 빠르기 때문에 걸을 수 있게 되는 시기에 전신의 근력저하를 초래하므로 첫 보행을 볼 수 없는 경우가 많다.

또 증상은 근육병증만이 아니라 고도의 지능장애나 중추신경장애를 동반하는 것이 특징적이다. 검사에서는 혈청 CK가 높은 수치를 나타낸다. 예후는 불량하다.

3) 원위형 근육병증

FSH형과 마찬가지로 상염색체 우성유전(AD유전)을 하는 질환이다. PMD의 대부분이 근위근에 심한 장애를 초래하는데 비해 원위형 근육병증에서는 사지의 원위근 위축으로 발병하여 만성으로 진행하는 것이 특징이다. 근육병증임에도 불구하고 원위근 우위의 장애를 나타내는 또 한 가지 질환으로는 근육긴장근육병증이 있다. 이들 질환에서는 단추를 끼우는 것 같은 손가락의 정밀한 운동에서부터 장애가 시작된다.

 근육긴장증 Myotonia

근육긴장증이란 근육이 최대로 수축한 후에 급속하게 이완되지 않는 상태를 말한다. 알기 쉽게 말하면 힘이 지나치게 들어가 있는 상태에서 빠지지 않는 것이다. 얼핏 생각하면 이와 반대일 것으로 생각하기 쉬운데, 왜 이런 증상이 근육위축과 근력저하를 주요 징후로 하는 근육병증으로 분류되는 것일까? 근육긴장증, 특히 근육긴장퇴행위축에서는 이러한 근육긴장 증상이 계속되다가 수년이 지나면 차츰 근육위축과 근력저하를 초래하게 된다. 따라서 이 두 가지 증상은 얼핏 보아 모순된 것처럼 보이지만 시간이 지나서 전체적으로 보면 근육병증의 증상을 나타내는 것이다.

근육긴장 후의 근력저하 모습은 테니스나 볼링을 한 후에 글씨 쓰는 것을 상상해 보면 알 수 있다. 왠지 손에 힘이 들어가지 않는 느낌을 경험한 적이 있을 것이다. 근육긴장증은 그런 감각에 가깝다.

근육긴장증에서는 증상이 아래팔근육, 안면근육, 혀의 세 부분에 많이 나타나는 것이 특징이다. 예를 들어 손을 강하게 꽉 쥐면 펴기 힘들어지는 grip myotonia가 나타나거나, 혀나 엄지두덩을 해머로 두드리면 혀가 **그림 12-6**처럼 변형된 상태를 유지하거나 엄지두덩근의 강직 때문에 엄지의 모음이 일어나는 타진근경직증(percussion myotonia) 등이 나타난다.

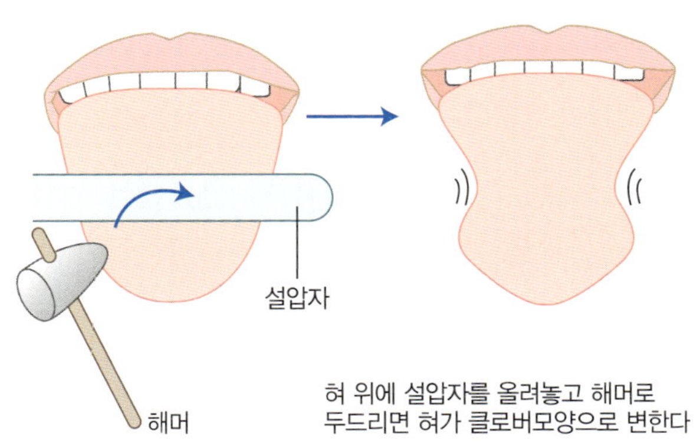

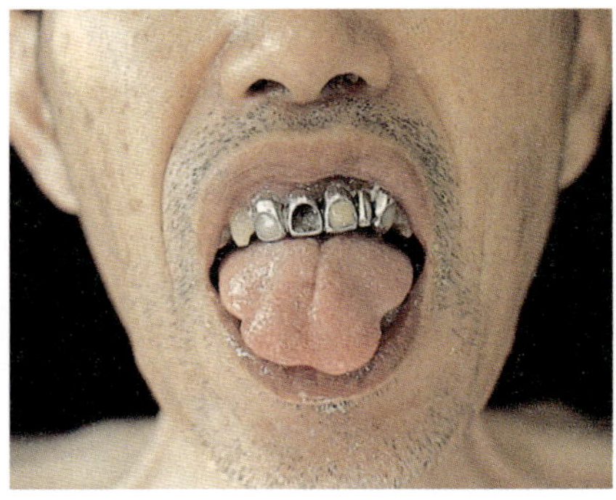

[그림 12-6] 타진근경직증(percussion myotonia)

또 안면근육에서는 눈을 크게 뜬 상태에서 안구를 아래로 돌리면 위눈꺼풀이 같이 내려오지 않기 때문에 백안이 나타나거나(myotonic lid-lag), 반대로 눈을 세게 감게 한 다음 눈을 뜨라고 명령해도 바로 눈이 떠지지 않는 등의 증상이 나타난다.

어쨌든, 이러한 손, 혀, 얼굴에서의 증상을 보면 우선 근육긴장증상이 아닌가 하고 의심해야 한다. 근육긴장증상을 보이는 대표적인 질환에는 다음의 세 가지가 있다.

- 근육긴장퇴행위축(Steinert's disease)
- 선천성 근육긴장증(Thomsen병)
- 선천성 이상근육긴장증(Paramyotonia)

이것들은 모두 상염색체 우성(AD유전)의 유전성 질환이다. 이들에 대해 간단히 정리해 보자.

1. 근육긴장퇴행위축 Myotonic dystrophy

1) 개념

유전성 질환(상염색체 우성유전)으로, 약 10만 명에 5명꼴로 발생하며 성인의 유전성 근육긴장증에서는 가장 많이 나타난다. 남녀 모두에게서 발병하지만 남성에게서 발병률이 약간 더 높다. 제19번 염색체 장완에 원인 유전자가 있으며, 이 질환도 triplet repeat라는 것이 밝혀졌다. 20~30세에서 수축된 골격근이 쉽게 이완되지 않는 근육긴장 증상으로 시작되어 수년 지나면 근육위축이나 근력저하를 보인다. 근육위축은 원위부를 중심으로 나타나며, 일반적으로 다리보다 팔이, 굽힘근보다 폄근이 장애를 받는다.

혀 위에 설압자(혀누르개)를 올려놓고 해머로 두드리면 혀가 클로버모양으로 변한다

또 안면근육이나 흉쇄유돌근/목빗근 위축도 자주 나타나고 얼굴도 무표정하며 또 안검하수/눈꺼풀처짐(ptosis)현상도 나타난다. 저작근/씹기근육도 위축되어 얼굴의 아래 반쪽이 가늘어지고 아래턱이 작아 보이므로 도끼형 얼굴(hatchet face)모양이 된다(**그림 12-7**). 인두근장애에 의한 연하곤란과 눈근육장애에 의한 안구운동장애도 나타난다.

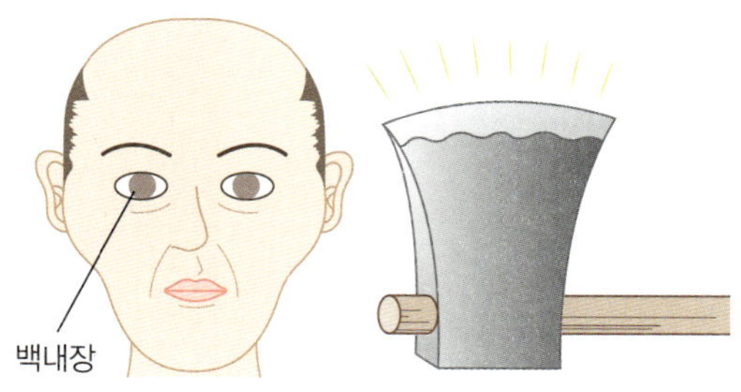

[그림 12-7] 도끼모양 얼굴

2) 병태생리

근육긴장퇴행위축에서는 근육긴장증(myotonia) 현상이 일어나는데, 근육긴장증이란 근육이 최대한으로 수축한 후 갑자기 이완하지 못하는 상태를 말한다.

정상에서는 어느 정도의 자극이 가해지면 근육세포는 수축하며, 수축 후에는 이완되어 원래의 상태로 돌아간다. 그러나 근육긴장퇴행위축에서는 근육세포막의 피자극성이 항진되어 있기 때문에 약간의 자극으로도 근육세포가 쉽게 수축되며, 일단 수축되면 방전이 지속되기 때문에 이완되기 어려워 수축된 상태를 유지한다.

근육긴장증(myotonia) 현상은 그 밖에도 선천성 근육긴장증, 선천성 이상근육긴장증(paramyotonia) 등에서 나타난다.

3) 증상

근육긴장퇴행위축에서는 근육긴장 증상 외에 다양한 증상을 볼 수 있다.

① 백내장

Slit lamp로 초기 혼탁을 볼 수 있다. 수정체뒤피질에 점모양의 혼탁이 나타난다.

② 이마 부위의 탈모

조기에 나타난다. 특히 젊은 남성에게서 많이 나타난다.

③ 생식선위축

남성에게는 고환위축, 발기부전, 여성에게는 무월경, 불임이 나타난다.

④ 정신증상

지능저하, 정동장애, 의욕장애, 뇌파이상 등이 나타난다.

⑤ 심근장애

전도계의 장애, 방실차단 등이 나타난다.

⑥ 평활근/민무늬근육 **장애**

후두, 인두, 소화관 부위 평활근의 장애가 나타난다.

⑦ 뼈 이상

전두골/이마뼈의 과형성, 안장의 협소화, 척추측만 등이 나타난다.

⑧ 내분비장애

당뇨병, 부신피질기능저하, 갑상선기능저하, 뇌하수체기능저하 등이 나타난다.

4) 검사

다음으로 근육긴장퇴행위축에서 나타나는 이상 검사소견에 대해 정리해 보자.

① 혈청 CK의 가벼운 상승

② 소변속 크레아티닌 배설 증가(근육파괴에 의한 일탈이 원인)

소변속 creatinine 배설 감소(근육량 감소가 원인)

③ 혈청 IgG의 저하(이화항진이 원인)

γ-globulin의 저하

④ 근전도에서 급강하폭격음(dive bomber sound)

근육긴장의 상태를 반영하고 있다 즉, 바늘을 꽂으면 그 자극으로 근육이 수축하고, 점차 줄어들기는 하지만 오랫동안 그 활동전위가 지속된다. 이것을 소리로 출력하면 급강하 폭격음으로 들린다(그림 12-8).

⑤ 근육생검에서 근육섬유의 횡문/가로무늬 소실과 간질/사이질 증식

5) 치료

유효한 치료법이 없고 대증요법뿐이다. 근육긴장에 대해서는 procainamide hydrochloride 나 qunine hydrochloride가 사용된다.

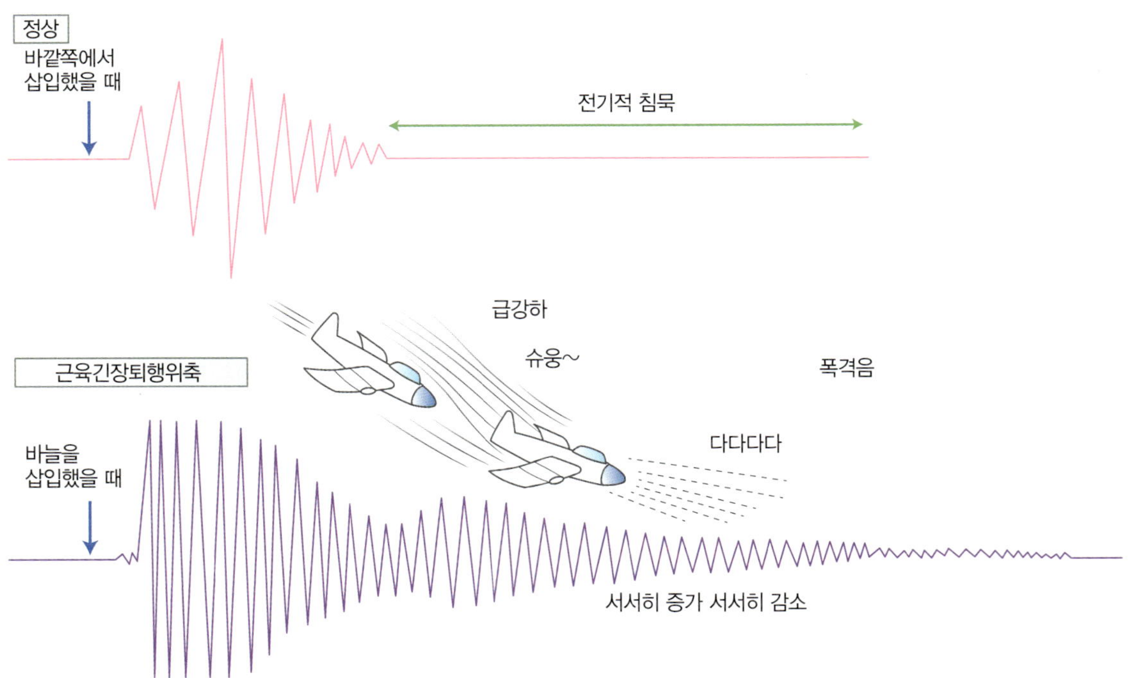

[그림 12-8] 급강하폭격음

2. 선천성 근육긴장증 Thomsen's disease

출생 시부터 근육긴장 증상을 보인다. 앞에서 설명한 grip myotonia나 percussion myotonia 등의 증상이 나타나며, 또한 전신의 근육긴장이 나타나게 된다. 그 때문에 헤라클레스형 또는 투사형이라 불리는 전신의 근육비대를 볼 수 있다(**그림 12-9**). 근육긴장 증상 이외의 증상은 특별히 없다. 근전도 소견에서는 근육긴장퇴행위축과 마찬가지로 급강하 폭격음이 나타난다.

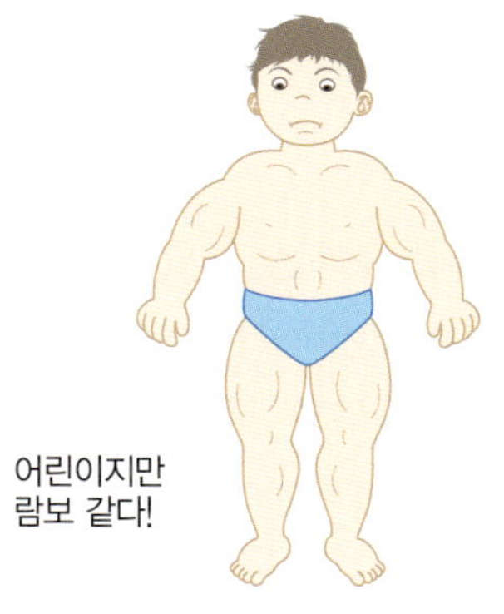

[그림 12-9] Thomsen병

예후는 비교적 양호하여 나이를 먹을수록 근육긴장이 개선되고 근력도 정상이 된다. 치료는 대증요법으로 procainamide hydrochloride와 qunine hydrochloride를 사용한다. 이들 약은 부정맥 부분에서도 나왔지만, 근육의 활동전위 불응기를 연장시키는 작용을 한다.

3. 선천성 이상근육긴장증 Paramyotonia

한랭에 의해 얼굴, 사지의 근육긴장 증상이 유발된다. 근육긴장 증상 외에 주기적인 사지근의 마비가 발생하는 것도 본 질환의 특징이다. 이 마비발작은 혈청칼륨의 상승 시에 나타난다. 고칼륨혈성 주기성 사지마비 때와 동일한 유전자 이상이 발견되어 이들은 유사 질환으로 생각된다(p.259).

 다발근육염(PM), 피부근염(DM)

피부근염(dermato myositis : DM)이나 다발근육염(poly myositis : PM) 등의 자가면역질환에 의해 발생한다. 근위근을 중심으로 골격근 염증이 발생되어 근육병증(근력저하, 근육위축)을 초래한다. 다른 근육병증과 달리 근육통을 동반하는(약 반수에서 나타난다) 것이 특징이다. PM/DM은 근육병증 중에서는 근육퇴행위축에서 많이 나타나는데 유전성은 아니며, 여성에서 많이 나타난다(5~15세와 30~40세가 peak).

근위근 장애 이외의 증상으로는 인후두근의 근력저하에 의한 연하곤란이나 발성장애가 나타나거나 또는 피부증상으로, heliotroph macule(양쪽 위눈꺼풀 부위의 보라색 부종성 홍반)이나 Gottron's sign(손가락의 PIP 및 MCP 관절 펴는 쪽에 나타나는 낙설을 동반하는 홍반) 또는 다양한 피부의 색소탈색 등 색소침착이 나타나는 다형 피부위축증(poikiloderma)을 나타낸다. 이러한 피부증상을 동반하는 DM은 소아에서 많이 나타나는데, 특히 소아에서는 피부에 석회침착이 나타나는 경우도 있다.

일반적으로 PM/DM에서는 신장장애를 일으키지는 않지만 폐섬유증을 일으키는 경우가 있어,

이 증세의 유무가 종종 예후를 좌우한다. 또 PM/DM의 약 20%에서 악성종양이 동반되므로(특히 40세 이상의 남성에서는 약 반수에서 동반) 암 검사를 함께 실시하는 것이 중요하다.

다음으로, PM/DM의 검사소견에 대해서 보면, 우선 근육병증의 일종이므로 진행성 근육퇴행위축 등과 같은 소견, 즉,

- 혈청 CK, aldolase, AST 등의 높은 수치
- 소변속 크레아틴↑(근육파괴 때문),
  소변속 크레아티닌↓(전신근육량의 감소)
- 근전도상에서, low amplitude, short duration으로 myogenic pattern

등을 나타낸다.

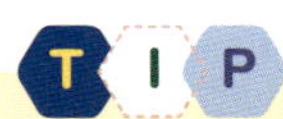

Trinucleotide repeat disease

사람의 40억이나 되는 유전자 배열 속에는 단지 특정한 배열만 반복되고 있는 곳이 가끔 눈에 띈다. 예를 들면 CAG라든가 CTG같은 염기배열은 수십 회, 때로는 수천 회나 반복된다. 그런데 최근 들어 이 반복배열이 어떤 신경질환으로 인해 증가하고 있다는 사실이 확인되었다. 반복배열은 3개의 염기를 하나의 아미노산 단위로 하기 때문에 이러한 질환군을 총칭하여 trinucleotide repeat disease (삼염기배열 반복병)라고 한다. 지금은 아직 그 반복배열이 신경질환과 직접적으로 어떻게 관련되어 있는지 밝혀지지 않았지만 일반적으로 반복배열의 수가 많을수록 발병이 빨라지고 증상도 심해진다. 따라서 유전자를 보면 환자의 예후를 어느 정도 추측할 수 있다.

질환명	반복배열	존재하는 염색체
Huntington 무도병	CAG	제4번 염색체
Kennedy-Alter-Sung 증후군	CAG	X 염색체
치아핵 적핵 담창구 루이체 위축증	CAG	제12번 염색체
Machado-Joseph병	CAG	제14번 염색체
SCA-1	CAG	제6번 염색체
SCA-2	CAG	제12번 염색체
SCA-6	CAG	제19번 염색체
SCA-7	CAG	제3번 염색체
근육긴장퇴행위축	CTG	제19번 염색체
Friedreich 실조증	CAA	제9번 염색체

[표 A] 삼염기배열 반복병의 분류

더욱이 PM/DM은 자가면역질환이므로, 다음과 같은 자가항체가 나타나는 것이 특징적이다.

- 항Jo-1 항체(특히 PM에서 양성)
- 항Mi 항체(특히 DM에서 양성)

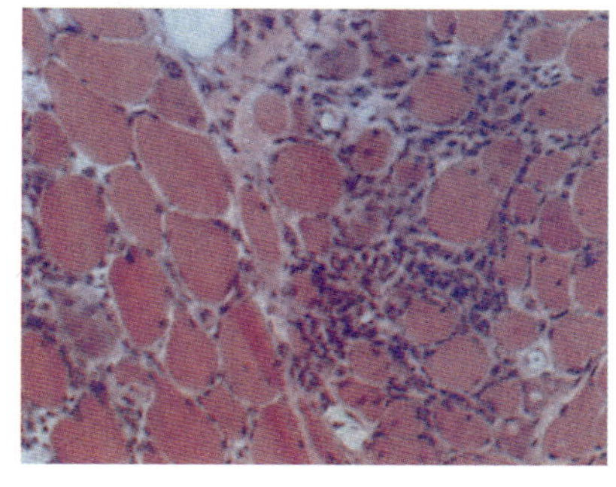
[그림 12-10] PM/DM의 병리조직상

「자가항체의 유무가 때로는 폐섬유증의 발병과 깊은 상관관계를 나타낸다(양성이면 폐섬유증이 많이 동반된다고 알려져 있다).」

또 근육염에 의한 근육파괴가 병태의 중심이 되므로 근육생검에서 염증성 세포(소림프구)의 침윤 등 염증 소견을 보이는 점도 큰 차이이다(그림 12-10).

PM/DM의 치료에서 부신피질스테로이드제나 면역억제제를 투여한다. 신경질환으로서는 드물게 치료 가능한 질환의 하나로 예후는 양호하다. 그러므로 다른 근육병증, 예를 들면 근육퇴행위축과의 감별이 매우 중요하다. 또, 악성 종양이 있을 경우에는 우선 종양을 절제한다. 이것만으로 PM이 개선되는 경우도 있다.

4 내분비질환에 의한 근육병증

내분비질환에서는 골격근의 장애를 동반하는 경우가 많은데, 특히 다음에 열거하는 근육병증 증상을 나타낸다.

1. 갑상선기능 항진증에 동반되는 근육병증

XII

1) 주기성 사지마비 Periodic paralysis

갑상선기능 항진증에 동반되는 주기성 사지마비는 40대 남성에게서 많이 나타난다(단, 갑상선기능 항진증 자체는 남 : 녀 = 1 : 10으로 여성에게 압도적으로 많이 나타난다). 과식이나 음주 후에 발작적으로 사지가 움직이지 않게 되는데 반나절 정도면 자연히 치유된다(그림 12-11). 증상은 사지 근위근에 강하게 나타나고, 얼굴근육이나 호흡근, 연수부위 근육은 보통 장애를 받지 않는다. 이러한 발작을 수개월에 한번 정도로 반복한다. 또 발작 시에 저칼륨혈증을 보이므로 저칼륨혈성 주기성 사지마비로 분류된다.

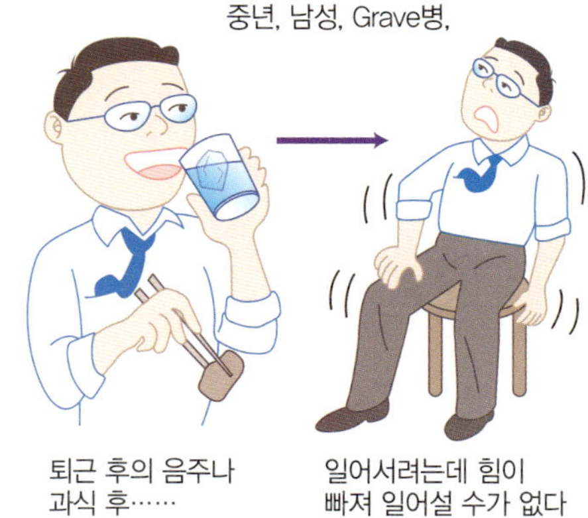

[그림 12-11] 주기성 사지마비

2) 갑상선중독성 근육병증

역시 중년 이후의 남성 환자에게서 많이 나타난다. 근위근을 중심으로 한 위축이나 무력감이 동반된다. 혈청 CK는 정상이지만 근전도상 근원성 변화를 보인다.

2. 갑상선기능 저하증에 동반되는 근육병증 Hoffmann 증후군

갑상선기능 저하증에서는 근육긴장증과 비슷한 증상이 나타나 일명 Hoffmann 증후군이라고도 한다. 점액수종에 의한 증상으로서 전신의 근육비대가 나타나고, 또한 mounting phenomenon이라 하여 이완된 상태의 골격근을 두드리면 수초간 근육의 일부가 불룩해 보이는 경우가 있다(근육부종).

얼핏 보면 근육긴장증으로 보이지만 이것은 갑상선기능 저하증에 의한 증상이므로 가성 근육 긴장증 등으로 불리기도 한다. 검사에서는 혈청 CK가 높은 수치로 나타나거나 뇌척수액 단백질이 상승하는 등의 증상이 나타난다.

3. 부갑상선 질환에 의한 근육병증

일반적으로 고칼슘혈증이 되면 세포의 흥분성이 저하되므로 근위근의 근력저하나 피로감 등이 나타나게 된다. 반대로 저칼슘혈증에서는 흥분성이 증가되어 강직(tetany)이 일어나기 쉬워진다. 강직에서는 Chvostek 징후, Trousseau 징후가 나타난다.

4. Cushing 증후군

Cushing 증후군에서도 근육병증이 발생한다고 보고되어 있고 또한 부신피질스테로이드제의 장기 투여 후에도 같은 증상이 발생하는 것으로 알려져 있다. 양쪽 모두 같은 기전에 의한 근육병증이라고 생각된다.

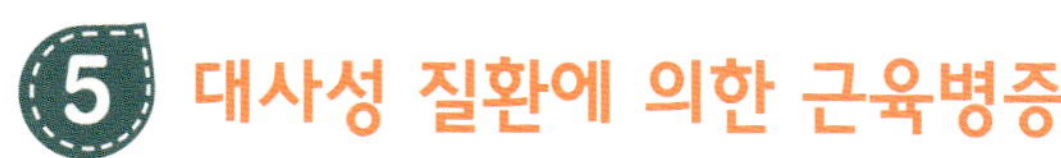

5 대사성 질환에 의한 근육병증

1. 주기성 사지마비

발작적인 사지의 이완마비가 주기적으로 일어나는 원인불명의 질환이다. 운동마비는 일반적으로 팔보다 다리에 강하고 사지의 원위부보다도 근위부에 강하게 나타난다. 발작은 수시간~수일간 지속되며 자연히 치유된다. 중년 남성에게 많이 나타나는 갑상선기능 항진증에 의한 주기성 사지마비 등을 제외하면, 대개는 20세 전후의 사춘기 남성에게 나타난다. 종종 해리성(전환성) 장애(히스테리)와의 감별이 필요한 경우도 있다.

원발성인 것은 원인질환이 없이 가족성으로 발생하는 것도 있다. 한편 속발성인 것은 갑상선기능 항진증이나 원발성 알도스테론증에 의한 경우가 많으므로, 주기성 사지마비가 나타나면 혈압측정과 갑상선기능 검사를 해 보는 것이 현명하다.

특히 갑상선기능 항진증에 동반되는 주기성 사지마비가 증례의 약 반수를 차지하는 것이 특징이다. 주기성 사지마비는 발작시의 혈청 칼륨치의 고저에 따라 다음의 3가지 형태로 나누어진다.

1) 저칼륨혈성 주기성 사지마비

이것이 가장 많이 나타난다.

① 원발성 주기성 사지마비(가족성)

② 갑상선기능 항진증 : 중년 남성에게 많이 나타난다. 주기성 사지마비의 약 반수는 이것이 원인이다(갑상선기능 항진에 동반되는 근육병증)

③ 원발성 알도스테론증 : 고혈압이 나타난다.

④ 요세관성 산증(RTA)

⑤ Bartter 증후군 : 치료 방법은 염화칼륨(K.C.L.®)을 복용하거나 spironolactone(칼륨보존성 이뇨제)을 복용한다.

2) 고칼륨혈성 주기성 사지마비

선천성 이상근육긴장증(paramyotonia)에서는 근육긴장 증상 외에 이완성 운동마비증이 초래된다. 발작시에 고칼륨혈증을 보이는 것이 특징이다.

포도당(glucose), 인슐린(insulin)을 투여해서 치료한다. 인슐린(insulin)은 포도당(glucose)을 세포내에 끌어들일 때 칼륨도 함께 끌어들인다.

3) 정상 칼륨혈성 주기성 사지마비

Poskanzer형이라고도 불리며, 10세 이하에서 발병한다. 수개월에 한번 정도의 빈도로 발작이 나타나 2일~2주일 정도로 비교적 길게 지속된다. 정신적 스트레스나 운동 후의 휴식, 한랭 등이 마비의 원인이 된다. 혈청칼륨 수치는 발작시에도 정상이다. NaCl을 투여해서 치료한다.

2. 미토콘드리아 뇌근병증

미토콘드리아는 ATP를 생산하는 중요한 세포내 기관이다. 수소이온과 전자를 산소분자와 주고받음으로써 ATP를 합성한다. 미토콘드리아는 세포핵 내의 게놈과 독립된 유전자를 가지고 있어, 마치 세포내에 기생하는 별도의 생물체인 것처럼 세포가 분열할 때 같이 분열 재생한다. 미토콘드리아 뇌근병증은 이 미토콘드리아의 에너지 생산계의 장애에 의해 일어나는 질환으로 유전성이다.

그런데 우리의 체세포 속에 있는 미토콘드리아는 모두 어머니로부터 유래되고 있다는 사실을 알고 있는지? 정자는 정핵만 난자 속에 넣어줄 뿐이므로 미토콘드리아는 들어가지 않는다. 즉, 수정란의 미토콘드리아는 모두가 난자의 미토콘드리아에서 유래된 것이다. 따라서 미토콘드리아 뇌근병증도 모친의 미토콘드리아 이상에 의한 것이므로 모계 유전질환이다. 미토콘드리아 뇌근병증은 임상적인 특징에 의해 4가지 유형으로 나눌 수 있다.

① CPEO(chronic progressive external ophthalmoplegia)
② MERRF(myoclonus epilepsy with ragged red fibers)
③ MELAS(mitochondrial myopathy, encephalopathy, lactic acidosis and stroke like episodes)
④ Leigh 뇌증

다음에 이들 4가지 유형의 증상, 징후, 검사소견의 차이를 **표 12-4**에 요약하였다.

	CPEO (KSS)	MERRF	MELAS	Leigh 뇌증
외안근마비	+	−	−	−
망막색소변성증	+	−	−	−
심장전도장애	+	−	−	−
CSF단백질 〉 100mg/dL	+	−	−	−
간대성 근경련	−	+	−	−
소뇌실조	+	+	−	+
근력저하	+	+	+	+
경련	−	+	+	+
치매	+	+	+	+
저신장	+	+	+	+
발작성 구토	−	−	+	+
피질시각상실	−	−	+	−
편마비, 반맹	−	−	+	−
신경성 난청	+	+	+	−
젖산산증	+	+	+	+
가족력	−	+	+	+
불균일적색근섬유 (ragged red fibers)	+	+	+	+
해면상 변성	+	+	+	+

CPEO(chronic progressive external ophthalmoplegia)
(KSS : Kearns-Shy syndrome)
MERRF : myoclonus epilepsy with raggedred fibers
MELAS : mitochondrial myopathy, encephalopathy, lactic acidosis and stroke like episodes
※ 감별에 유용한 징후는 음영으로 표시해 놓았다.

[표 12-4] 미토콘드리아 뇌근병증의 임상징후 및 검사소견

에너지 생산계에 장애가 발생하면 어떤 증상이 나타날까? 에너지를 가장 많이 사용하는 기관이라면 역시 뇌와 근육이므로 여기에 관련된 증상이 나타난다. 사실, 신장이나 간과 같은 다른 장기에는 지방의 축적이 있으므로 미토콘드리아가 손상되어도 어느 정도의 활동이 가능하지만, 이 뇌나 근육은 당을 직접 이용하고 있으므로 지방의 축적이 불가능하다. 따라서 미토콘드리아가 없으면 충분히 에너지를 끌어낼 수가 없어 여러 가지 장애가 발생한다.

우선 4가지 유형에 공통으로 나타나는 것부터 열거해 보자.

- 근력저하
- 지능장애
- 젖산산증(lactic acidosis)
- 근육생검에서 골격근에 ragged red fiber(그림 12-12)와 해면상 변성

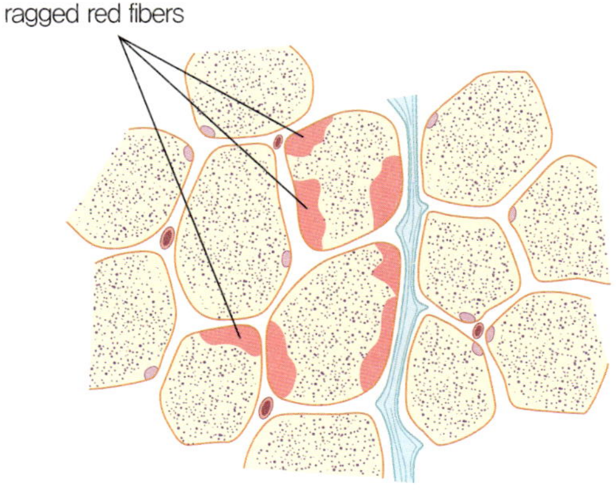

[그림 12-12] Ragged red fibers

당은, 보통 해당계를 거쳐 미토콘드리아에서 이산화탄소와 물로 분해된다. 그러나 미토콘드리아의 에너지 생산계에 이상이 생기면 당은 해당계를 통과한 뒤 젖산이 되어 혈중으로 나온다. 이 젖산이 축적되면 산증을 초래하는 것이다. 그러면 좀 더 구체적으로 살펴보자.

1) 만성 진행성 안근마비증후군 Chronic progressive external ophthalmoplegia : CPEO

발병은 20세 전후이다. 일반적으로 작은 근육일수록 에너지를 많이 사용한다. 눈 주위의 근육 등은 극히 세밀하므로 눈꺼풀 처짐이나 안근마비 등의 증상을 초래한다. 이것은 다음과 같은 눈꺼풀 처짐을 초래하는 질환과의 감별이 필요하다.

- Horner 증후군
- 중증 근육무력증
- 안근형 근육퇴행위축

CPEO에서는 상기의 공통 증상이 나타나는 외에 심장전도장애나 망막색소 변성증, 소뇌실조 등이 나타나는 경우가 많으므로 감별이 가능하다. 또 안근증상, 심장전달장애, 망막색소 변성증의 3가지 징후가 나타나는 경우는 Kearns-Sayre 증후군(KSS)이라고 한다. 특별한 치료 방법은 없지만 진행성 근육퇴행위축과 마찬가지로 coenzyme Q의 투여가 시도되고 있다.

2) MERRF Myoclonus epilepsy with ragged red fibers

10~20대에 발병한다. 사지의 간대성 근경련(myoclonus)으로 발병한다는 것이 키포인트이다. 그리고 상기의 공통증상을 놓치지 않고 잘 관찰하면 진단을 내릴 수 있다. 검사로는 혈중 및 뇌

척수액 중의 젖산 · 피루빈산의 상승을 증명하는 것과 CK의 높은 수치를 확인하는 것, 두 가지가 중요하다. 최근에는 미토콘드리아의 유전자 해석이 가능해져 확진을 내릴 수 있게 되었다.

3) MELAS Mitochondrial myopathy, encephalopathy, lactic acidosis and stroke like episodes

영유아기에 발병한다. 젖산산증(lactic acidosis)때문에 주기성 구토증(자가중독)과 비슷한 증상, 즉 빈번한 구토나 운동시의 격렬한 피로가 나타난다. 참고로 말하자면 임상증상이 비슷한 주기성 구토증은 젖산산증이 아닌 케토산증(ketoacidosis)을 초래하므로 감별이 가능하다. MELAS에서는 이러한 발작성 구토 외에 경련 후의 일과성 시력장애나 편마비를 초래하는 것이 특징이다.

젖산산증을 초래하는 기타 질환

- 당원병 I형 : von Gierke병
- 메이플시럽뇨증
- 비타민 B_1 결핍
- 당뇨병의 biguanide계 혈당강하제 투여

4) Leigh 뇌증

영유아기의 포유력의 저하, 정신발달지체를 보인다. 성장해도 소뇌실조, 보행곤란, 경련, 눈떨림, 호흡장애를 나타낸다. 치료는 대증요법뿐이다.

3. 당원병

글리코겐에서 ATP를 생산하는 회로(해당계)의 장애에 의해 이상한 대사산물이 축적되어 발병한다. 회로의 결손효소에 따라 I~VIII형으로 나눌 수 있다. 간에 축적되는 것과 근육에 축적되는 것이 있는데, 근육에 축적되는 것, 즉, 근육병증을 초래하는 것으로는 II, III, V, VII형 등이 유명하다. 혈액저지 하에서 아래팔 운동시험을 해 보면 최종대사 산물인 젖산은 생산되지 않는다.

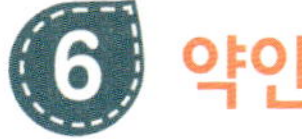

약인성 근육병증

스테로이드 근육병증에 대해서 기억해 두면 충분하다. 부신피질스테로이드제를 장기간 투여하면 사지 근위근 우위의 근력저하와 근육위축이 나타나는 경우가 있다. 그러나 혈청 CK는 정상이며, 부신피질스테로이드제를 중지함으로써 증상은 개선된다.

Cushing 증후군 같은 내분비질환에서도 똑같은 기전으로 근육병증이 생기는 경우가 있다.

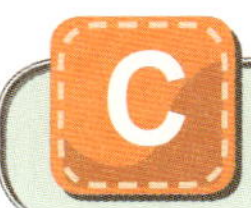

신경근육 접합부의 질환

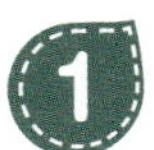

중증 근육무력증 Myasthenia gravis

우선 "눈꺼풀이 내려온다(눈꺼풀 처짐, ptosis)"는 것이 키포인트이다. 지속적인 운동을 계속하면 근육이 피로하여 탈진하지만, 한동안 휴식을 취하면 근력이 회복되는 것이 특징이다.

1. 병태생리

정상에서는 운동신경세포의 말단에서 ace-tylcholine(Ach)이 방출되어 그것이 골격근의 세포 표면상에 있는 acetylcholine 수용체(Ach receptor)에 결합되어 근육을 수축시킨다**(그림 12-13-A)**. 중증 근육무력증에서는 Ach-R에 대한 자가항체(anti-Ach-R항체)가 만들어져 그것이 Ach-R에 결합되기 때문에 신경으로부터 방출된 Ach가 Ach-R에 결합할 수 없는 상태가 되어버린다**(그림 12-13-B)**. 이것이 원인으로 골격근의 수축이 장애를 받게 된다고 생각된다. 신경 그 자체 또는 근육 자체에는 아무런 이상도 없기 때문에 근육위축은 일어나지

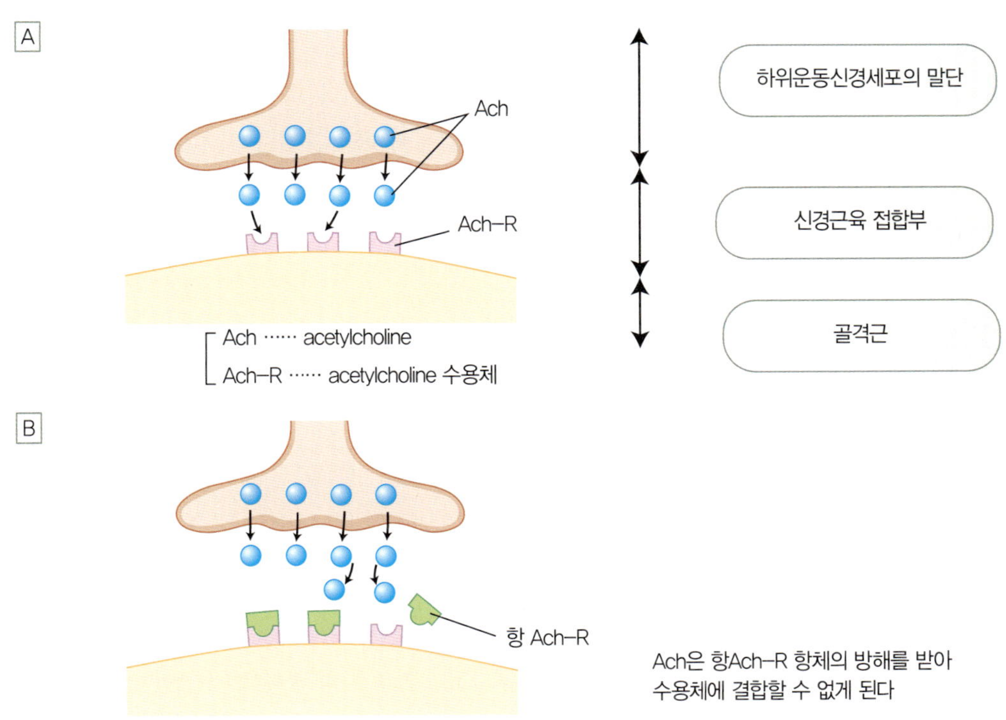

[그림 12-13] 중증 근육무력증의 발생기전

않는다. 그렇다면, 왜 anti-Ach-R 항체가 만들어지는지가 의문인데, 흉선/가슴샘에서의 면역계 관여가 의심되고 있지만 아직은 밝혀지지 않았다.

2. 역학

남녀비는 1 : 2로 여성에게 많이 나타난다. 특히 20 ~40세의 여성 환자가 가장 많고, 남성에서는 50세 이상에서 많이 나타난다.

3. 증상

오래 운동을 하고 있으면 근육이 피로해져 힘이 들어가지 않게 되므로 일반적으로 **오전보다 오후~저녁때에 근력저하가 뚜렷하게 나타난다.** 중증 근육무력증에서는 확실하게 근력저하가 나타나지만 다른 근육병증과 달리 **근육위축은 일어나지 않는다.**

그것은 이 질환이 엄밀한 의미에서 근육병증이 아니며, 또한 하위운동신경장애에 의한 질환도 아니라는 것을 의미한다. 나중에 병태에 관해서 설명하겠지만 “신경근육 접합부의 장애”라는 병태와 “근육위축이 없다”는 증상을 연결시켜 이해하자.

근력저하의 증상은 첫머리에서도 언급했듯이 눈근육에 나타나는 것이 특징이다. 눈꺼풀 처짐만이 아니고 복시 등의 안구운동장애도 발생한다. 또, 같은 얼굴에서도 안륜근(눈을 감기 위한 근육)의 근력저하도 나타나므로, 반대로 완전히 눈이 감기지 않는 상태(토끼눈증)가 발생할 수도 있다. 또한 혀와 인두의 근육이 피로해지면 연하곤란이나 말더듬증(확실하게 발음하지 못한다) 등도 나타나게 된다. 얼굴 이외의 근육에서는 사지의 근위근이 주로 장애를 받는데, 특히 다리보다 팔쪽이 심하게 피로해진다. 중증이 되면 호흡근도 마비되어 버린다.

Osserman 분류(성인형)

Ⅰ형 눈형
Ⅱ형 전신형
Ⅲ형 급성극증형
Ⅳ형 만기중증형
Ⅴ형 근육위축형

4. 검사

Tensilon test 또는 유발 근전도로 확정진단한다. 또, 혈청 중의 항Ach-R수용체 항체의 측정도 중요하다.

1) Tensilon test

Tensilon®이라는 것은 상품명이다. 약물명은 edrophonium(염화 에드로포니움)이다.

염화 edrophonium은 콜린에스테라아제 억제제(cholinesterase inhibitor : ChE 억제제)로 속효성이 있고 작용지속시간도 짧다. 이 tensilon®을 0.2~1mg 정맥주사하여 무력감 증상이 30초~5분간 개선되면 tensilon test 양성으로, 중증 근육무력증의 중요한 진단 근거가 된다.

그러면 염화 edrophonium으로 왜 무력감 증상이 개선되는 것일까? 우선, 정상의 경우를 생각해 보자. 신경으로부터 방출된 Ach는 근육 표면의 Ach 수용체에 결합된 후 Ach 수용체의 곁에 있는 cholinesterase(ChE)라는 효소에 의해 분해된다. 이 분해에 의해 Ach는 수용체에서 떨어지고, 자유로워진 수용체는 다시 다음의 새로운 자극에 대응할 수 있게 되는 것이다.

한편, 중증 근육무력증의 경우는 앞에서와 같이 anti-Ach receptor Ab에 의해 Ach 수용체가 점거되어 있으므로 조금이라도 많은 Ach를 수용체에 결합시키기 위해 신경근육 접합부의 Ach 농도를 높이는 것이 좋다. 그래서 Ach를 분해하는 효소인 ChE를 억제하면 Ach의 농도가 높아져, anti-Ach receptor Ab에 의한 점거를 극복하고 수용체에 결합할 수 있게 되는 것이다. 이 원리는 중증 근육무력증의 치료에도 응용되므로 기억해 두자. 단, tensilon® 그 자체는 작용시간이 너무 짧기 때문에 치료제로서는 사용되지 않는다.

2) 유발 근전도 Jolly test

10Hz 또는 20Hz로 반복자극을 하여(피로검사), 골격근을 단속적으로 수축시키면 차차 근력이 저하되어 근전도의 진폭이 낮아진다(fading). 이렇게 점차로 줄어드는 것을 waning이라 한다. tensilon®의 정맥주사 후나 휴식 후에 회복된다(그림 12-14).

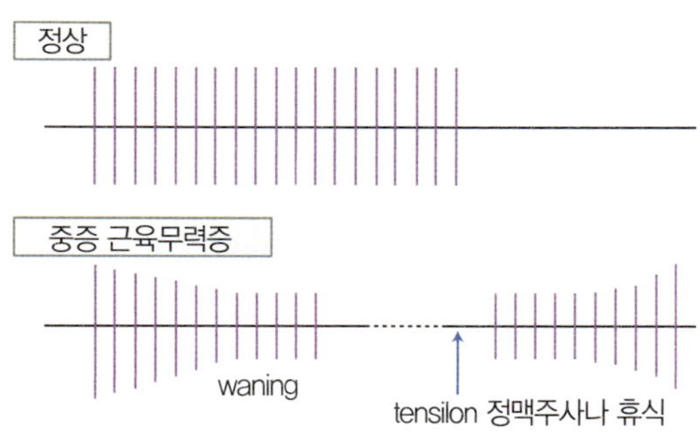

[그림 12-14] 유발 근전도에서의 waning

3) 기타 검사

① **항아세틸콜린수용체 항체(anti-Ach receptor Ab)**

이 증상의 약 80%가 양성이다. 이 anti-Ach receptor Ab 양성은 중증 근육무력증에 특이적인 검사소견이기도 하다. 또 병세의 추이에 따라 수치가 변화하므로 경과의 파악에도 유용하다. 특히 흉선종/가슴샘종을 동반하는 예에서는 높은 수치를 나타낸다.

② **흉선종**

약 30%의 환자에서 나타난다. 흉부 X-선 촬영이나 흉부 X-선 CT 등의 검사가 발견에 유용하다. 흉선종을 동반하는 예는 예후가 나쁘다고 알려져 있다. 또 흉선종이 아니라 흉선이 과잉 형성되었을 뿐이라면 약 70%의 환자에게서 나타난다.

③ **자가면역 질환의 동반**

중증 근육무력증의 5%에서 갑상선기능 저하증이 동반되는 것으로 알려져 있으며, 그 외에 전신홍반루푸스(SLE), 악성 빈혈 등도 동반된다.

5. 치료

1) 약물요법

눈증상만 나타나는 비교적 가벼운 증상에 대해서는 콜린에스테라제(ChE) 억제제를 제1선택약으로 쓴다. 앞에서도 말했듯이 edrophonium chloride(tensilon®)와 같이 작용시간이 짧은 것은 사용하지 않는다. 일반적으로 작용이 강하고, 지속성이 있으며 muscarine과 마찬가지의 부작용이 적은 ambenonium chloride(마이데라아제®)나 pyridostigmine bromide(메스티논®) 등이 사용된다. 또 중증 근육무력증은 자가 면역질환이기도 하므로 부신피질스테로이드제를 조기부터 사용하는 경향이 있다.

2) 외과적 치료법

우선 흉선종이 생기거나 흉선이 과잉 형성되는 것은 흉선 절제술(thymectomy)의 절대적 적응이 된다. 또 약물요법에 반응하지 않는 난치의 예나 전신에 근력저하를 초래하는 중증의 예에서는 흉선종의 유무에 관계없이 흉선 절제술을 실시한다. 흉선을 절제하면 그 직후에 일과성으로 완화가 나타난다. 그렇지만 그 효과가 지속되는 경우가 적기 때문에 근치되는 예는 아주 드물다. 특히 흉선 과잉형성보다도 흉선종을 합병하는 예에서 효과가 없는 경우가 많으며, 또 병을 앓은 기간이 길수록 효과가 없는 경향이 있다.

6. 복합적 부작용

마지막으로 약물요법의 부작용과 몇 가지의 문제점에 대해 살펴보자. 중증 근육무력증에는 ChE 억제제를 사용하는데 크게 두 가지 문제점이 있다.

하나는 ChE 억제제가 효과가 너무 좋기 때문에 일어나는 문제이고 또 하나는 효과가 너무 없어서 생기는 문제이다. 효과가 너무 좋아도 효과가 너무 없어도, 어느 쪽도 마찬가지로 근력저하의 악화를 초래한다. 특히 문제가 되는 것은 근력저하가 호흡근에까지 미치는 경우이다. 호흡근의 운동이 저하된 상태로 방치하면 죽음에 이르는 경우도 있기 때문이다.

따라서 중증 근육무력증 환자가 급속한 근력저하의 악화를 호소해 올 때에는 ChE 억제제의 "너무 좋은 효과" 즉, 대량으로 복용하지는 않았는가, 또는 거꾸로 "너무 적은 효과" 즉, 복약을 게을리 하지 않았는가를 문진해서, 어떤 원인으로 급성 악화를 초래하였는지 밝혀내어 적절한 치료를 해야 한다. 전자와 같이 "너무 좋은 효과"에 의해 일어나는 급성 악화를 콜린작동성 위기(cholinergic crisis)라 하고, 후자와 같이 "너무 적은 효과"에 의해 일어나는 급성 악화를 근무력증 위기(myasthenic crisis)라 한다. 이에 대해 각각 살펴보자.

1) 콜린작동성 위기 Cholinergic crisis

중증 근육무력증의 치료에 사용되는 ChE 억제제는 과잉 투여되면 복통, 설사, 구토, 동공수축, 서맥 등의 acetylcholine 증가에 의한 부교감신경 항진증상이 나타난다. 또 연접 간극의 acetylcholine이 과잉으로 축적되면 acetylcholine이 항상 수용체와 결합된 상태가 되어 오히려 신경전달이 억제되고 근력의 저하가 일어나, 마치 중증 근육무력증과 비슷한 증상을 보이게 되는데, 이것을 콜린작동성 위기(cholinergic crisis)라고 한다.

이러한 Ach의 과잉축적에 의한 근력저하가 일어나는 원리는 **succinylcholine 등의 탈분극성 근육이완제가 효과가 있는 원리와 비슷하다**(참고로 말하면 succinylcholine, 다른 이름으로 suxamethonium chloride는 수술전 처치의 근육이완제로서 사용된다). 즉, Ach 수용체에 Ach이 결합된 후, 정상이라면 ChE의 작용에 의해 Ach은 분해되어, 다시 Ach 수용체는 Ach이 떨어져나간 빈 상태로 돌아오는데 반해, ChE가 강하게 억제된다면 Ach이 분해되지 않고 Ach 수용체에 결합된 상태로 있게 되는 것이다. 그러면 Ach 수용체는 다음의 새로운 Ach의 자극을 받을 수 없게 되기 때문에 근육을 흥분시킬 수 없다. 어쨌든 중증 근육무력증을 치료하려고 하면서, 근력저하를 악화시켜 버리는 것이다.

따라서 만일 약제가 지나치게 효과를 나타내어 근력저하가 악화된 것을 알게 되었다면 약의 양을 줄이고 상태를 관찰함과 동시에 부교감신경항진증에 대해서는 muscarine형의 작용을 차단하기 위해 atropine sulfate를 투여하는 것이 좋다. 그런데 atropine sulfate는 nicotine형의 작용에는 영향을 주지 않는다. 따라서 acetylcholine 증대에 의한 신경근육 접합부 및 자율신경절에서의 작용은 atropine sulfate로는 길항되지 않는다. 즉, atropine sulfate를 투여해도 근력저하는 전혀 개선되지 않는다. 그렇다면 근력저하에 대해서는 어떻게 치료하면 좋을까? 사실, 근력저하에 대한 치료제는 없으며, ChE가 어느 정도 정상적인 작용을 되찾을 때까지 기다리는 수밖에 없다. 그러나 호흡이 마비되어 있을 때에는 기다릴 수만은 없으므로, 그럴 때에는 기관내 삽관을 하여 인공호흡기에 의한 호흡관리를 해야 한다. 호흡만 정상으로 유지되면 다른 골격근이 움직이지 않아도 일단 생명에는 지장이 없기 때문이다. 보통은 수일~1주일 지나면 ChE 억제제는 대사되어 정상 수준으로 돌아오므로 그동안만 인공호흡기를 장착하면 된다. 따라서 기관절개를 할 필요는 없고, 기관내 삽관으로 충분하다.

2) 근무력증 위기 Myasthenic crisis

근무력증 위기(Myasthenic crisis)는 거꾸로 ChE 억제제가 "너무 효과가 약하기" 때문에 발생하는 근력저하의 급성 악화로, 이것은 기전이 간단하다. 중증 근육무력증의 증상이 아직 치료되지 않았거나 치료가 중단되거나 함으로써 갑자기 나빠지는 것이다. 따라서 치료도 단순하여 ChE 억제제를 투여하면 된다.

그러나 여기에는 조금 까다로운 문제가 있다. 중증 근육무력증의 증상을 악화시키는 약제가 있는데, 다음 두 가지는 잘 알려져 있으므로 기억해 두자.

- Aminoglycoside계의 항생물질

  Gentamicin sulfate를 제외한 전부가 신경근육 접합부를 경합성으로 차단한다. 따라서 이 증상에서의 투약은 금기이다.

- D-penicillamine

Wilson병 등의 치료에 이용되지만, 이 약에는 anti-Ach receptor Ab의 생산을 촉진하는 작용이 있다.

그 외에 quinidine sulfate, polymyxin B sulfate, β-blocker 등도 증상의 악화를 초래한다. 약물 이외에는 감염, 스트레스, 임신, 갑상선기능 항진증 등도 근력저하를 악화시킨다. 따라서 중증 근육무력증의 환자가 이들 악화 인자와 만나면 급격하게 근력이 저하하는 등 증상이 악화되는 경우가 있다. 이러한 경우에도 근무력증 위기(myasthenic crisis) 상태가 된다. 이때에는 증상을 악화시킨 약을 중지하는 것이 중요하다.

마지막으로 cholinergic crisis와 myasthenic crisis의 감별에 대해 알아보자. 항콜린에스테라제 약인 ambenonium chloride나 pyridostigmine bromide 등으로 치료하는 중에 이러한 근력저하의 악화가 발생했을 경우, 앞에서 말한 콜린작동성 위기(cholinergic crisis)에 의한 것인가, 아니면 근무력증 위기(myasthenic crisis)에 의한 것인가는 얼핏 보아 구별이 되지 않는다. 이 감별에는 tensilon® 정맥주사가 유효한데, tensilon® 정맥주사로 증상이 개선되면 myasthenic crisis, 개선되지 않으면 cholinergic crisis이다. Myasthenic crisis임을 알았을 때에는 원인을 제거함과 동시에 ChE 억제제의 증량이나 호흡관리(인공호흡기)가 중요한 처치가 된다. Cholinergic crisis일 때에는 앞에서 말했듯이 투약량을 줄이고 상태를 관찰하면서 atropine sulfate를 투여하는 것이 좋다**(그림 12-15)**.

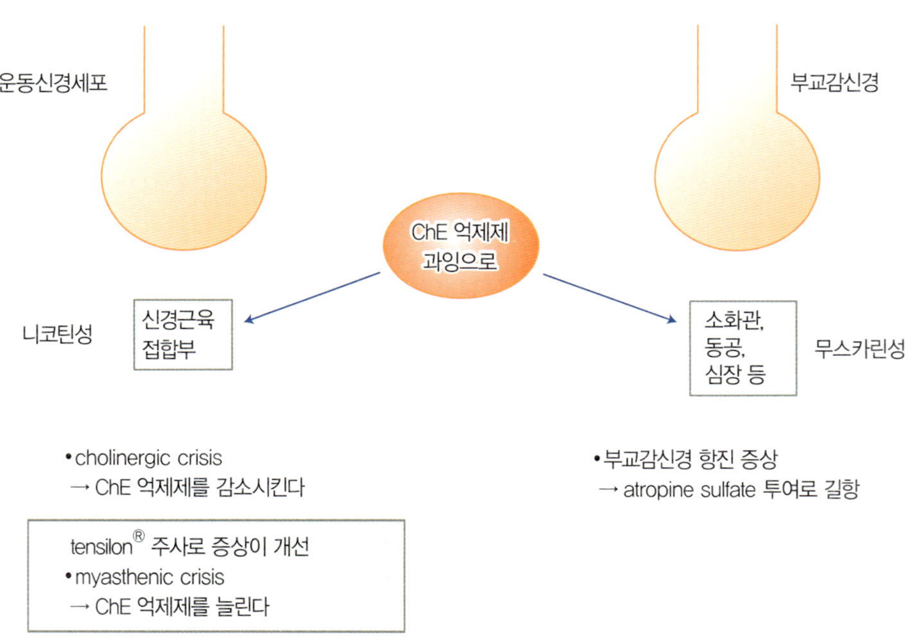

[그림 12-15] Acetylcholine의 작용과 억제

중증근육무력증 핵심정리

병태생리로 보는 중증근육무력증

중증 근육무력증에서는 확실하게 근력저하가 나타나지만 다른 근육병증과 달리 근육위축은 일어나지 않는다. 그것은 엄밀한 의미에서 근육병증이 아니며, 또한 하위운동신경장애에 의한 질환도 아니라는 것을 의미한다. 근력저하의 증상은 눈근육에서 나타나며 "눈꺼풀이 내려온다"는 것이 키포인트이다.

병 인	• Ach-R(아세틸콜린 수용체)에 대한 자가항체 형성으로 신경근 접합부위의 Ach-R 감소 • 서서히 진행되지만 다른 자가면역 질환이나 감염 등으로 갑자기 발병하기도 한다.
병 태	• 남녀비는 1:2로 여성에게 많이 나타나며 특히 20~40세의 여성환자가 가장 많고 남성에서는 50세 이상에 많이 나타난다. • 정상에서는 운동신경세포의 말단에서 아세틸콜린(Acetylcholin ; Ach)이 방출되어 그것이 골격근의 세포 표면상에 있는 Ach 수용체에 결합되어 근육을 수축시킨다. • 반면, 중증근육무력증에서는 Ach-R에 대한 자가항체가 만들어져 그것이 Ach-R에 결합되기 때문에 신경으로부터 방출된 Ach가 Ach-R에 결합할 수 없는 상태가 되어버린다.
증 상	• 눈꺼풀 처짐 • 복시 등의 안구운동장애 • 완전히 눈이 감기지 않는 상태(토끼눈증) • 연하곤란, 말더듬증(혀와 인두근육의 피로) → 호흡기계 합병증의 가능성 • 근력저하(오전보다 오후~저녁때에 현저)가 나타나지만 근육위축은 일어나지 않는다. • 사지의 근위근의 장애, 특히 팔쪽이 심하게 피로해진다. – 콜린작동성 위기 : 부교감신경항진증상(복통, 설사, 구토, 동공수축, 서맥 등) – 근무력증 위기 : ChE 억제제의 효과가 약하여 발생하는 근력저하의 급성 악화

진 단 및 검 사	• Tensilon Test(콜린에스테라아제 억제제 투여 효과의 확인) ; 텐실론 정맥 주입 검사시 30초 이내 근력 증가 • 유발 근전도 ; 근전도 진폭 감소 • Anti-Ach receptor Ab(이 증상의 약 80%가 양성이다)

치 료	**약물요법** • 면역억제제 • 면역글로불린 정맥 주사 • 콜린에스테라제 억제제 • 부신피질스테로이드제 **외과적 치료법** • 흉선 절제술(흉선종이나 흉선 비후가 있을 경우에 실시) **혈장분리반출술**

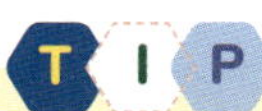

약물투여의 부작용

메스티논(콜린분해효소 억제제) 투여 시 증상의 중독 또는 급속한 악화가 나타날 수 있다. 발증에는 항콜린에스테라제 제제의 부족으로 인한 근무력성 발증(호흡곤란, 타액배출곤란, 청색증, 전신 무력감 등) 및 과량투여로 인한 콜린성 발증(복통, 설사, 발한, 유연, 축동, 섬유성연축 등)이 있다. 근무력성 발증에는 **염화에드로포늄** 10mg을 투여하는데, 우선 2mg 주사한 후 1분 뒤 과민반응이 나타나지 않으면 8mg을 더 투여한다. 염화에드로포늄 투여 후 증상이 악화되면 콜린성 발증이므로 투여를 중단하고 **아트로핀** 1~2mg을 정맥주사한다.

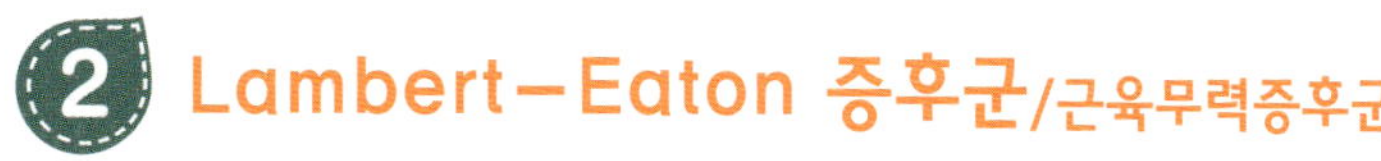

2 Lambert-Eaton 증후군/근육무력증후군

1. 개념

신경근 접합부에 신경종말의 전위의존성 Ca^{2+}채널(VGCC)에 대한 자가항체가 존재하기 때문에 아세틸콜린(ACh)의 방출이 저해되고, 신경근의 전달장애로 근력 저하나 피로감 증가를 일으키는 자가면역질환이다. 방종양성 증후군의 하나로 특히, 폐소세포암이 있는 중장년 남성에게서 발병하기 쉽다. 중증근무력증(MG)과의 감별이 중요하다.

2. 병태생리

Lamber-Eaton증후군에서는 신경종말의 전위의존성 Ca^{2+}채널(VGCC)에 대한 자가항체가 비정상적으로 생산된다. 따라서 신경근 접합부에서 신경세포 안으로 Ca^{2+} 유입이 저해되고, ACh의 분비가 저하됨에 따라 신경에서 근육으로의 자극전달은 장애를 받아 근력저하 등이 유발된다.

Lamber-Eaton 증후군의 약 60%에서는 폐소세포암이 합병되지만, VGCC는 폐소세포암의 세포표면에도 나타난다. 따라서 대부분의 Lamber-Eaton증후군의 원인은 폐소세포암에 대한 항체가 오류를 일으켜 정상 신경세포를 인식해버리는 것(교차반응)이 원인으로 발생하는 것으로 보인다.

3. 증상

Lamber-Eaton 증후군은 방종양성 증후군의 하나로, Lamber-Eaton 증후군 환자의 약 70%가 악성 종양을 기초질환으로 가지고 있다. 그 대다수가 폐소세포암이다. 반면, 전체 폐소세포암 환자 중에서 Lamber-Eaton 증후군이 합병되는 경우는 약 3%에 불과하다.

중증 근육무력증이 눈꺼풀 처짐 등의 안근마비를 주요 징후로 하는 데 비해, Lambert-Eaton 증후군에서는 주로, 건반사가 저하되고 **사지, 체간의 근력저하가 두드러진다**. 특히, **팔보다도 다리의 무력감이 뚜렷**해서 계단을 오르내리기가 힘들다는 것이 주된 호소로 나타난다. 또, 자율신경계의 ACh 방출장애로 자율신경증상이 발생해, 구갈, 변비, 발한저하 등이 나타나며, 일내변동이 있는 근력저하와 피로 증가를 보인다.

중증 근육무력증에서는 어떤 운동을 반복적으로 계속하면 점차 근력이 저하되는 것이 특징이었으나 본증에서는 반복운동에 의해 일시적으로 **근력이 회복되는 특징이 있다(그 후 다시 저하)**. 이것은 근전도 상에서도 재현이 가능하여, 20Hz의 높은 빈도로 반복자극을 주면 진폭의 높이가 점차 증가한다. 이것을 waxing이라고 한다**(그림 12-16)**.

XII

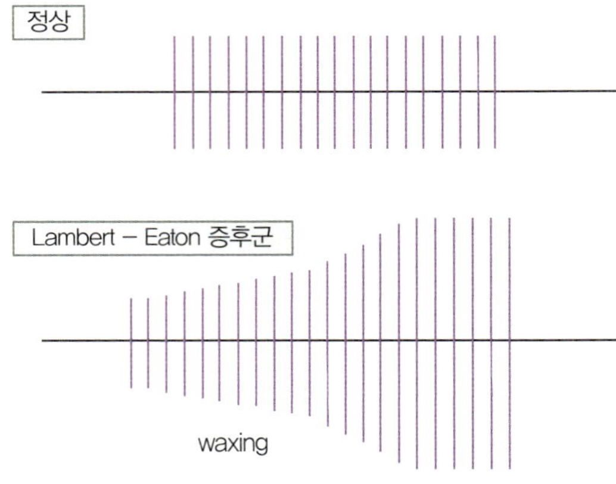

[그림 12-16] Waxing

Lambert-Eaton 증후군에서도, 예를 들어 5Hz의 낮은 빈도로 반복해서 자극하면 waxing이 아니고 waning이 발생한다. 즉, 자극 빈도가 적은 상태에서 운동을 반복하면 역시 중증 근육무력증과 같이 근력이 저하되는 것이다. 따라서 근육무력증후군이라고도 한다.

4. 검사

이 질환의 유발근전도에서는 저빈도 반복자극에서는 waning(점감)현상, 고빈도 반복자극에서는 waxing(점증)현상이 나타난다.

5. 치료

악성 종양의 합병(폐소세포암 등) 유무에 따라 실시한다. 악성 종양이 합병된 증례에서는 원질환에 대한 치료가 제1선택이다. 악성 종양이 합병되지 않은 증례에서는 대증적으로 스테로이드, 면역억제제, 3,4-디아미노피리딘, 염산구아니딘, 항ChE제를 투여하며 혈장교환(효과는 일시적)요법을 실시한다.

Lambert-Eaton 증후군은 tensilon test에서는 음성이고 ChE 억제제도 효과가 없다. 본증에서는 운동신경종말로부터의 acetylcholine의 방출장애가 원인으로 생각되므로 acetylcholine의 유리를 증가시키는 약인 guanidine hydrochloride가 사용되는 경우가 있다. Acetylcholine의 방출장애가 일어나는 기전에 대해서인데, Eaton-Lambert 증후군의 환자 혈청 중에는, 항Ca-channel 항체(Ca-channel에도 몇 가지가 있으나 이 질환에서는 P/Q형 전위의존성 Ca-channel에 대한 항체)나 항시냅토타그민 항체(anti-synaptotagmine Ab) 등 신경전달물질의 방출에 관계되는 단백에 대한 자가항체가 증명되어 있어 이들 항체에 의한 장애의 기전이 주목을 받고 있다.

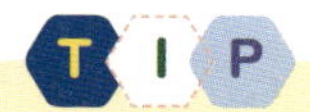

Eaton-Lambert 증후군인가? Lambert-Eaton 증후군인가?

이 질환은 같은 연구실에서 함께 일한 Lambert 박사와 Eaton 박사, 두 사람이 발표한 질환이다. Eaton 박사가 선배이지만, 이 질환에 관해서는 Lambert 박사 쪽이 많은 업적을 남겼다. 예전에는 주로 Eaton-Lambert 증후군이라고 하였으나 최근에는 주로 Lambert-Eaton 증후군이라고 한다.

XII

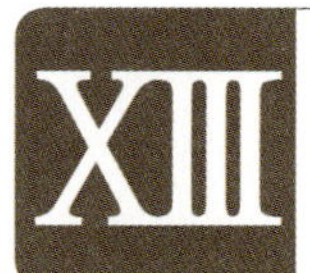

XIII 간질/뇌전증 Epilepsy

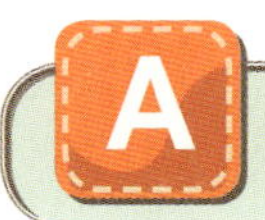

A 총론

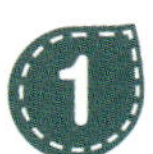

1 정의

먼저 간질/뇌전증(epilepsy)의 정의를 살펴보면, **뇌신경세포의 이상흥분에 의해 일어나는 신경기능의 반복성, 발작성 변화가 특징인 일군의 질환**이다. 이를 좀 더 간단하게 표현하면, "뇌신경의 이상 발사에 의해 seizure(발작, 즉, 수족이 땅겨지거나 발버둥치거나 혀로 입술을 핥는 행위 등)가 반복하여 발생하는 질환"이다. 대표적인 증상에는 의식을 잃고 경련을 일으키며 거품을 무는 것 등이 있다. 우리나라에는 전국적으로 약 30~40만 명의 환자가 있는 것으로 추정되며, 출생 후 2년 정도가 될 때까지 그리고 사춘기에 가장 많이 나타난다.

2 분류

1. 간질과 간질발작

간질과 간질발작은 다르다. 양쪽의 차이를 한마디로 말하면 "질환 단위와 증상"의 차이라고 할 수 있다. 즉, 간질발작은 간질의 주된 증상이고, 간질은 간질발작을 주된 증상으로 하는 질환 단위이다. 예를 들어 설명하자면, 전신홍반루푸스(SLE)라는 질환이 있다. 이 SLE에서는 여러 가지 정신신경증상을 보이는 경우가 있으며, 또한 간질발작이 나타나는 경우도 있다. 만일 SLE 환자가 간질발작을 일으켰다고 해도 그 환자를 간질이라고 진단하지는 않는다. 왜냐하면 간질은 SLE와는 독립된 별도의 질환단위이기 때문이다. 간질발작은 어디까지나 증상인 것이다.

그러면 발작이란 무엇인가? 발작이란 "갑자기 병적인 상태가 나타나는 것"이다. 간질발작이라는 것은 "반복하여 거의 같은 증상으로 나타나는 뇌 기원의 발작"이다. 즉, 심장에 허혈증상이 발작적으로 일어나면 심장발작이라 하지만, 같은 증상의 반복이 뇌에서 유래되어 일어나면 뇌발작이라 하지 않고 간질발작이라고 한다.

XIII

2. 간질의 분류

원인별로는 크게 다음의 두 가지로 나누어진다.

- 진성 간질 ; 원인 불명인 것
- 속발성 간질 ; 뇌종양, 뇌혈관질환, 동정맥 기형, 외상 등에 의한 것

표 13-1(p.277)에 간질의 개정 분류를 제시하였으니 참고하기 바란다.

3. 간질발작의 분류

우선 발작의 유형에 대해 대략적으로 살펴보겠다.

발작의 유형은 전신에 증상이 나타나는 발작(전신발작〈generalized seizure〉)과 몸의 일부에만 증상이 나타나는 발작(부분발작〈partial seizure〉), 크게 두 가지로 나누어진다.

전신발작의 유형은 거의가 의식소실을 동반한다. 한편 부분발작인 경우는 다시 의식장애를 동반하지 않는 유형(단순 부분발작〈simple partial seizure〉)과 의식장애를 동반하는 유형(복합 부분발작〈complex partial seizure〉)의 2가지로 나눌 수 있다. 의식이 유지되는 경우가 "단순"이고 의식이 장애를 받는 경우가 "복합"이다.

더욱 상세한 분류표(표 13-2)를 제시해 놓았으니 살펴보도록 하자.

I. 전신발작 generalized seizure
A 실신발작(소발작) absense seizure(petit mal)
B 간대성 근경련발작(myoclonic seizure)
C 간헐발작 clonic seizure
D 긴장발작 tonic seizure
E 긴장간대발작(대발작)tonicclonic seizure(grand mal)
F 무긴장성 발작 atonic seizure
II. 부분발작 partial seizure
A 단순 부분발작 simple partial seizure
1. 운동발작 motor seizure
2. 신체감각·특수지각발작 somatosensory·special sensory seizure
3. 자율신경발작 autonomic seizure
4. 정신발작 psychic seizure
B 복합 부분발작 complex partial seizure
1. 단순 부분발작에서 이행하는 것
2. 의식장애로 시작되는 것
C 부분발작 → 전신발작(긴장간대발작)
1. 단순 부분발작 → 전신발작
2. 복합 부분발작 → 전신발작
3. 단순 부분발작 → 복합 부분발작→ 전신발작
III. 분류 불능인 것

[표 13-2] 간질발작형의 국제 분류(1981)

I. 국소관련성(초점성, 국소성, 부분성) 간질 및 간질 증후군
1. 특발성(연령에 관련되어 발병한다) • 중심·측두부(관자부위)에 극파(spike)를 나타내는 양성 소아간질 • 후두부(뒤통수부위)에 돌발파를 나타내는 양성 소아간질 • 원발성 독서 간질 2. 증후성 • 소아의 만성 진행성 지속성 부분간질 • 특이한 발작 형태를 나타내는 간질 • 측두엽 간질 • 전두엽 간질 • 두정엽 간질 • 후두엽 간질 3. 잠재성
II. 전반적인 간질 및 간질 증후군
1. 특발성(연령에 관련되어 발병한다) • 양성 가족성 신생아 경련 • 양성 신생아 경련 • 유아 양성 간대성 근경련(myoclonic) 간질 • 소아 결여간질(pyknolepsy) • 청년 간대성 근경련(myoclonic) 간질(충격 소발작) • 각성시 대발작 간질 • 특이한 발작유발 양태를 나타내는 간질 2. 잠재성 또는 증후성(연령순) • West 증후군(infantile spasms) • 전격(fulminans, 급성), 점두(nutation, 끄덕임), 예배 경련 • Lennox–Gastau 증후군 • 간대성 근경련(myoclonic) 기립불능 간질 • 간대성 근경련(myoclonic) 실신간질 3. 증후성 1) 비특이 병인 • 조기 간대성 근경련(myoclonic) 뇌증 • suppression burst를 동반하는 조기 영아간질성 뇌증 • 그 외의 증후성 전반성 간질 2) 특이 증후군
III. 초점성인지 전반성인지 결정할 수 없는 간질 및 간질 증후군
1. 전반성 발작과 초점성 발작을 함께 나타내는 간질 • 신생아 발작 • 유아 중증 간대성 근경련(myoclonic) 간질 • 서파 수면시에 지속성 극서파를 나타내는 간질 • 획득성 간질성 언어상실증(Landau–Kleffner 증후군) • 그 외의 미결정 간질 2. 명확한 전반성 또는 초점성의 어떤 특징도 결여된 간질
IV. 특수 증후군
1. 상황 관련성 발작(기회 발작) • 열성경련 • 단독발현 발작 또는 단독발현 간질중첩상태 • 알코올, 약물, 자간(eclampsia), 비케톤성 고글리신혈증 등에 의한 급성 대사장애나 급성 중독 때에만 나타나는 발작 2. 드문 비유발성 간질발작 3. 특이한 발작 유발 양태를 나타내는 간질 4. 소아의 만성 진행성 지속성 부분간질

[표 13-1] 간질 및 간질증후군의 개정 분류(1989)

3 진단

1) 기왕력을 묻는다

환자 및 주변의 사람들로부터 병력을 충분히 듣는 것이 중요하다. 이것으로 대개 알 수 있다. 특히 발작 시에 본인은 의식이 없고 아무 것도 기억하지 못하므로 주위에 있었던 사람들로부터 이야기를 듣는 것이 중요하다.

2) 뇌파(EEG)를 검사한다

대발작에서 약 50%, 소발작에서 약 60%, 복합 부분발작에서 약 80%, 이상 뇌파를 볼 수 있다. 간질에서도 정상 뇌파를 보이는 예가 적지 않다는 것을 염두에 둘 필요가 있다.

3) 단순성 질환을 제외한다

단순 두부 X-선 촬영, 머리 CT, 뇌척수액 검사, 뇌혈관조영 등에서 속발성인 것을 제외한다.

치료

1) 주의를 준다

위험한 기계의 조작, 등산, 운전, 빌딩 청소, 수영(단, 부모와 함께라면 가능) 등은 하지 않도록 주의를 주어야 한다. 물론 강제권은 없다.

2) 약물요법

발작 1회째부터 투여를 할 것인지, 2~3회 발작이 있은 후에 투여를 시작할 것인지에 대해 생각한다(일본에서는 대개 1회째부터, 미국에서는 2~3회 발작이 있고 난 후부터 투여하며, 우리나라에서도 대개 2~3회 발작이 있고 난 후부터 투여한다). 또 우리나라나 일본에서는 일생 동안 약을 복용하게 하는 경우가 많으나 미국에서는 EEG가 좋아지면 서서히 약에서 벗어나도록 하는 경우가 많다.

약물작용의 기전으로서는 다음과 같은 것을 생각할 수 있다.

① 비정상적인 신경 발화의 억제
② 정상적인 신경의 흥분성을 억제하고, 과잉 발화에 응하지 않도록 한다.

간질에 사용되는 약의 일람표를 제시하였다(표 13-3). 중요한 것은 각각의 약의 치료대상이 되는 발작형과 부작용이다.

3) 간질중첩상태 Status convulsionis

경련발작이 장시간(대략 30분 이상) 지속되는 상태, 또는 발작 후 의식이 회복되지 않은 상태에서 다음 동작이 시작되는 상태를 경련중첩상태라고 한다. 「V. 증후론」의 E. 경련, 경련의 대처(p.89)에서 설명한 바와 같이 간질성의 경련중첩상태에는 diazepam 정맥주사가 제1선택이다.

먼저, 기도(Airway), 호흡(Breathing), 순환(Circulation)을 확보(응급의 ABC)한 후, 항경련제인 디아제팜을 정맥주사한다. 디아제팜은 호흡억제작용이 있기 때문에 기관내 삽관을 준비한 후 투여한다.

디아제팜이 효과가 없다고 판단한 경우에는 페니토인 정맥주사를 고려한다. 그래도 개선되지 않는 경우에는 호흡관리 하에 전신마취제를 사용하기도 한다.

일반명	주된 치료대책	독성효과		약제 상호작용
		신경	전신성	
Phenytoin	긴장-간대성(성인) 단순부분 복합부분 실신발작에는 금기	운동실조 협동운동실조 착란	잇몸증식 림프절종창 다모증 골연화증 피부발진 엽산대사의 변화	INH, 지크메랄, 사르포나마이드로 작용증강 carbamazepine, pheno-barbital로 작용저하 엽산에 의해 길항된다
Carbamazepine	긴장-간대성(성인) 단순부분 복합부분	운동실조 현기증 복시 현훈	골수억제 위장자극 간독성	phenobarbital, phenytoin으로 작용저하
Phenobarbital	긴장-간대성(소아)	진정 운동실조 착란 현기증	피부발진	valproic acid, phenytoin으로 작용증강
Ethosuximide	실신발작	운동실조 기면	위장자극 피부발진 골수억제	
Clonazepam	실신발작 간대성 근경련발작	운동실조 진정 기면	식욕부진	valproic acid와 함께 이용하면 실신상태를 촉진시킬 수 있다
Valproic acid	실신발작 긴장-간대성(소아)	운동실조 진정	간독성 골수억제 위장자극 체중증가 일과성 탈모증	clonazepam과 함께 이용하면 실신상태를 촉진시킬 수 있다

[표 13-3] 항간질제 일람표(anti-convulsant drug)

B 각론

간질과 간질발작의 차이는 앞에서 설명한 바와 같다. 임상적으로는 간질발작을 저지하기 위해서 투약하는 경우가 많으므로 발작형태에 의한 분류(표 13-2, p.276)에 따라 설명하겠다. 단, West 증후군, Lennox-Gastant 증후군과 같이 소아에게 특유한 간질 증후군은 중요하므로 별도로 설명하겠다.

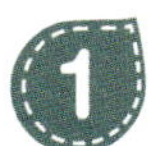

1 전신발작 Generalized seizure

처음부터 양측 반구장애에 의한 임상증상을 보이는 발작으로 운동증상은 항상 양측성이다.

1. 실신발작 Absense seisure

소발작(petit mal)이라고도 한다. 어떠한 조짐도 보이지 않고 갑자기 발생하는 수초 동안의 의식소실이며 소아에게 많이 발생한다. EEG상 3Hz의 spike와 wave가 특징적이다. 나이가 들어감에 따라서 발작횟수가 줄어들지만 일부는 대발작 등으로 이행되는 경우도 있다. 남 : 녀 = 1 : 2로 여아 쪽에 많이 나타나는 것이 특징이다. 소발작 이외의 간질에서는 보통 남성 쪽이 빈도가 높다.

1) 증상

갑자기 수초~수십초 정도의 짧은 의식소실 발작을 일으킨다. 이러한 발작이 하루에 몇 번이나 발생하는 경우가 있다. 이 때 동작, 대화를 중단하고 한 점을 응시하거나 눈을 깜빡거리거나 입 속으로 우물우물하거나 손을 약간 움직이는 경우도 있다. 다만, 쓰러지지 않고 또 경련도 일어나지 않는다. 마치 혼이 나간 사람처럼 멍하고 움직이지 못하기 때문에 실신발작이라고 하는 것이다(그림 13-1).

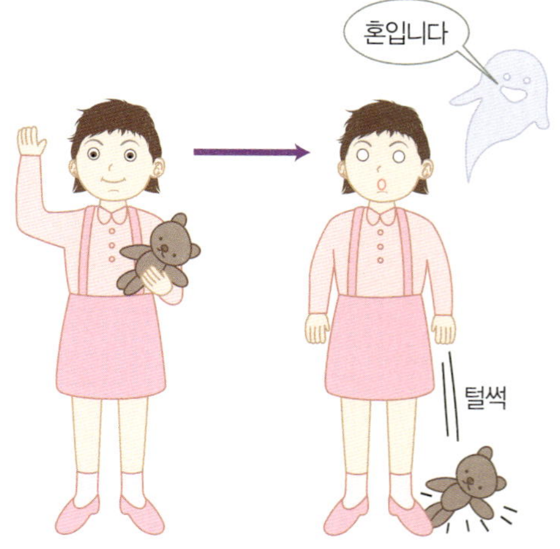

[그림 13-1] 실신발작의 증상

2) 뇌파 EEG

과다호흡이나 수면에 의해 유발되기 쉬운 3Hz의 spike & wave가 특징적이다(그림 13 – 2).

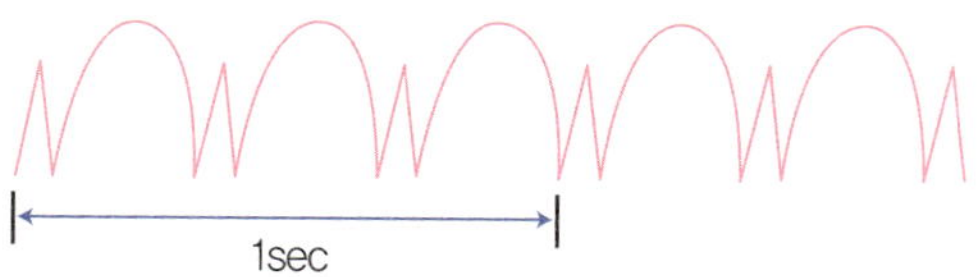

[그림 13–2] 3Hz의 spike & wave

3) 치료

Ethosuximide가 제1의 선택약이다. 이것으로 조절이 어려우면 valproic acid나 clonazepam 등을 사용한다.

2. 간대성 근경련발작 Myoclonic seizure

갑자기 전격적 또는 순간적으로 전신 또는 사지나 몸통의 일부에 강한 경련(myoclonus)이 일어나는 발작이다. 보통, 의식장애를 동반하지 않는다. 뇌파상, 광자극으로 유발되는 다극서파복합(multiple spike and slow wave complex)이 나타난다.

3. 간헐발작 Clonic seizure

근육의 강렬한 수축과 이완이 번갈아 나타나는 발작이다.

4. 긴장발작 Tonic seizure

양쪽 사지 및 몸통이 강하게 당겨지는 발작이다.

TIP

간대성 근경련(myoclonus) 간질

간대성 근경련발작과 긴장간대발작을 주요 증상으로 해서 진행성으로 악화되어, 결국 정신기능, 운동기능에 심각한 장애를 초래하여 사망에 이르게 하는"질환단위"의 총칭이다. MERRF(p.261)도 간대성 근경련 간질에 포함된다.

5. 긴장간대발작 Tonic-clonic seizure

대발작(grand mal)이라고도 한다. 간질 중에서 가장 많으며, 강직성 간대성의 전신성 경련이 일어나고, 의식도 소실된다. 약 80%는 특발성이다. 14~18세에 많이 발생하며 나이가 들면서 감소되어 가지만 드물게는 40세 정도에 증상이 처음으로 나타나는 경우도 있다. 이렇게 높은 연령에 발병하는 증례에서는 속발성 간질의 가능성이 커진다.

1) 증상

① 조짐(aura)

10~20%의 사람들이 심와부 불쾌감, 두통, 현기증, 지각이상을 호소한다.

② 발작(seizure)

갑자기 의식을 잃고 쓰러져 전신의 긴장경련을 일으킨다(tonic phase). 긴장경련에서는 굽힘근과 폄근 양쪽의 근육이 강하게 수축되는데, 팔은 약간 굽혀지고 다리는 펴지며 몸통은 통나무처럼 뻣뻣하고 활처럼 약간 뒤로 젖혀지는 자세를 취하게 된다. 이때 호흡근의 강직에 의해 호흡운동이 정지되기 때문에 청색증을 보인다. 이러한 강직이 수 초~수십 초 계속된 후에는 긴장경련으로 이행된다(clonic phase). 긴장경련은 근육이 수축과 이완을 1초에 수차례 반복하는 경련으로 팔 · 다리, 몸통에 굽힘과 폄의 반복운동이 격렬하게 일어나, 마치 손 · 발 · 몸체를 버둥거리며 날뛰는 듯한 모양이 된다. 호흡이 불규칙적으로 재개되며 청색증은 조금씩 회복되는데, 호흡과 함께 입에서는 거품을 뿜는다. 이때 발한이나 실금, 혀를 깨무는 등의 증상을 보인다. 약 수 분간의 긴장경련 후에는 의식이 소실된 채로 사지가 이완된다. 그 후 의식은 회복되지만 한동안은 몽롱한 상태로 있는 경우가 많다(그림 13-3).

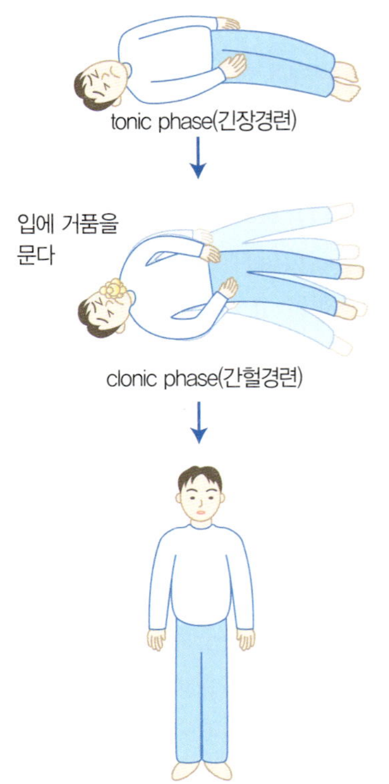

[그림 13-3] 대발작의 증상

2) 뇌파 EEG

정상인 경우도 많지만 발작시에는,

tonic phase : multiple spike complex
clonic phase : spike & slow wave
interval : 정상파나 때때로 spike & slow wave

등의 소견을 보인다. 앞에서도 이야기한 것처럼 EEG에서 이상소견을 보이는 경우는 약 반수 가량이다.

3) 치료

발작이 일어날 때에는 기도확보, O_2의 투여, diazepam이나 phenytoin, phenobarbital 등을 투여하고, 발작이 일어나지 않을 때에는 성인의 경우 phenytoin, carbamazepin이 제1선택약이고, 소아의 경우에는 phenobarbital, valproic acid가 제1선택약이다.

6. 무긴장성 발작

자세를 유지하는 근육의 긴장이 발작시에 저하 또는 소실되기 때문에 체위가 균형을 잃거나 전도되는 발작이다.

2 부분발작 Partial seizure

발작증상도 뇌파상의 이상파도, 모두 뇌의 어떤 부위에 국한되어 시작된다.

1. 단순 부분발작 Simple partial seizure

부분발작 중에서 의식장애가 없는 발작이다. 일반적으로 대뇌반구 병변의 증상으로 나타나며 그 중에서도 전두엽 증상이 나타나기 쉽다. 그 때문에 가장 많이 나타나는 증상은 반대쪽 몸통 부분의 운동발작이다. 이 중에서 중심전회/중심앞이랑의 일부에서 시작된 간질발작이 인접 부위에 진행, 파급되어 그에 따른 반대쪽의 국소경련이 순서대로 진행되어(marching) 가는 것을 Jackson seizure이라 한다(그림 13-4). Jackson seizure에서는 경련발작을 일으키고 한참 후에, 경련을 일으킨 팔이나 다리가 움직이지 않게 되는 경우가 있다. 발작 후의 이러한 운동장애를 Todd 마비라고 한다.

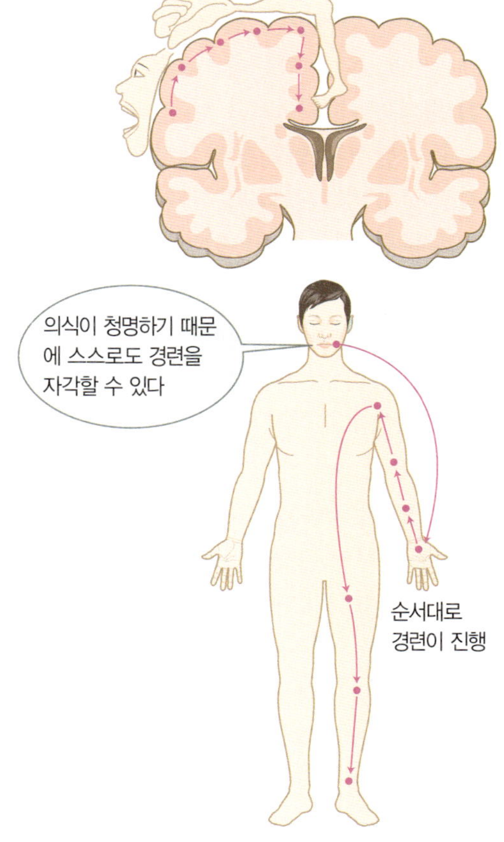

[그림 13-4] Jackson 발작

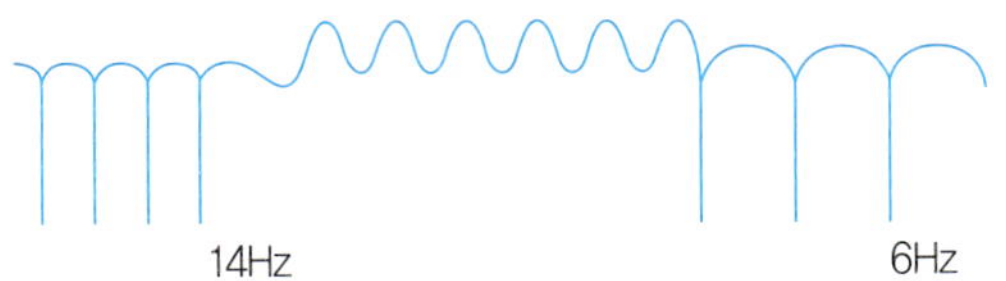

[그림 13-5] 6&14Hz 양성극파(자율신경 발작)

또, 마찬가지로 의식이 유지된 상태에서 일어나는 발작에 복통, 오심, 빈맥, 발한 등 자율신경계의 이상을 동반하는 자율신경발작(autonomic seizure)이 있다. 뇌파상 6&14Hz 양성 극파(positive spike)가 특징적이다(**그림 13-5**). 단순 부분발작에 대한 치료의 제1선택은 phenytoin, carbamazepine이다.

2. 복합 부분발작 Complex partial seizure

정신운동발작이라고도 한다. 운동장애(자동증, automatism)와 정신장애(환각)를 모두 초래하는 발작으로, 측두엽의 병변이 원인으로 발생하는 경우가 많다. 측두엽 간질에서 나타나는 발작으로 해마의 암몬각(Ammon's horn)에 변화가 나타나는 경우도 있다. 또한 후각로고랑의 뇌수막종이 원인이 되는 경우도 있다. 성인에게 많이 나타나며 그 70%는 특발성이다.

1) 증상

수 분간 의식변화를 일으키고 다음과 같은 증상을 보이지만, 발작이 일어나지 않을 때에도 간질기질(간질인 사람은 대체로 말을 빙 둘러서 하고 집요하며 끈질기고 억지를 잘 부리는데, 논리의 전개가 초점을 벗어나 우회적이어서 결론에 도달하기 힘들다)은 존재한다.

① 자동증(automatism)

입안에서 무언가를 씹는 것(chewing) 같거나 혀를 차거나 삼키거나, 침을 뱉거나 왔다갔다 배회하는 등의 목적 없는 행동을 반복한다.

② 정신발작(psychic seizure)

환취(고무가 타는 듯한 냄새), 데자부(déjàvu)현상(현재의 경험이 과거에도 있었다고 느끼는 현상), 사물이 점점 커지거나 작아지거나 하는 등의 착각과 신경병증이 나타나는 경우가 있다.

2) 뇌파 EEG

안정 시에 30%, 수면 시에 80%의 이상파가 나타난다. 이와 같이 수면에 의해 활성화되기 쉬운 관자부위의 국소성 극파(양측성 또는 편측성)가 특징적이다.

3) 치료

Carbamazepine이나 phenytoin 등이 사용된다. carbamazepine이 phenytoin보다 효과가 좋다. 만일 간질원이 되는 병소가 한쪽 측두엽에 국한되어 있는 경우, 미국에서는 지금도 측두엽의 외과적 제거를 시행하고 있다.

3 소아기에 발생하는 간질 증후군

소아기에 특유하게 발생하는 연령의존성 간질증후군으로 West 증후군과 Lennox-Gastaut 증후군이 있다. 이들 질환에서는 다양한 발작이 혼재되어 나타난다.

1. West 증후군

영유아기(주로 1세 미만)에 발생하는 원인불명의 뇌증으로, 긴장발작, 무긴장성 발작, 간대성 근경련발작 등의 발작을 동반한다. 뇌파는, 발작 간헐기에 hypsarrhythmia(모든 유도에서 전혀 동기되지 않은 높은 진폭의 서파, 극파, 예파가 혼재되어 나타나는 뇌파)가 나타난다. 정신운동 발달의 예후는 불량한 경우가 많다. 강직 또는 무력감이 순간적으로 목부분에서만 나타나면 꾸벅하고 고개를 숙이는 것처럼 보이는데 이러한 경우는 점두간질(Jackknife)이라고 한다. 약 60%가 나중에 설명하게 될 Lennox-Gastaut 증후군으로 이행한다고 알려져 있다. 일반적으로 쓰이는 항간질제에는 저항을 나타내지만 ACTH 요법은 약 40%의 환자에게 좋은 효과가 있다. 또 비타민 B_6를 투여하거나 nitrazepam을 사용하기도 한다.

2. Lennox-Gastaut 증후군

유아기에 나타나며 가장 난치성인 간질로 알려져 있다. 여러 가지 간질발작이 일어나며, 발작을 조절하기 어렵고 경련중첩상태를 일으키기 쉽다. 성인이 되어도 정신운동발달 지연을 동반하는 경우가 많다. 뇌파는 배경활동에 서파가 과잉으로 나타나는데, 2~2.5Hz의 느린 극서파 복합소견을 나타낸다.

항간질제(클로나제팜, 발프로산 등)에 의한 약물요법, 케톤식에 의한 식사요법을 실시한다.

XIII

간질(뇌전증) 핵심정리

병태생리로 보는 간질(뇌전증)

간질(뇌전증)은 뇌신경세포의 이상흥분에 의해 일어나는 신경기능의 반복성, 발작성 변화가 특징인 일군의 질환이다. 즉 뇌신경의 이상발사에 의하여 발작이 반복하여 발생하는 질환이다. 간질발작이란 "반복하여 같은 증상으로 나타나는 뇌 기원의 발작"이다.

병 인	• 특발성: 신경학적 검사 및 지능이 정상이고 뚜렷한 원인이 없는 경우 • 증상성: 뚜렷한 원인(뇌종양, 뇌혈관질환, 동정맥 기형, 외상 등)이 있는 경우 • 잠재성: 이차성으로 생각되지만 뚜렷한 원인을 찾을 수 없는 경우
병 태	**전신발작** • 실신발작(소발작) : 소아에게 호발 • 간대성 근경련발작 • 간헐발작 **부분발작** 1) **단순 부분발작** • 의식장애가 없는 발작 • 운동발작 • 신체감각·특수지각발작 • 자율신경발작 • 정신발작 • 긴장발작 • 긴장간대발작(대발작) • 무긴장성 발작 2) **복합 부분발작(정신운동발작)** • 운동장애와 정신장애를 모두 초래하는 발작 • 측두엽의 병변이 원인인 경우가 많다. • 단순 부분발작에서 이행하는 것 • 의식장애로 시작되는 것 3) **부분발작 → 전신발작 (긴장간대발작)**

증 상	• 전조증상 : 심와부 불쾌감, 두통, 현기증, 지각이상 등 • 전신강직간대발작 : 갑자기 의식을 잃고 쓰러져 전신의 경련을 일으키며 거품을 무는 것 • 청색증(호흡운동의 정지) • 긴장경련 : 근육이 수축과 이완을 1초에 수차례 반복하는 경련 • 발한, 실금, 혀를 깨무는 증상
진 단 및 검 사	• 기왕력을 묻는다(발작형의 파악). • 뇌파(EEG)를 검사한다. • 혈액검사, 뇌파검사, 비디오-뇌파 검사, 뇌MRI, SPECT 검사, PET 검사 **간질환자의 뇌파검사 전 주의사항** - 검사 전에 머리를 감도록 한다. - 검사 전날에는 카페인, 술, 담배 등을 금하도록 하고 금식하지 않도록 한다. - 검사전 항경련제, 안정제 약물을 중단하지 않도록 한다. - 환자가 안심할 수 있도록 검사절차를 설명하고, 감각경로를 자극하여 검사가 진행된다는 것을 알려준다.
치 료	**응급처치(응급의 ABC)** • 기도유지(Airway), 호흡(Breathing), 혈액순환(Circulation) **약물요법** • 항간질제 투여(비정상적인 신경발화 억제) • Diazepam 정맥주사(간질성 경련중첩상태) • Lorazepam • Valpoate • Phenytoin* *** Phenytoin** - Phenytoin은 심부정맥을 초래할 수 있으므로 분당 50mg 이상 빠르게 주입하는 것은 금지 - Phenytoin의 부작용 : 복시, 안구진탕, 부정맥, 어지럼, 피부발진, 다모증, 잇몸비대, 빈혈 등의 혈액이상 등

XIII

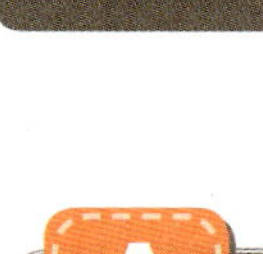

XIV 두통 Headache

A 총론

1 개념

두통은 신경과에서 가장 많이 호소하는 증상이다. 두통은 머리에서 느끼는 심부통이나 투사통을 말하는데, 이것은 누구나 경험한 적이 있을 것이다. 극히 일반적인 증상을 보임에도 불구하고 그 발병 원인이나 상세한 기전에 대해서는 완전히 밝혀져 있지 않으며, 정신적 요소가 많이 관여하는 증상으로 생각된다. 일반적인 두통이나 편두통은 생명에 관계되는 질환은 아니므로 임상적으로 중요시되지 않지만, 지주막하출혈 등에 의한 두통은 종종 치명적이기 때문에 간과하지 말아야 한다.

2 분류

두통의 분류에는 2004년에 발표된 국제두통학회 분류가 사용된다(**표 14-1**). 이에 따르면 두통은 I. 1차성 두통, II. 2차성 두통, III. 머리 신경통, 중추성 · 1차성으로 분류된다. II의 2차성 두통은 지주막하출혈이나 뇌종양에 동반되는 두통을 의미한다. 이들에 대해서는 다른 장에서 서술해 놓았기 때문에 여기에서는 I의 1차성 두통에 대해서 알아보겠다.

I. 1차성 두통
1. 편두통
2. 긴장성 두통
3. 군발 두통 및 그 밖의 3차 신경·자율신경성 두통
4. 그 외의 1차성 두통
II. 2차성 두통
5. 두경부 외상에 의한 두통
6. 두경부 혈관장애에 의한 두통
7. 비혈관성 두개내 질환에 의한 두통
8. 약물 또는 이탈에 의한 두통
9. 감염증에 의한 두통
10. 항상성(homeostasis)의 장애에 의한 두통
11. 두개골, 목, 눈, 귀, 코, 부비강, 치아, 입 또는 기타 얼굴·머리의 구성조직 장애에 기인하는 두통 또는 안면통
12. 정신질환에 의한 두통
III. 머리신경통, 중추성·1차성 안면통 및 기타 두통
13. 머리신경통 및 중추성 안면통
14. 기타 두통, 머리신경통, 중추성 또는 원발성 안면통

[표 14-1] 국제두통학회의 국제두통분류(제2판)

다음의 각론으로 들어가기 전에 다시 한 번 강조하지만 두통을 호소하는 환자를 보면 먼저 기질적인 질환을 의심해야 한다. 만일, 기질 병변이 발견되고, 두통의 원인이 그것으로 설명된다면 II의 2차성 두통의 범주에 들어간다. 그러나 두통을 설명할 수 있는 기질 병변이 발견되지 않는 경우에는, 그 두통은 기능성으로 간주되어 다음의 각론에서 서술할 일련의 질환 중 하나로 진단할 수 있다. 따라서 다음에 설명하는 질환은 기질 병변을 부정한 다음의 이야기라는 것을 전제로 하고 있으므로 혼동하지 않도록 하자.

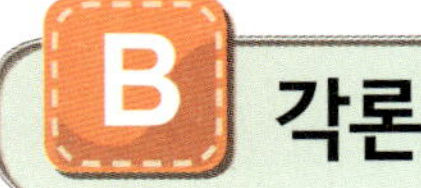

B 각론

1 편두통 Migraine

1. 개념

주기적으로 머리에 편측성 박동성 두통을 나타낸다. 좌우 양쪽에서 일어나는 두통이 아니고 편측에서 많이 일어나는 두통이기 때문에 편두통인 것이다. 일반적으로 20~40대의 젊은 여성에게 많이 발생(남녀 비율 1 : 4)하고 나이가 들면서 발작의 빈도가 감소하는 경향이 있다. 뇌파이상을 동반하는 경우도 적지 않다. 역학적으로 편두통은 여자에게서 많이 발생하며 비교적 가족성을 나타내는 것(대략 40%)이 특징이다. 발작 전에 또는 동반하여 시각성 · 소화기성(오심 · 구토) 증상이 나타나는 경우도 있다. 원인으로는 여러 가지 설이 있지만, 혈관의 이상반응이라는 설이 유력하다. 이것은 혈관 수축 시에 섬휘암점 등의 뇌허혈 증상이 나타나고 뒤이어 혈관확장에 의해 박동성 두통이 생긴다는 설이다(**그림 14-1**).

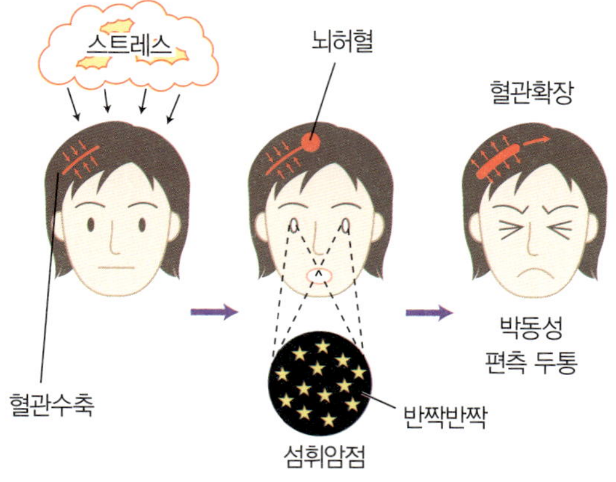

[그림 14-1] 조짐을 동반하는 편두통

2. 분류 및 증상

편두통은 다음과 같이 분류된다.

1) 전증상을 동반하는 편두통 Migraine with aura → 전형적 편두통 Classic migraine

젊은 여성에게 많이 나타나며, 전체 편두통의 30% 정도를 차지한다.

수십 분의 혈관수축에 의한 시야결손이나 섬휘암점 등의 시각성 전증상이나, 전기가 통하는 것처럼 찌르르 하거나, 콕콕 찌르는 듯한 이상감각의 전증상에 이어서, 오심 · 구토 · 설사 등의 소화기 증상을 동반한 편측성의 이마~관자부위의 박동성 두통이 나타난다. 두통은 수 시간 또는 1~2일 계속된다. 발작은 수 주마다 일어나는 경우가 많고 두통 부위는 변화한다. 또 두통 발작 후에 팔 · 다리 등에 마비가 없어지지 않고 남아 있을 수도 있다. 빛, 소리, 후각에 대한 과민 증상 및 구역질, 구토를 동반한다.

2) 전증상을 동반하지 않는 편두통 Migraine without aura → 보통형 편두통 Common migraine

뚜렷한 전증상이 없고, 편측성으로 이마~관자부위의 박동성 두통 증상을 나타낸다. 서서히 발생해서 발작시간이 긴 것이 특징적이며 아침에 많이 발생한다. 전증상이 있는 두통에 비해 발작이 일어나는 빈도가 높아 일상생활에 지장을 초래하는 경우가 많다. 편두통 중에서 가장 많으며(약 70% 정도), 역시 젊은 여성에게 많이 나타난다.

3. 치료

발작 시에는 확장된 혈관을 수축시키는 목적으로 주석산 ergotamine을 투여한다(ergotamine과 카페인의 합제인 cafergot®라는 약이 많이 사용된다). 단 고혈압, 동맥경화, 임신부에게는 금기이다. 또 산소흡입이 통증의 경감에 유효하다.

발작 간헐기에는 정신적인 스트레스 등 발작의 원인이라고 생각되는 것을 가능한 한 제거하도록 한다. 또 β-blocker나 칼슘길항제는 혈관수축 억제작용을 하므로 발작이 없는 시기에 예방적으로 사용한다. 더욱이 트립탄 제제(항세로토닌 수용체 저해제)는 상당히 효과가 있지만, 통증이 일어난 후가 아니면 효과가 없다(예방은 되지 않는다).

완치되기는 어렵기 때문에 통증을 억제하는 대증요법을 중심으로 치료한다.

1) 발작 시

(1) 약물요법

① 트립탄 제제(심근경색, 뇌혈관장애, 에르고타민 병용 등은 금기)

② 에르고타민제제

③ 진통제(NSAIDs, 아세트아미노펜)

(2) 비약물요법

악화요인을 피하고 어둡고 조용한 장소에서 안정을 취한다.

2) 비발작 시(예방)

(1) 생활지도

스트레스, 피로, 수면부족 및 과식, 음주 등의 요인은 피한다.

(2) 예방제

칼슘(Ca)길항제, 항간질제, 항우울제, β차단제 등

2 긴장형 두통 Ension headache

1. 개념

스트레스가 원인으로, 목 · 뒤통수의 근육긴장으로 발생한다(이전에는 근육수축형 두통이라고 하였다). 비박동성으로 경도에서 중등도의 두통을 보인다. 1차성 두통 중에서 가장 많아, 두통 환자의 약 절반을 차지한다. 남녀 발병률은 2 : 3이다.

긴장형 두통에는 두통발작이 몇 분에서 1주일간 지속되는 반복성 긴장형 두통과, 두통발작이 며칠에서 수개월에 걸쳐 나타나는 만성 긴장형 두통이 있는데, 시간이 지나면 반복성 긴장형 두통은 만성 긴장형 두통으로 이행하는 경우가 있다.

통증의 정확한 발생기전은 아직 밝혀지지 않았지만, 말초성 요소(두개주위근의 통증역치의 저하)와 중추성 요소(뇌의 통증제어계 이상)가 관계되어 있는 것으로 알려져 있는데, 반복성 긴장형 두통은 말초성 요소가, 만성 긴장형 두통은 중추성 요소가 통증 발생에 중요한 역할을 하고 있는 것으로 추측된다.

2. 원인

다양한 원인으로 머리를 지탱하는 뒷목부분의 근육긴장(결림)이 발생하여 두통으로 이어진다.

원인으로는 정신적 · 신체적 스트레스, 불안, 우울증, 운동부족, 엎드린 자세, 눈피로, 약한 목, 둥그스름한 어깨, 턱관절 이상 등을 들 수 있다.

3. 증상

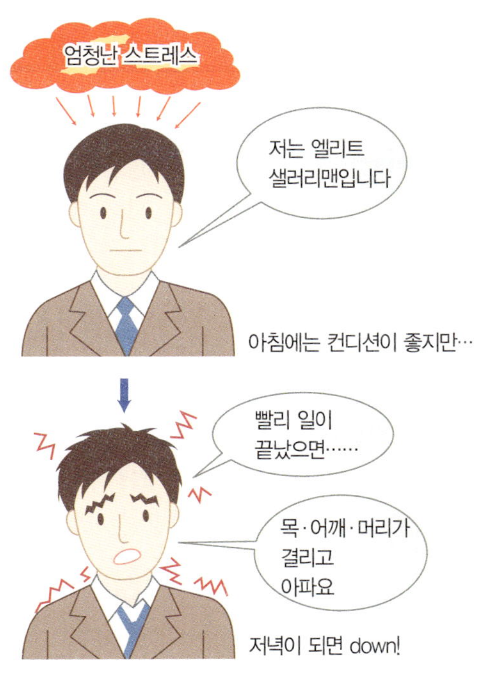

[그림 14-2] 긴장형 두통

아침보다 저녁에 강하고 양측성으로 조이는 듯한 지속적인 통증을 호소한다**(그림 14-2)**. 후두부 두개골 주위에서 많이 나타나며, 비박동성이고 양측성이다. 통증의 강도는 경도에서 중등도이고 일상동작으로 악화되지는 않는다. 빛이나 소리에 과민반응을 보이거나 구역질 및 구토를 동반하는 경우는 거의 없다. 또 맑은 날에는 증상이 가볍지만 저기압인 날씨에는 심해지는 날씨 의존성도 나타난다. 정신적 요인이 커서, 우울증 증례의 65%에서 이 형태의 두통이 나타나며, 또 이 형태의 두통 환자 60% 이상에서 우울증이 나타난다는 보고도 있다. 또 편두통이나 외상성 두통에 동반되는 경우도 있다. 촉진을 하면 두개골 주위에 압통이 증가하는 경우가 있다.

4. 치료

두통을 일으키는 정신적, 신체적 스트레스를 제거하는 것이 최우선이지만, 중증의 경우는 약물요법이 필요하다. 약물요법에서는 진통제(NSAIDs 등), 예방제(항우울제)를 투여하며, 그 외에 스트레칭, 두통체조, 인지행동요법 등을 실시한다.

3 군발 두통 Cluster headache

1. 개념

편측 안와부위에서 관자부위에 걸쳐 도려내는 듯한 격렬한 통증 발작이 나타나는 두통이다. 유병율은 약 0.01%로 드물다.

군발 두통에는, 발작이 지속되는 군발기와 1개월 이상의 관해기를 반복하는 반복성 군발 두통(약 85%)과, 1년 이상 만성적으로 발작을 반복하는 만성 군발 두통(약 15%)이 있는데 이 경우에는 관해기가 없으며 있어도 1개월 미만이다.

발작의 기전은 밝혀지지 않았지만 시상하부를 발생원으로 보는 설, 삼차신경과 혈관이 관계되어 있다고 보는 설, 내경동맥/속목동맥 주위에 발생원을 찾는 설 등이 있다.

2. 증상

20~40대의 남성, 특히 큰 키, 애주가, 담배를 많이 피우는 사람(Heavy smoker)에게서 많이 발생한다(남녀비율 5 : 1).

주로 심야에 갑자기 편측 안와부를 도려내는 듯한 극심한 통증이 1시간 정도 지속되는데 대략 1개월간 매일 거의 같은 시간대에 발작이 나타난다(**그림 14-3**). 그래서 이것을 발작성 야간 두통이라고도 한다.

편두통이나 지주막하출혈에서는 두통으로 인해 몸을 움직일 수가 없지만, 군발 두통에서는 극심한 통증으로 괴로워 뒹굴거나 이리저리 돌아다니거나 머리를 두드리는 등의 행동을 보인다. **눈물흘림(유루), 결막충혈, 코막힘, 콧물, Horner 증후군** 등의 자율신경증상이 동반된다. 심야에 주로 발생하는 것은 REM 수면과 관련이 있기 때문으로 생각된다.

감별질환으로 급성 부비강염, 삼차신경통 등을 들 수 있다.

3. 치료

두통 발작이 지속되는 군발기에는 대부분 알코올에 의한 두통발작이 많이 발생하기 때문에 환자는 음주를 삼가야 한다.

급성기 치료로는 트립탄 제제의 피하주사 및 100% 산소흡입을 실시하고, 예방제로는 칼슘길항제를 투여한다.

전형적인 특징

- 1년에 ①회의 군발기
- ①개월 동안
- 매일 ①회
- 오전 ①시에
- ①시간
- ①측(한쪽)의 안와부위가
- ①번째로 아프다

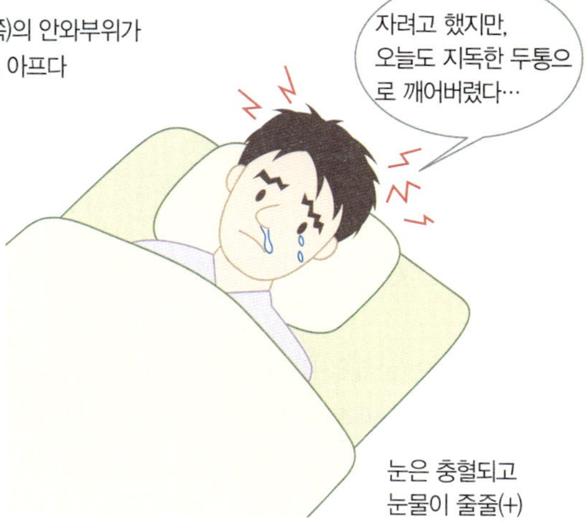

자려고 했지만, 오늘도 지독한 두통으로 깨어버렸다…

눈은 충혈되고 눈물이 줄줄(+)

[그림 14-3] 군발 두통

두통 핵심정리

병태생리로 보는 두통

두통은 신경과에서 가장 많이 호소하는 증상이다. 두통은 머리에서 느끼는 심부통이나 투사통을 말한다. 극히 일반적인 증상을 보임에도 불구하고 그 발병 원인이나 상세한 기전에 대해서는 완전히 밝혀져 있지 않으며, 정신적 요소가 많이 관여하는 증상으로 생각되고 있다.

	편두통	긴장성 두통	군발 두통
병 인	• 혈관의 이상반응 • 신경의 과다흥분	• 정신적·신체적 스트레스 • 불안, 우울증 • 운동부족, 엎드린 자세 • 눈 피로 • 턱관절 이상	• 발작의 기전은 아직 밝혀지지 않았음(시상하부 발생원설, 삼차신경과 혈관의 관계설, 내경동맥 주위 발생원설 등이 있다).
병 태	• 주기적으로 편측성 박동성 두통을 나타냄 • 20~40대의 젊은 여성에게 많이 발생 • 비교적 가족성을 나타냄	• 비박동성으로 경도에서 중등도의 두통 • 1차성 두통 중에서 가장 많다.	• 20~40대 남성, 애주가, 애연가에서 많이 발생 • 반복성 군발 두통과 만성 군발 두통
증 상	• 발작 전이나 발작에 동반하여 시각성·소화기성(오심, 구토) 증상 • 두통 발작 후에 팔·다리 등에 마비가 남을 수 있음 • 빛, 소리, 후각에 대한 과민 증상 및 구역질, 구토 동반	• 아침보다 저녁에 통증이 강함 • 양측성으로 조이는 듯한 지속적인 통증 • 비박동성, 양측성	• 편측 안와부위에서 관자놀이에 걸쳐 도려내는 듯한 격렬한 통증 발작 • 눈물흘림, 결막충혈 • 코막힘, 콧물 • Horner 증후군
치 료	**발작 시** • 약물요법 – 트립탄 제제 – 에르고타민 제제 – 진통제(NSAIDs, 아세트아미노펜) • 비약물요법 – 악화요인을 피하고 어둡고 조용한 장소에서 안정을 취한다. **비발작 시** • 생활지도 • 예방제(칼슘길항제) 투여	• 두통의 원인인 스트레스 제거 • 약물요법 – 진통제, 예방제 투여 • 스트레칭, 두통체조, 인지행동요법	• 금주 • 트립탄 제제 피하주사 • 100% 산소흡입 실시 • 예방제(칼슘길항제) 투여

XIV

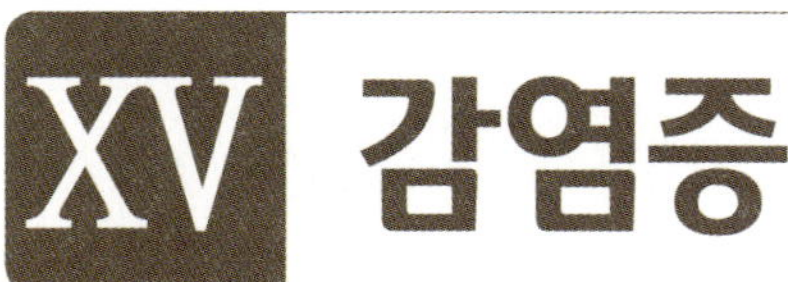

XV 감염증

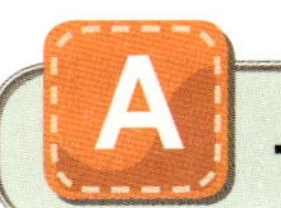

A 총론

신경계의 감염증은 크게 나누어 뇌수막염, 뇌염, 뇌농양의 3가지가 있다. 그 중에서도 뇌수막염이 가장 중요하다. 이 3가지 외에 Reye 증후군에 대해서도 살펴보도록 하겠다.

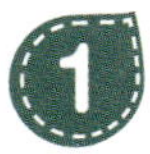

1 뇌수막염 Meningitis

1. 개념

뇌수막에는 경질막, 지주막/거미막, 연질막의 3종류가 있지만, **뇌수막염**은 주로 **연질막**에 발생한 감염으로 인해 발생하는 염증이다. 염증의 원인은 세균, 결핵균, 진균, 바이러스, Lyme병, 기생충 등이다. 감염증은 아니지만 악성 종양이나 결합조직질환(전신홍반루푸스〈SLE〉, Behcet병, 사르코이드증 등), 척수조영술(myelography) 후 등에서도 수막염이 일어나는 경우가 있다. 원인이 무엇인가에 따라 경과가 다르므로 다음과 같은 관계는 반드시 기억해 두자.

① 급성 경과를 나타내는 것…세균, 바이러스(특히 단순 헤르페스)
② 아급성 또는 만성 경과를 나타내는 것…결핵균, 진균, 악성 종양

2. 증상

증상은 크게 두 가지로 나눌 수 있다.

① 수막자극 증상…목경직(neck stiffness), Kernig 징후, Brudzinski 징후
② 뇌압항진 증상…두통, 오심, 구토, Cushing 현상

3. 검사

위와 같은 증상이 보여 뇌수막염이 의심되면 뇌척수액 검사를 실시한다). 뇌척수액 소견으로 원인에 대한 감별진단이 가능하다. 뇌척수액 소견에 의한 감별진단을 **표 15-1**에 요약해 놓았다.

어떤 질환이나 뇌척수압과 단백질은 반드시 상승하므로 세포수의 증가, 특히 다핵성과 단핵성 중에 어느 쪽의 백혈구가 우위로 증가하는가 하는 것과, 당의 저하가 나타나는지의 여부가 감별의 포인트가 된다.

표에서는 여러 가지로 망라되어 있는데, 기억할 포인트는 다음의 2가지이다.

① 뇌수막염에서는 당(glucose)이 정상이면 바이러스성이다.

② 당이 저하되면 바이러스 이외의 원인을 생각해야 하는데, 다핵성이면 세균, 단핵성이면 곰팡이와 결핵균 등이 원인균이다.

각종 뇌수막염	외관	압력(옆누움자세) (mmH_2O)	세포수 ($/mm^3$)	단백 (mg/dL)	당 (mg/dL)	Cl^- (mEq/L)	기타
정상	수양, 투명	70 ~ 180	5 이하	15 ~ 45	50 ~ 80	120 ~ 130	
바이러스성 수막염	수양 일광 미진	상승	수십 ~ 수백 단핵구	상승*	정상	정상	Herpes virus에서는 종종 출혈성 뇌염(적혈구가 나타난다), mumps virus에서는 당이 저하된다
세균농성 수막염	혼탁, 농성	상승	수십 ~ 수백 다핵구	상승*	저하	저하	세균 검출
결핵성 수막염	수양, 가끔 xanthochromia	상승	수십 ~ 수백 단핵구 (조기에는 다핵구)	상승*	저하	현저한 저하	방치하면 tryptophan(+), fibrinnet 형성(섬유소망), Cl^- 감소, ADA 활성 상승
진균성 수막염	수양, 가끔 xanthochromia	상승	수십 ~ 수백 단핵구 (조기에는 다핵구)	상승*	저하	저하	*Cryptococcus* (묵즙염색), *Candida*가 많다
수막암종증 (meningitis carcinoma)	수양 ~ 혼탁	정상 ~ 상승	단구, 종양세포	상승*	저하	정상	종양세포(+)

* 단백질 증가는 Pandy 시험(단백질에 반응)이나 Nonne-Apelt 시험(globulin에 반응)으로 검사한다.
단백질이 증가하고 있지만 세포수가 정상인 경우를 단백세포해리(albuminocytologic dissociation)라고 한다.

[표 15-1] 주요 뇌수막염에 나타나는 뇌척수액 소견

4. 원인별 뇌수막염의 특징

1) 바이러스성 뇌수막염

뇌척수액 소견으로 세균을 분류할 수 없기 때문에 무균성 뇌수막염이라고도 한다. 뇌척수액 소견에서 "당이 정상이고 세포수가 림프구 우위로 증가"하는 경우에는 바이러스성을 생각해야 한다. 원인 바이러스에는 다음과 같은 것이 있다.

① enterovirus(coxsackie virus, echovirus)…전체 원인의 약 80%를 차지한다.
② mumps virus…유행성 이하선염에서는 뇌수막염이 동반된다. 전체 원인의 약 10%를 차지한다.
③ herpes simplex virus…나머지 원인이 이것이다. 원인으로는 II형이 I형보다 많다(참고로 말하면 I형이 헤르페스 뇌염의 원인으로서 중요하다).

일반적으로 바이러스성 뇌수막염은 enterovirus가 여름에 유행하기 때문에 여름에 많이 나타난다. 바이러스이므로 항생물질 등을 투여하지 않아도 안정과 대증요법만 사용해도 10~14일 정도면 후유증을 남기지 않고 치유할 수 있다.

2) 세균성 뇌수막염(급성 화농성 뇌수막염) Bacterial meningitis(acute purulent meningitis)

(1) 개념

세균성의 진단에는 뇌척수액 소견에서 "당이 저하되고 다핵구 우위의 세포수의 증가"가 나타나는 것이 중요하다. 다음으로, 세균이 원인이라는 것을 알았다고 해도 실제 여러 종류의 세균이 있으므로 다시 원인균을 밝혀내야 한다. 균을 식별하는 데 있어서 중요한 정보는 환자의 나이이다. 환자의 나이를 알게 되면 그 나이에서 걸릴 빈도가 높은 균이 무엇인지 대략 정해져 있기 때문이다. 다음과 같이 정리해 보자.

① 신생아(생후 약 1개월)
- B군 용혈연쇄구균(G(+) 구균)
- 대장균(G(−) 간균)
- 인플루엔자균(G(−) 간균)

② 영유아(생후 2개월 ~ 6세 미만)
- 인플루엔자균(G(−) 간균)
- 폐렴구균(G(+) 구균)
- 수막염균(G(−) 구균)

③ 초등학생~성인(6세 이상)
- 폐렴구균(G(+) 구균)
- 인플루엔자균(G(−) 간균)
- 수막염균(G(−) 구균)

균의 이름에 Gram 염색을 했을 때의 소견을 추가해 놓았다. Gram 염색표본은 시험에서도 때때로 출제되는 중요한 정보이다. 연령과 Gram 염색소견을 조합시키면 여기에 열거된 균은 모두 구별할 수 있다. 감염경로는 폐렴 등을 시작으로 하는 경우가 많아, 주로 폐에서 혈행성으로 뇌수막에 도달하여 발생한다.

(2) 증상

세균성 뇌수막염에서는 다음과 같은 증상이 빠르고 강하게 발병한다.

대개의 경우 초기에 두통, 발열, 구토 등을 보이고, 진행되면서 두개내압 항진 및 뇌부종에 따른 의식장애가 나타난다. 뇌수막자극증상으로 목경직, 케르니히(Kernig)징후 등이 나타난다.

뇌수막염의 3대 증상으로는 의식장애, 발열, 목경직이며, 그 밖의 소견으로는 피진, 경련, 뇌 국소증상이 나타난다.

외견으로는 단순한 감기처럼 보이는 경우도 있으므로 두통이나 목경직 등의 뇌수막자극증상은 진단의 중요한 포인트가 된다.

(3) 검사

수액검사에서 압력 증가, 세포수(호중구) 증가, 단백질 증가, 당 저하 등이 보인다.

수액배양을 통해 균이 확인되면 확정진단한다(항원검출법, PCR법도 유용하다).

(4) 치료

치료는 원인균이 많은 것에 비해서는 어떤 균에도 공통되고 단순하다. 암피실린(Ampicillin)+겐타마이신(gentamicin) 또는 암피실린+제3세대 세펨계 항생제가 사용된다.

조기에 치료를 시작하는 것이 중요하다. 원인균이 확인될 때까지 기다리지 않고 곧바로 치료를 시작한다.

검체의 염색에 의해 원인균이 확인된 경우에는 항균제를 투여한다.

염색 결과가 명확하지 않은 경우에는 환자의 연령에 따라 항균제를 투여한다. 원인균이 확인되면 그에 맞는 효과적인 항균제로 교체한다.

항균제를 투여하기 직전이나 또는 동시에 부신피질스테로이드를 병용한다.

3) 결핵성 뇌수막염

뇌척수액 소견을 복습해 보자. 결핵성과 다음에 이야기할 진균성은 양쪽 모두 "당의 저하, 단핵구 우위의 증가"가 특징이다. 그러면 이 두 가지는 어떻게 구별하는가? 하나는 **표 15-1**에도 있는 것처럼 염소이온 농도의 차이가 중요하다. 진균성에서도 저하되지만 결핵성에서는 뚜렷한 저하를 초래한다. 또 하나 중요한 것은 뇌척수액을 하루 동안 방치해 두면, 피브리네트가 형성된다는 점이다. 결핵성의 특징이므로 기억해 두자.

그런데 결핵성 뇌수막염은 폐에 생긴 병소로부터 혈행성으로 흘러 2차적으로 발생하는 경우가 많다. 의외로 1~6세 미만의 유아에게 발생하기 쉬우므로 주의해야 한다. 뇌척수액 중의 결핵균을 식별하기 위해서는 Ziehl-Neelsen 염색 후의 현미경검사, 오가와(小川)배지

(Ogawa's medium), PCR을 사용한 결핵균 유전자의 분류 등의 방법이 있다. 치료에서는 isoniazide와 rifampicin을 병용하지만 streptomycin은 뇌척수액으로의 이행이 낮기 때문에 사용하지 않는다. 또한 약물을 직접 뇌척수강내로 투여하는 것도 금지한다.

4) 진균성 뇌수막염

앞에서 설명한 것처럼 결핵성과의 구별이 중요하다. 양쪽 다 아급성으로 경과한다. 그런데 진균 중에서도 원인으로서 가장 많은 것은 *cryptococcus*이다. 그 밖에 *candida* 등도 있지만 우선 *cryptococcus*만 기억해 두자. 진균감염증은 일반적으로 세포성 면역이 저하된 사람에게서 발생한다.

즉, 면역억제제나 부신피질스테로이드 등을 사용한 경우나 악성 질환에 걸린 사람에게서 발생한다. *Cryptococcus*도 예외 없이 그렇게 면역력이 저하된 사람에게서 나타난다. 진단에 있어서 중요한 것은, 그러한 면역력 저하를 초래할 만한 배경이 있는가, 없는가를 우선 알아야 한다는 것이다.

그 다음으로는, 경과나 뇌척수액 소견이 결핵성 수막염과 매우 흡사하므로 그것과의 감별이 중요하다. 진균성 뇌수막염, 특히 *cryptococcus*에 의한 경우는 뇌척수액의 먹물염색(india ink)이 중요한 단서가 된다. 협막에 싸인 *cryptococcus*가 먹물(india ink) 속에서 보이면 진단을 내려도 된다(**그림 15－1**).

치료에서는 amphotericin B의 정맥주사와 fluconazole 정맥주사를 병용하는 요법을 실시한다. Amphotericin B는 뇌척수액으로 이행하기 힘든 약이므로 직접 뇌척수강내로 투여하는 경우도 있다.

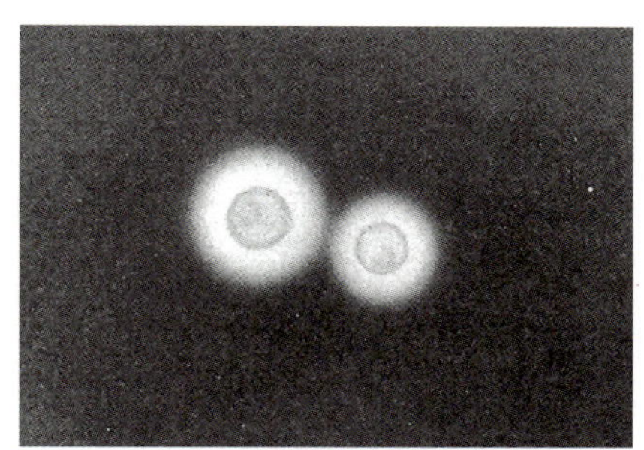

[그림 15－1] *Cryptococcus*

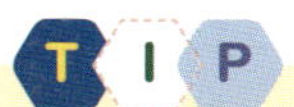

뇌수막염의 진단

뇌수막염을 진단할 때에 중요한 것은 증상이다. 증상을 파악하고 뇌척수액 검사를 하면 확진할 수가 있다. 그러기 위해서는 역시 진료 시 환자로부터 증상을 들을 때에도 뇌수막염을 염두에 두고 생각하는 습관이 몸에 배어야 한다. 성인의 경우는 두통의 호소가 명확하게 나타나는 경우가 많다. 그러나 소아 특히 영유아인 경우는 머리가 아프다고 말하지 못하기 때문에 신체소견을 확실히 찾아내 판단을 내리는 것이 중요하다. 소아에서는 목경직 등의 소견을 찾아내기 힘들기 때문에, 그것이 음성이라고 해서 뇌수막염을 부정해서는 안 된다. 양성이라면 물론 뇌수막염이라고 생각할 수 있지만 음성이라도 뇌척수액 검사를 적극적으로 실시하는 경우가 있다. 특히 대천문/앞숫구멍이 아직 폐쇄되어 있지 않은 유아는(대천문은 생후 1년 6개월 정도 되어야 폐쇄된다), 대천문의 팽창이나 경련 등의 소견이 뇌수막염을 의심하는 키포인트가 된다.

따라서 유아에서는 뇌수막염 증상이 전형적인 것은 아니므로 뇌수막염이 의심되면 지체 없이 검사, 치료를 해야 한다. 전형적인 증상과 징후가 나오기를 기다리다가는 너무 늦어 버리기 때문이다. 특히 치료에서 항생물질을 투여하는 경우에도 "원인균을 분류해서 그것에 효과가 있는 항생물질을 선택해 투여"하다가는 완전히 때를 놓쳐버리기 때문에 원인균의 분류를 기다리지 말고 치료를 시작한다. 소아의 세균성 수막염에는 제1선택약으로 ampicillin과 gentamicin이 사용된다는 것도 기억해 두자.

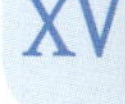

뇌수막염(뇌막염) 핵심정리

병태생리로 보는 뇌수막염(뇌막염)

뇌수막에는 경질막, 거미막, 연질막의 3종류가 있다. 뇌수막염은 주로 연질막에 발생한 감염으로 인해 발생하는 염증이다. 염증의 원인은 세균, 결핵균, 진균, 바이러스, Lyme병, 기생충 등이다. 감염증은 아니지만 악성 종양이나 결합조직질환(전신홍반루푸스〈SLE〉, Behcet병, 사르코이드증 등), 척수조영술 후 등에서도 수막염이 일어나는 경우가 있다. 원인이 무엇인가에 따라 경과가 다르다.

병 인	• 세균(폐렴연쇄구균, 뇌막염구균 등) • 결핵균 • 진균 • 바이러스(바이러스성 뇌수막염의 원인) • Lyme병 • 기생충
병 태	• 세균, 바이러스(특히 단순 헤르페스)는 급성 경과를 나타내며, 결핵균, 진균, 악성 종양은 아급성 또는 만성 경과를 나타낸다. • 뇌척수액의 혼탁 • 뇌혈관의 울혈, 혈전증 • 뇌실 안의 삼출물 축적 • 뇌척수압의 상승 • 연막과 지주막의 유착
증 상	• 세균성 뇌막염 증상: 목 경직, Kernig 징후, Brudzinski 징후, Cushing 현상 • 두개내압상승 증상: 오심, 구토, 두통, 발열, 발작 • 혈관기능장애: 산재성 혈관내응고(DIC) 초래 • 권태감, 불안정, 지남력 상실, 혼수, 섬망증, 광선공포증

진단 및 검사

뇌척수액 검사 : 뇌척수액 소견으로 원인에 대한 감별 진단이 가능하다.

	압력	색깔	세포	당	단백
세균수막염	↑	탁함	PML ↑	↓	↑
결핵수막염	↑	탁함	Lymphocytes↑	↓↓	↑
곰팡이수막염	↑	맑음 또는 탁함	Lymphocytes↑	↓	↑
바이러스수막염	→	맑음	Lymphocytes↑	→	→

* PML: Polymorphonuclear leukocyte, 다형핵백혈구
* (↑: 증가, ↓: 감소, →: 정상)

치료

약물 치료

- 두통과 발열 조절을 위해 해열진통제를 투여한다.
- 항경련제, 항생제, 스테로이드제 투여
- 뇌부종 감소 위해 고삼투성 제제 투여
- 수막구균성 뇌막염 환자와 접촉한 경우에는 리팜핀(Rifampin)을 예방적으로 투여한다.

바이러스성 뇌수막염 치료

- 안정, 대증요법

세균성 뇌수막염 치료

- 3세대 세팔로스포린계 항생제 + 반코마이신 (±암피실린)
- 항균제를 투여하기 직전이나 동시에 부신피질스테로이드 병용

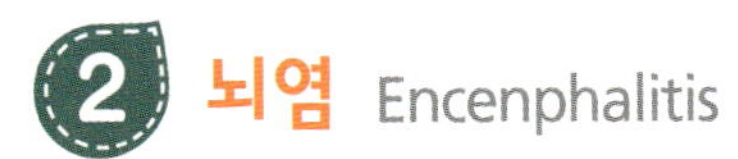

2 뇌염 Encenphalitis

1. 개념

뇌실질에서 발생하는 염증을 뇌염이라고 한다. 원인으로서는 virus, Rickettsia(진드기병 등), 세균(장티푸스 등), Spirochaeta(매독, weil병 등), 원충(malaria, toxoplasmosis 등)이 있다. 특히 중요한 것은 바이러스성 뇌염이다.

바이러스성 뇌염은 경과에 따라 다음과 같이 나눌 수 있다.

① 급성 뇌염
② 슬로우 바이러스(slow virus) 감염
③ 감염후성 뇌염

이 중에서 ③은 홍역, 풍진, 수두 등의 바이러스 감염 후에 발생하는 뇌염으로, 급성 파종뇌척수염(ADEM)으로서 발병하며 알레르기성 기전에 의해 유발되는 뇌염이다. 여기에서는 ①과 ②에 대하여 설명하겠다.

2. 급성 뇌염

바이러스는 피부나 점막으로부터 말초신경이나 뇌신경을 역행하여 중추신경에 도달한다. 예를 들면 togavirus(일본 뇌염)나 광견병 바이러스는 이러한 경로로 감염된다. 한편 기도나 장관에서 증식하여 혈행을 통해 2차적으로 중추신경에 도달하는 것도 있다. Poliovirus나 coxsackievirus 등의 enterovirus가 이러한 감염경로를 거친다.

여러 가지 원인 바이러스 가운데 급성 뇌염을 일으키는 가장 중요한 바이러스는 단순 헤르페스 바이러스이다. 지금부터 이 바이러스성 뇌염에 대하여 상세하게 살펴보겠다.

3. 단순 헤르페스뇌염 Herpetic encenphalitis

1) 개념

단순 헤르페스바이러스(herpes simplex)는 DNA 바이러스로 I형과 II형이 있다. 소아 · 성인의 뇌염은 주로 I형이 원인이다. II형은 모친으로부터 신생아에게 산도 감염되며, 전신감염이나 뇌수막염의 원인이 된다. 바이러스는 피부나 후점막의 표면에 존재하는 말초신경이나 삼차신경, 후각신경의 신경말단으로부터 침입하여 축삭을 올라가 뇌에 도달하는 것으로 생각된다.

10세 이하와 21~30세에 가장 많이 발생하여 소아와 청년에게서 주로 발생하는 질환이라 할 수 있다. 바이러스성 뇌염 전체에서 차지하는 비율은 10~20% 정도이다.

2) 증상

한쪽 측두엽이 가장 침범당하기 쉬우며, 해마, 전두엽 아래부분, 대상회/띠이랑 등도 장애를 받는다. 급성기에는 그들 부위에 강한 출혈과 괴사가 나타나 급성 출혈성 괴사성 뇌염이라고도 한다. 따라서 증상으로서는 두통, 목경직, Kernig 징후, 발열 등의 뇌수막자극 증상 외에, 위에서 말한 장애부위와 일치하는 증상이 나타난다. 측두엽~해마의 장애에 의한 증상으로서는 의욕저하, 행동이상, 추체로 증상, 편마비, 경련발작 등이 있다.

3) 검사

뇌척수액 소견은 바이러스성 수막염과 같다고 생각해도 좋다. 당은 정상이며, 세포는 단핵구 우위의 증가가 나타난다. 단백질도 상승한다. 단, 출혈이나 괴사가 심하게 발생하기 때문에 외관이 xanthochromia를 보이는 경우가 있다. 또 CT 등의 영상진단도 유용한데, 측두엽에서 괴사된 영역을 중심으로 low density가 나타난다. 뇌파에서는 주기성 동기성의 높은 진폭 느린파가 나타난다. 확진을 위한 검사에서는 혈청 및 뇌척수액 중의 herpes virus I형 항체가(antibody titer)를 측정하는 것이 중요하다.

4) 치료

Acyclovir의 점적정맥주사가 유효하다. Acyclovir는 제1선택약으로서 시험에서도 자주 출제되므로 반드시 기억해 두자. 그 밖의 치료로는, 뇌부종에 mannitol 제제 등을 일시적으로 사용하는 경우가 있다.

4. 슬로우 바이러스 감염 Slow virus infection

이 뇌염의 특징은 ①오랜 기간에 걸쳐 잠복기가 있고, 그 사이에 뚜렷한 증상을 나타낸다는 것, ②일단 발병하면 증상은 서서히 진행되어 마지막에는 죽음에 이른다는 것 등이다. 앞에서 본 급성 뇌염과는 상당히 증상이 다르다. 즉, 두통, 발열, 목경직 등의 증상은 슬로우 바이러스 감염에서는 보이지 않는다. 지능저하나 간대성 근경련 등의 불수의운동(추체외로 운동장애), 추체로장애(편마비) 등의 증상으로 시작된다. 따라서 염증성 질환이라기보다는 변성질환에 가까운 양상을 띤다고 할 수 있다. 대표적인 질환으로는 Creutzfeldt-Jakob병, 아급성 경화범뇌염(SSPE), 진행다초점 백색질뇌증(progressive multifocal leukoencephalopathy)이 있다.

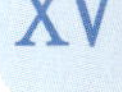

5. Creutzfeldt-Jakob병 C-J병

이 질환은 바이러스가 아닌 프리온(prion)이라 불리는 감염성 단백입자가 원인으로 발생하는 질환이다. 각막이식이나 뇌외과수술 등에 의해 프리온이 전파되어 감염된다고 생각된다. 영국에서 일어난 "광우병" 소동도 프리온에 감염된 소의 고기를 먹어 변이형 C-J병이 발병해서 문제가 되었다. 40~60세에 발병해서 진행성 치매, 추체로 증상, 간대성 근경련을 중심으로 한 추체외로 증상 3가지를 주요 징후로 하여, 수개월~1년 반 정도 무동성 무언상태, 대뇌제거경직을 거쳐 사망에 이른다. 대뇌피질에 해면상 변성이 생기고 뚜렷한 뇌 위축을 초래하며, CT에서도 그러한 대뇌의 위축이 나타난다. 그리고 뇌파에서는 주기성 동기성 방전이 나타난다. 뇌척수액 검사에서는 압력, 당, 세포수 등 모두가 정상소견이며 이상이 없다.

현재로서는 유효한 치료법이 없다.

6. 아급성 경화범뇌염 Subacute sclerosing panencephalitis : SSPE

SSPE는 장기간에 걸쳐 paramyxovirus(홍역 바이러스, 유행성 이하선염)가 뇌내에 지속성으로 감염을 일으켜 발생하는 질환이다. 증상이 처음 나타나는 연령은 12세 이하이며 5~6세에 peak를 나타낸다. 초기증상은 지능저하, 간대성 근경련 간질, 성격변화로 나타나다가 마침내는 정신장애, 시력장애, 경련이 나타나 혼수, 대뇌제거경직에 빠지게 되며, 대체로 2년 정도의 경과기간을 거쳐 사망한다. SSPE가 발생하는 어린이의 대부분은 2세 이전에 홍역에 걸렸었거나 또는 홍역 백신을 섭취하여, 그때에 몸속에 들어간 바이러스가 3~10년의 잠복기간을 거쳐 발병한다. 발생빈도 그 자체는 극히 낮아 홍역 환자 100만 명에 대해 2~6명 정도이다.

검사에서는 뇌척수액 중 IgG의 수치가 높거나 paramyxovirus(varicella-zoster virus) 항체가가 상승되는 것이 진단의 중요한 단서가 된다. 또 뇌파에서는 주기성 동기성의 높은 진폭의 느린파가 나타나 진단의 참고가 된다.

발병 후 약 1년이 지나면 무동성 무언이 되며 수년이 지나면 사망하는데 치료에 의해 수명이 연장될 수 있다.

치료에서는 원인요법과 대증요법으로 나눌 수 있는데 원인요법에서는 이소프리노신을 경구투여하거나 인터페론, 리바비린을 활액강내 또는 뇌실내에 투여한다.

대증요법에서는 간대성근경련증(myoclonus), 경련 등에 대해서 약제를 투여한다.

PSD를 나타내는 질환

- SSPE
- C-J병
- herpes 뇌염
- 무산소뇌증

7. 진행다초점 백색질뇌증 Progressive multi-focal leukoencephalopathy : PML

PML은 대뇌백색질을 중심으로 하여 다발성으로 수초탈락이 나타나는 진행성 질환이다. PML에는 발병의 기폭제 역할을 하는 기초질환이 있는데, 그 중에서도 Hodgkin병이 가장 많고, 그 외에 백혈병이나 SLE, 악성 종양, 사르코이드증 등 세포성 면역의 저하를 초래하는 질환 등이 있다. PML은 papovavirus의 일종인 JC바이러스의 감염에 의해 일어난다. 세포성 면역기능이 저하됨으로써 보통은 증식이 억제되어 있던 JC바이러스가 희돌기교세포 내에서 증식하여 발병한다. 좀 더 구체적으로 설명하면, 대뇌백색질을 통과하는 축삭은 수초/말이집에 의해 감싸여 있는데 이 수초를 만드는 것은 희소돌기아교세포이다. 이 세포가 바이러스에 의해 침입을 받고 변성함으로써 수초가 파괴되어 수초탈락 상태가 되는 것이다.

발병 연령은 45~65세로 중장년에 많이 나타나며, 남녀비는 3 : 2로 남성이 약간 많다. 일반적으로 진행성 편마비로 시작되며 정신증상, 시력장애 등 백색질의 탈수초에 기인하는 증상이 나타난다. 3~6개월 경과하면 사망에 이른다.

XV

뇌염 핵심정리

병태생리로 보는 뇌염

뇌실질에서 발생하는 염증을 뇌염이라고 한다. 원인으로는 여러 가지가 있는데 특히 중요한 것은 바이러스성 뇌염이다. 바이러스성 뇌염은 경과에 따라 급성 뇌염, 슬로우 바이러스 감염, 감염후성 뇌염으로 나눌 수 있다. 여러 가지 원인 바이러스 가운데 급성 뇌염을 일으키는 가장 중요한 바이러스는 단순 헤르페스 바이러스이다.

병 인	• Virus(홍역, 풍진, 수두, 헤르페스 등) • Rickettsia(진드기병 등) • 세균(장티푸스 등) • Spirochaeta(매독, weil병 등) • 원충(malaria, toxoplasmosis 등)
병 태	• 바이러스가 피부나 점막으로부터 말초신경이나 뇌신경을 역행하여 중추신경에 도달한다. • 기도나 장관에서 증식하여 혈행을 통해 2차적으로 중추신경에 도달하기도 한다.
증 상	• 두통 • 목경직 • Kernig 징후 • 발열 • 의식저하 • 행동이상 • 추체로 증상 • 편마비 • 경련발작

진 단 및 검 사	• 뇌척수액 소견 – 당 정상 – 단핵구 우위 세포 증가 – 단백질 상승 • CT 등 영상진단 – low density • 뇌파 – 주기성 동기성의 높은 진폭 느린파

치 료	• 제1선택약인 아시클로버(Acyclovir)의 점적정맥주사 • 뇌부종에 만니톨(mannitol) 제제 등을 일시적으로 사용

3 인플루엔자뇌증

1. 개념

인플루엔자의 유행으로 유아기에 발병하는 급성 뇌증이다. 주로 5세 이하의 유아기에 발병하는데 급격한 의식장애의 진행과 예후의 불량을 특징으로 하는 질환이다.

2. 증상

인플루엔자에 감염된 5세 이하의 영유아에게 의식장애가 급속하게 발생한다. 경련이나 이상한 말과 행동이 증상의 중심이다.

사람을 정확하게 인식하지 못하고(부모를 알아보지 못한다), 음식물과 아닌 것을 구별하지 못한다(자신의 손을 깨무는 등). 환시 및 환시적 호소를 한다(만화 캐릭터, 동물이 보인다). 경련은 단순형과 복합형으로 구분되는데 단순형은 지속시간이 15분 이내이며 반복되지 않고, 좌우대칭의 경련을 보인다. 단순형 외의 것을 복합형이라고 한다.

3. 검사

두부 CT 및 MRI에서 다양한 유형의 부종성 변화가 나타난다.

확정진단은 의식상태를 평가하고, 두부 CT 검사를 해서 내린다.

4. 치료

1) 지지요법

- 심폐기능을 평가하고 안정시킨다.
- 경련 중첩 발작에 대해서는 디아제팜, 미다졸람 등을 투여한다.
- 체온관리는 아세트아미노펜으로 실시한다.

※ 아스피린, 디클로페낙, 메페남산은 금기이다.

2) 특이적 치료

- 항바이러스제는 인산오셀타미비르(타미플루), 자나미비어(리렌자)를 이용한다.
- 스테로이드펄스요법에는 메틸프레드니솔론을 이용한다.
- 감마글로불린 대량요법을 이용한다.

4 뇌농양 Brain abcess

1. 개념

뇌농양은 뇌실질내에 "농(고름)"이 고인 상태를 말한다. 시험에서는 조영 CT에서 고리조영증강(ring enhancement)하는 질환으로서 흔히 출제되고 있다.

원인균으로는 황색포도상구균(*S. aureus*), 폐렴구균(*Pneumococcus*), 연쇄상구균(*Streptococcus*) 등이 있다. 이들 균이 도대체 어떤 경로로서 뇌에 파급되어 고름을 만드는 것일까? 알아두어야 할 중요한 것으로서 뇌농양이 되는 사람의 70~80%는 부비동(강)염이나 중이염 등 이비인후과적 질환을 장기간에 걸쳐 앓은 경험이 있다. 즉, 만성 부비동(강)염 등을 치료하지 않고 방치함으로써 염증이 부비동에서 두개골을 통해 뇌실질까지 퍼져버리는 것이다. 중이염의 경우도 마찬가지이다.

만성 중이염의 심각한 말로인 진주종성 중이염에서는 뼈의 파괴가 일어나 염증이 뇌까지 미치는 위험한 상태가 된다. 위에서 말한 원인균은 이러한 이비인후과 질환의 원인균이기도 하며, 코나 귀의 병원균이 뇌까지 퍼져 발생한 것이 뇌농양이다.

염증의 직접 파급에 의한 경우 외에, 혈행성 경로를 거치는 경우가 있는데, 이것은 주로 심장질환이 원인이 되어 발생한다. 구체적으로는 감염성 심내막염이나 Fallot 4징후와 같이 오른쪽 → 왼쪽 단락(shunt)하는 청색증성 심장질환을 들 수 있다. 감염심내막염에서는 심내막에 부착된 세균이 혈류를 타고 뇌로 운반되어 뇌농양이 일어나는 것이다. 오른쪽 → 왼쪽 단락(shunt)하는 질환에서는 온몸순환을 하고 되돌아온 더러운 정맥혈이 폐모세혈관의 필터에 여과되지 않고 그대로 심장을 통과하여 좌심실 → 대동맥 → 전신으로 흐르기 때문에 뇌의 미세한 혈관 등에 세균이 걸려 거기에서 염증을 일으킨다는 기전을 생각할 수 있다.

2. 증상

뇌의 일부에 고름이 고여 있으므로 그 부위의 신경은 죽어버린다. 따라서 당연히 부위에 따른 국소신경증상(즉, 신경세포의 탈락에 의한 기능결손 증상)이 나타난다. 또 고름 덩어리가 주위의 뇌조직을 압박함으로써 두개내압이 상승한다. 그에 따라 두통이나 구토 등 이른바 뇌압항진 증상이 발생한다.

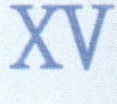

3. 검사

진단하는 데에 가장 중요한 것은 두부 CT 촬영이다. 단순 CT에서는 고름집의 중심부는 low density가 되고 주변은 약간 high density로 나타난다. 조영제로 enhance를 하면 앞에서도 말한 것처럼 고리조영증강(ring enhancement)이 나타난다.

4. 치료

세균이 원인인 경우가 많으므로, 우선 항생물질을 대량으로 투여한다. 제3세대 세펨계나 페니실린 항생물질은 뇌척수액으로의 이행에도 효과가 있다. 뇌압항진에 대해서는 글리세롤을 투여한다. 또한, 농양에 피막이 형성되어 있지 않으면 천자배농을 하거나 항생물질을 직접 주입하는 경우도 있다. 피막으로 싸인 후에는 피막과 함께 농양 전체를 절제한다.

뇌농양 핵심정리

병태생리로 보는 뇌농양

뇌농양은 뇌실질내에 "농(고름)"이 고인 상태를 말한다. 조영 CT에서 고리조영증강(ring enhancement)이 나타나는 것이 특징이다.

병 인	• 황색포도상구균, 폐렴구균, 연쇄상구균 등의 감염 • 머리 수술 후 합병증 • 두개 기저골절이나 경막열상을 동반한 두개골의 개방성 골절

병 태	• 코나 귀의 병원균이 뇌까지 퍼져 발생한 것이 뇌농양이다. • 만성 부비동(강)염이나 중이염, 유양돌기염 등을 방치함으로써 염증이 뇌실질까지 퍼지게 된다. • 전두엽, 측두엽, 소뇌에 호발한다. • 피낭의 핵과 피막으로 구성된다. • 뇌부종과 울혈을 동반한다. • 하나 또는 여러 개의 공동을 형성한다.

증 상	• 초기증상 : 오한, 발열, 식욕저하 • 국소신경증상(신경세포의 탈락에 의한 기능 결손 증상) • 두개내압 상승 • 뇌압항진 증상(두통, 구토 등) * **두통이 가장 일반적인 증상이다.** • 시력감퇴 및 운동·언어장애 • 졸림, 혼돈, 의식수준 변화

XV

진단 및 검사	• 두부 조영 CT or MRI 촬영 – 고름집의 중심부는 low density가 되고 주변은 약간 high density로 나타난다.

치료	• 항생물질 투여 – 제3세대 세펨계나 페니실린 항생물질 – 뇌압항진에 대해서는 고삼투성 이뇨제(mannirol)를 투여 – 항생제 치료는 수술 전부터 수술 후까지 계속한다. CT/MRI로 치료효과를 확인하면서 항생제를 투여한다. – 다발성 농양은 항생제 투여만으로 치료 가능하다. • 경련을 예방하기 위해 항경련제를 투여한다(치료 1-2년 정도까지 투여). • 경련 발작 시 기도 개방 유지 • 농양에 피막이 형성되어 있지 않을 경우 – 천자배농 – 항생물질을 직접 주입 • 농양이 피막으로 싸인 후 – 피막과 함께 농양 전체를 절제 *** 뇌농양 의심환자에게는 요추천자를 실시하지 않는다. 뇌탈출이나 뇌의 위치변화가 일어날 수 있고 이로 인해 뇌농양을 전파시킬 가능성이 있기 때문이다.**

5 Reye 증후군

1. 개념

감기와 비슷한 증상이 나타난 다음 급격하게 의식장애, 구토, 경련 등의 증상을 초래하여 3일 이내에 사망하는 무서운 증후군이다.

아직 원인은 잘 알려져 있지 않지만, 해열제로 많이 사용되는 아스피린이 원인으로 추측된다. 또 influeza B virus나 수두 바이러스(varicellazoster) 감염에 이어서 발생한다고도 알려져 있다. 이 증후군은 성인에게는 별로 나타나지 않고, 주로 5~15세의 소아에게서 나타난다. 따라서 초등학생 정도의 어린이가 감기와 비슷한 증상을 보인 후에 갑자기 의식장애를 일으키면, Reye 증후군을 의심해야 한다. 또 그런 감기증상을 보일 때 원인으로서 인플루엔자가 의심된다면 아스피린을 투여해서는 안 된다.

2. 검사

Reye 증후군에서는 뇌만 장애를 받는 것이 아니라 간에도 병변이 나타난다. 간이나 뇌에서 세포의 지방변성이 나타나거나, 세포내에 존재하는 미토콘드리아의 변성을 볼 수 있다. 확정진단을 위해서 간생검을 실시한다. 간은 간소엽 전체에 지방 방울이 침착되어 지방간의 상태가 된다. 이처럼 뇌와 간, 양쪽이 장애를 받는다는 점에 우선 주의하자. 검사소견에서 중요한 포인트가 되는 것도 실은 이러한 간기능의 장애를 근거로 하는 항목이다.

아래에 그 포인트를 열거하겠다.

- AST, ALT의 상승
- APTT, PT의 연장(응고인자의 합성장애 때문)
- 저혈당(간 글리코겐의 분해에 의해 당이 새로 생기지 않기 때문)
- 고암모니아혈증
- 황달은 나타나지 않는다(빌리루빈 수치는 정상).

뇌장애의 검사소견으로는 CK치의 상승 정도일 것이다. 증상으로서는 중요하지만 검사에서는 의미가 없다. 오히려 뇌척수액 소견에서 세포수가 정상인 것(8/3 이하)이 중요하다. 즉, 의식장애의 원인이 뇌수막염이나 뇌염에 의한 것이 아니라는 것을 확인하는 것이 중요하다.

3. 치료

사인은 뇌부종에 의한 뇌압항진 → 뇌탈출이다. 따라서 서둘러 뇌압을 내려주는 것이 중요하므로 우선, 만니톨(mannitol) 제제를 사용한다. 만니톨 제제는 글리세롤(glycerol)과 달리 대사되지 않는 물질이므로 투여하면 완전히 물을 끌어들이는 삼투압 물질로서 작용한다. 글리세롤은 대사가 서서히 되는 만큼 서서히 작용한다. 따라서 Reye 증후군과 같은 급성 뇌증에는 우선 만니톨제제를 투여한다. 그 밖의 대증요법으로는 저혈당에 대해 포도당을 투여하거나, 고암모니아혈증에 대해 lactulose, neomycin 등을 투여한다. 이와 같은 치료를 하여도 치사율은 30~40%이며, 대개는 3일 이내에 사망한다.

6 HTLV-I 관련 척수증 HTLV-I associated myelopathy : HAM

HTLV-I에 감염되면 일부에서 백혈병이나 척수장애를 일으키는 경우가 있다. 추체로가 장애를 받기 쉽고 양쪽 다리가 뻣뻣해지거나(경성대마비), 배뇨장애, 감각장애가 나타나게 된다. 치료는 부신피질스테로이드제, 인터페론, 혈장교환을 실시한다. HIV 치료제인 AZT도 사용하지만 효과에 대해서는 찬반 양론이 나뉘어 있다.

AIDS 치매 증후군

바이러스 및 면역인자가 모두 원인이 되어 발병한다. 증상은 기억장애, 무기력, 집중력 저하, 동작 완만 등이다. MRI 검사에서 뇌위축이나 광범위한 대뇌백색질의 병변이 나타난다. 치료는 역전효소 억제제 등을 이용해서 AIDS(acquired immunodeficiency syndrome)치료에 준하여 실시한다.

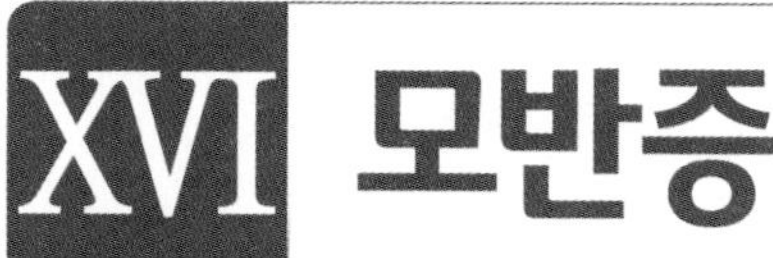

XVI 모반증

모반증(nevus)은 외배엽 유래인 피부와 신경에 이상을 초래하는 질환이다. 일반적으로 나타나는 이상증상에 대해 구체적으로 말하자면, 피부에서는 모반(즉, 검정사마귀)이 나타나고 신경계에서는 종양이 나타난다. 또 내장에도 종양이 동반되는 경우가 있다. 그러한 이상의 차이를 조합해서 몇 개의 질환으로 분류할 수 있다. 중요한 질환을 정리하면 **표 16-1**과 같다.

병명	피부	신경	기타
1. von Recklinghausen's disease (신경섬유종증)	• café au lait spot **(색소침착)**	• **피하의 신경섬유종** • 뇌수막종 • 신경아교세포종 • 양측성 청신경초종 • 시신경 아교세포종	• 상염색체 우성유전 • 10%에서 지능발달장애 • 종종 종양이 다발성으로 발육하여 코끼리 피부와 같은 피부증상을 나타낸다 • 반신비대 • 안구돌출
2. Bournervile-Pringle's disease (결절성 경화증)	• 엽상백반 • **얼굴좌우대칭성의 피지선종** • 손톱 밑의 섬유종 (Koenen 종양)	• 거대별아교세포종(giant cell astrocytoma) • 뇌수막종 • 별아교세포종 • **뇌실벽에 팽윤된 결절**(candle guttering) • 결절내 석회침착(3세 이후에 발현) • 무교통물뇌증	• 약 20%의 증례에서 상염색체 우성유전 • **재발성 간질발작** (West 증후군이나 Lennox- Gastaut 증후군의 동반) • **지능발달장애** • 망막종양 • 심장횡문근종 • 신장종양(혈관근지방종)
3. Sturge-Weber's disease	• 편측 얼굴의 삼차신경 1,2분지 영역의 혈관종(드물게 양측성) = 포도주색 모반	• **지주막하공간의 정맥성 혈관종** • 혈관종 바로 아래의 뇌의 국한성 위축과 석회화	• 단독으로 발병하는 경우가 많다 (상염색체 우성유전인 경우도 있다) • 90% 이상 경련발작 • 지능발달장애 • 반대쪽 편마비, 같은쪽 반맹 • 뇌고랑을 따라 선로모양의 석회화가 나타난다 • 녹내장과 소눈(안압의 항진)
4. von Hippel-Lindau's disease	• **망막혈관종**(망막은 피부가 아니지만, 편의상 피부로 분류한다)	• **소뇌의 혈관모세포종** (벽재결절을 동반하는 커다란 낭종이다)	• 상염색체 우성유전 • 시야가 안개낀 것처럼 뿌옇거나 시력이 저하되는 등의 눈증상 • 소뇌성 운동실조, 눈떨림 • 수두증/물뇌증에 의한 뇌압항진 증상 • 혈관모세포종에서 생산되는 erythro-poietin에 의한 적혈구증가증
5. Louis-Bar syndrome (ataxia teleangiectasia) 모세혈관확장성 소뇌실조증	• 안구결막의 모세혈관확장(빠르면 2세에서 발견되나 보통은 4~6세가 되어야 진단할 수 있다) • 얼굴, 사지의 모세혈관 확장	• 소뇌의 변성 (소뇌지주막하공간 및 소뇌실질내의 소정맥 확장과 소뇌 변성 위축) • **소뇌성 운동실조**(2세 전후에 뚜렷해진다)	• 상염색체 열성유전 • 세포성 면역의 면역기능 저하 • IgA, IgE의 감소(약 70%에서 나타 난다) • 폐·부비동 등의 반복성 감염증 • Hodgkin병, 세망세포육종의 동반 • 혈청 AFP의 증가 • 예후불량으로 10~20세에 사망

[표 16-1] 대표적인 질환

1 결절성 경화증 Tuberous sclerosis

1. 개념

대뇌에 결절성 병변이 많이 발생하는 상염색체 우성유전성 질환이다. 그러나 환자의 2/3는 돌연변이의 예이다. 간질이나 정신발달지체 등의 신경증상을 나타내며, 측뇌실벽에 생긴 종양은 무교통수두증(noncommunicating hydrocephalus)의 원인이 되기도 한다. 피부병변 중에서는 얼굴의 혈관섬유종이 특징이다.

망막과오종(약 50%), 신장혈관근 지방종(약 40%), 심장횡문근종(약 50%)을 합병하는 경우가 많다.

2. 증상

TSC1 유전자(9번 염색체에 존재) 또는 *TSC2* 유전자(16번 염색체에 존재)에 변이가 발생하여, 여러 장기에 세포의 분화, 크기 조절 및 증식에 이상을 일으킴으로써 다양한 증상이 나타난다. 얼굴혈관섬유종, 간질, 정신발달지체가 이 질환의 3대 특징이지만, 이들이 모두 나타나지 않는 경우도 많다.

간질은 피질결절이 원인으로 발생한다. 이 질환에 걸린 유아는 West 증후군을 합병하는 경우가 많으며, 그 밖에 전체 연령에서 부분 간질이 발생하기 쉽다.

① 피부증상

- 얼굴 : 좌우 대칭의 혈관섬유종
- 사지 및 체간 : 나뭇잎 모양의 흰색 반점, 가죽 같은 피부
- 손발톱 : 손발톱주위섬유종(Koenen 종양)

② 피부 이외의 증상

- 뇌 : 피질결절, 백질병변, 뇌실막하결절 → 간질(West 증후군 등), 정신발달지체
- 눈 : 망막과오종
- 심장 : 심장횡문근종 → 부정맥
- 신장 : 다발성 신장혈관근지방종, 신낭포, 신세포암

③ 증상이 나타나는 시기

결절성 경화증의 모든 증상은 **그림 16-1**과 같이 나타나는 시기가 다르다.

모든 증상 중 나뭇잎 모양의 흰색 반점은 유아기부터 나타나기 때문에 이를 간과하지 말고 뇌파를 측정하는 것이 중요하다.

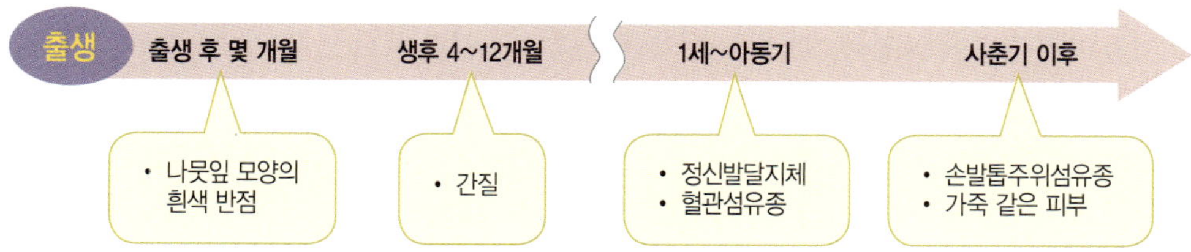

[그림 16-1] 결절성 경화증의 증상 및 출현 시기

3. 검사

머리 MRI 상에 백질병변이나 피질결절 등의 뇌내 병변이 나타난다.
머리 CT 상에 측뇌실벽에 많이 발생하는 석회화 등의 소견이 보인다.

4. 치료

각각의 증상에 대한 대증치료를 실시한다.

 신경섬유종증 1형 Neurofibromatosis type 1

1. 개념

다발성 신경섬유종과 담갈색반점(café au lait spot)을 특징으로 하는 상염색체 우성유전질환이며, 폰레클링하우젠병(von Recklinghausen's disease)이라고도 한다. 종양억제유전자 NF1(17번 염색체에 존재)의 변이로 세포증식이 충분히 억제되지 않아 다양한 종양이 발생하기 쉽다. 유전성 질환이지만 돌연변이의 발생률이 50~70%로 높다.

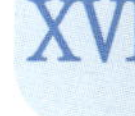

2. 증상

청년층에서 호발한다. 소아기부터 겨드랑이에 주근깨와 같은 색소반이 나타나기 시작해 아동기까지 전신에 엷은 갈색에서 짙은 갈색의 크기가 균일하지 않은 담갈색반점(café au lait spot)이 보이는데 이것은 이 질환의 중요한 소견이다. 출생 시부터 나타나는 경우가 많고

(95%), 늦어도 2세경까지 보인다. 이 반점이 6개 이상 나타나는 경우에 이 질환을 생각할 수 있다. 이들 피부병변에는 통증, 가려움 등의 자극증상은 없다.

또 전신의 피부에 비교적 부드러운 반구상 결절이 나타나는데, 보통의 피부색에서 갈색조의 크고 작은 다양한 반구 모양의 결절로 비교적 말랑하다. 이것을 피부신경섬유종이라고 하는데 이 질환의 95%에서 나타난다. 출생 시에는 보이지 않지만 사춘기 무렵부터 나타나기 시작해 이후 진행성으로 증가하며 커진다. 말초신경 속에 생긴 경우, 피하에 염주모양으로 이어진 피하결절이 나타난다.

눈에는 홍채과오종이 각각 2개 이상 보이는 경우가 많으며(70%), 시신경교종이 발생하기도 한다. 시신경교종은 시신경에서 시각교차에 걸쳐 발생하는 신경교종의 총칭으로, 대다수는 모양세포성 별세포종이다. 소아기(3~7세경에 절정)에 나타나는 경우가 많은데, 종종 양측성으로 나타난다. 증상이 없고 자연적으로 소실되는 경우도 많지만 간혹 시력저하 및 시야장애 등의 원인이 된다.

① 피부증상

- 겨드랑이 : 주근깨 모양의 색소반
- 전신 : 담갈색반점(café au lait spot), 피부신경섬유종

② 피부 이외의 증상 및 병변

- 뇌 : 경도의 지능장애(대부분은 정상)
- 눈 : 홍채과오종, 시신경교종
- 뼈 : 척추측만, 나비뼈날개의 뼈결손, 작은 키, 장관골의 협소화, 만곡, 가성관절 등

③ 증상이 나타나는 시기

위와 같은 증상은 나타나는 시기가 다르다(**그림 16-2**).

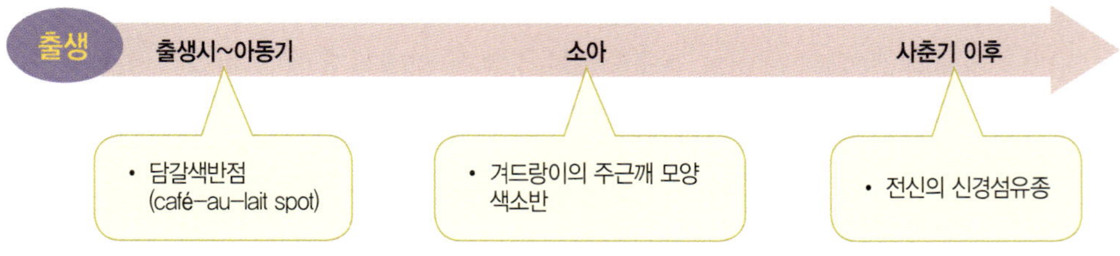

[그림 16-2] 신경섬유종증(1형)의 증상과 출현 시기

3. 치료

생명예후는 양호하기 때문에 대증치료를 실시한다.

신경섬유종증 2형 Neurofibromatosis type 2

1. 개념

신경섬유종증의 하나로 양측의 청신경초종(acoustic schwannoma)에 의한 시력장애를 주요 증상으로 한다. 신경섬유종증으로 분류되지만 신경섬유종이 아니라 신경초종이 발생한다. 1형과 달리 담갈색반점이 나타나는 경우는 드물다.

상염색체 우성 유전질환이지만, 약 절반이 돌연변이에 의해 발병한다.

이 질환에서는 뇌나 척수 등 다양한 부위에 신경초종이나 뇌수막종이 다수 발생한다.

2. 증상

NF2유전자(22번 염색체에 존재)의 변이가 원인으로 발생하는데, 20대 후반에서 30대에 이명을 느끼게 되고 종양이 확대됨에 따라 난청을 일으키게 된다. 또 종양이 커지면 안면신경(VII)이나 삼차신경(V)을 압박해 다양한 신경증상이 나타난다.

어지럼증 등의 전정신경증상도 나타나며, 눈 증상으로는 소아백내장이 나타난다.

피부 이외의 증상으로 다음과 같은 증상이 나타난다.

① 신경증상

- 양측 청신경초종
  - → 청력장애(이명, 난청)
  - → 전정신경증상(어지럼증, 휘청거림)
  - → 안면신경마비 등
- 기타 신경초종, 뇌수막종
  - → 다양한 신경증상

② 전신

- 담갈색반점(드물다)

③ 눈

- 소아백내장(juvenile cataract)

3. 검사

머리 MRI에서 양측성 청신경초종이 보인다.

4. 치료

종양에 대해 외과적 절제를 하지만 신경증상의 개선은 어렵다.

플러스 코너

1. 신경섬유종증 1형과 2형의 비교

신경섬유종증은 전체적으로 8개 유형으로 분류되는데, 그 중 약 90%가 1형이고 그 다음으로 2형이 많다.

	신경섬유종증 1형(NF1) (von Recklinghausen병)	신경섬유종증 2형(NF2)
유전형식	상염색체 우성유전	상염색체 우성유전
이상부위 (유전자산물)	17q11.2(neurofibromin)	22q12(merlin)
빈도	4,000명에 1명	50,000명에 1명
담갈색반점	거의 100%에서 보인다.	가끔 보인다.
주요 뇌종양	• 시신경교종	• 양측 청신경초종 • 삼차신경초종 • 뇌수막종 등
눈병변	홍채과오종(Lisch결절)이 약 70%에서 보인다 (시력은 정상)	소아백내장(시력장애 있음)
기타 증상	• 주근깨 모양 색소반(겨드랑이) • 빈혈 모반 • 소아황색육아종 • 척추측만	• 피부병변(−) 또는 약간 • 뼈병변

[표 A]

4 Sturge-Weber 증후군

1. 개념

얼굴의 광범위한 단순성 혈관종, 뇌연막의 혈관종에 의한 신경증상(경련, 편마비, 지능장애 등), 맥락막의 혈관병변에 의한 눈 증상(녹내장)을 3대 특징으로 하는 모반증이다. 유전성은 없으며 대부분 고립성으로 나타난다.

2. 증상

출생 시부터 얼굴의 삼차신경 제1·2지 영역(V_1, V_2)에 단순성 혈관종을 보이는 것이 특징이다. 출생 시부터 나타나는 융기되지 않은 적색반점으로 진피상층의 모세혈관이 기형성 변화로 확장되기 때문에, 붉게 보여 포도주색 반점(port-wine stain)이라고도 한다.

얼굴 편측의 삼차신경 제1, 2지 영역에 광범위하게 나타나는데 자연적으로 소실되지 않고 색이 짙어지는 경우는 색소레이저 치료를 실시한다.

혈관종과 같은 쪽 눈에는 녹내장이 나타난다. 3세경까지 안구는 신전성이 뛰어나기 때문에 녹내장에 의한 안압상승으로 각막신전이 쉽게 일어난다(소눈증, buphthalmos).

이 질환에서는 맥락막의 혈관종에 의해 방수의 흐름이 장애를 받아 녹내장을 일으키기 때문에 소눈증은 혈관종과 같은 쪽 눈에 발생한다.

뇌연막의 혈관종에 의해 대뇌피질이 손상되기 때문에 혈관종의 반대쪽에는 경련이나 편마비가 발생한다. 손상이 광범위한 경우에는 지능장애를 일으키는 경우도 많다.

3. 검사

조영 MRI T1 강조영상에서 혈관종과 같은 쪽의 대뇌표면에 **뇌연막의 혈관종**이 증가한다.

머리 X-선에서 **뇌이랑을 따라 석회화**가 나타난다.

4. 치료

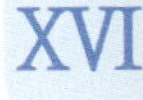

병변의 확대로 예후가 악화되기 때문에 조기에 치료를 실시한다.

① 녹내장에 대한 치료 : 안압강하(우각절개술, 섬유주대절제술)

② 경련에 대한 치료 : 항경련제 투여, 수술요법

③ 혈관종에 대한 치료 : 색소레이저 요법

5 von Hoppel-Lindau병

1. 개념

중추신경계(소뇌, 뇌간, 척수)와 망막에 많이 발생하는 혈관모세포종과 함께 여러 장기에 낭포성 종양이 많이 발생하는 상염색체 우성유전질환이다. 소뇌의 혈관모세포종에 의해 소뇌실조증상이나 두개내압 항진증상이 발생한다.

2. 증상

VHL유전자(3번 염색체에 존재)의 변이가 원인이 된다. 소뇌에 생긴 혈관모세포종에 의해 소뇌실조증상(어지럼증, 휘청거림, 눈떨림, 사지협조운동장애)이나 두개내압 항진증상(두통, 구토)이 나타난다.

망막에 생긴 혈관모세포종에 의해 녹내장 등의 눈 증상이 나타난다.

또 두경부의 피부에 단순성 혈관종(드물다) 및 신장, 이자, 부신, 비장 등 여러 장기에 낭포성 종양, 신세포암, 부신갈색세포종, 췌장종양 등이 합병된다. 종양에서 에리스로포에틴(erythropoietin)이 생산되어 적혈구증가증이 발생되기도 한다.

3. 검사

두부 CT, MRI에서, 벽재결절을 가진 낭포성 종양이나 결절성 병변이 소뇌에서 다수 나타난다.

4. 치료

혈관모세포종을 전체적으로 적출하거나 방사선요법을 실시한다.

찾아보기

ㅈ

ㅊ

ㅋ

ㅌ

ㅍ

ㅎ

T

U

V

W